U0353102

# 抗日战争专题研究

张宪文 ｜ 主
朱庆葆 ｜ 编

第七辑
战时教育
文化

## 战时中国的医疗和卫生

皮国立　杨善尧　刘士永　著

江苏人民出版社

**图书在版编目(CIP)数据**

战时中国的医疗和卫生 / 皮国立,杨善尧,刘士永
著.—南京:江苏人民出版社,2025.3
 (抗日战争专题研究)
 ISBN 978-7-214-28110-4

 Ⅰ.①战… Ⅱ.①皮…②杨…③刘… Ⅲ.①医疗保
健事业-史料-中国-1931-1945 Ⅳ.①R199.2

 中国国家版本馆 CIP 数据核字(2023)第 074372 号

| | | |
|---|---|---|
| 书　　　名 | 战时中国的医疗和卫生 | |
| 著　　　者 | 皮国立　杨善尧　刘士永 | |
| 责 任 编 辑 | 张晓薇 | |
| 装 帧 设 计 | 刘葶葶 | |
| 责 任 监 制 | 王　娟 | |
| 出 版 发 行 | 江苏人民出版社 | |
| 地　　　址 | 南京市湖南路 1 号 A 楼,邮编:210009 | |
| 照　　　排 | 江苏凤凰制版有限公司 | |
| 印　　　刷 | 苏州市越洋印刷有限公司 | |
| 开　　　本 | 652 毫米×960 毫米　1/16 | |
| 印　　　张 | 26.5　插页 4 | |
| 字　　　数 | 310 千字 | |
| 版　　　次 | 2025 年 3 月第 1 版 | |
| 印　　　次 | 2025 年 3 月第 1 次印刷 | |
| 标 准 书 号 | ISBN 978-7-214-28110-4 | |
| 定　　　价 | 118.00 元 | |

(江苏人民出版社图书凡印装错误可向承印厂调换)

教育部哲学社会科学研究重大委托项目
2021年度国家出版基金资助项目
南京大学"双一流"建设卓越计划项目
"十四五"国家重点出版物出版专项规划项目

**合作单位**

南京大学　北京大学　南开大学　武汉大学

复旦大学　浙江大学　山东大学

台湾中国近代史学会

**学术顾问**

金冲及　章开沅　魏宏运　张玉法　张海鹏

姜义华　杨冬权　胡德坤　吕芳上　王建朗

# 总　序

张宪文　朱庆葆

日本侵华与中国抗日战争是近代中国最重大的历史事件。中国人民经过 14 年艰苦卓绝的英勇奋战,付出惨重的生命和财产的代价,终于取得伟大的胜利。

自 1945 年抗日战争结束至 2015 年,度过了漫长的 70 年。对这一影响中国和世界历史进程的重大事件,国内外历史学界已经做过大量的学术研究,出版了许多论著。2015 年 7 月 30 日,在抗日战争胜利 70 周年前夕,中共中央政治局就中国人民抗日战争的回顾和思考进行集体学习,习近平总书记发表重要讲话,指示学术界应该广为搜集整理历史资料,大力加强对抗日战争历史的研究。半个月后,中共中央宣传部迅速制定抗日战争研究的专项规划。8 月下旬,时任中共中央宣传部部长刘奇葆召开中央各有关部委、国家科研机构和部分高校代表出席的专题会议,动员全面贯彻习总书记的讲话精神,武汉大学和南京大学的代表出席该会。

在这一形势下,教育部部领导和社会科学司决定推动全国高校积极投入抗战历史研究,积极支持南京大学联合有关高校建立抗战研究协同创新中心,并于南京中央饭店召开了由数十所高校的百余位教授、学者参加的抗战历史研讨会。台湾也有吕芳上、陈立文等十多位教授出席会议,共同协商在新时代深入开展抗战历史研究的具体方案。台湾著名资深教授蒋永敬在会议上发表了热情洋溢的讲话。经过几个月的酝酿和准备,南京大学决定牵头联合我国在抗战历史研究方面有深厚学术基础的北京大学、南开大学、武汉大学、复旦大学、浙江大学、山东大学及台湾学者共同组建编纂委员会,深入开展抗日战争专题研究。中央档案馆和中国第二历史档案馆也积极支持。在南京中央饭店学术会议基础上,编纂委员会初步筛选出130个备选课题。

南京大学多次举行党政联席会议和校学术委员会会议,专门研究支持这一重大学术工程。学校两届领导班子均提出具体措施支持本项工作,还派出时任校党委副书记朱庆葆教授直接领导,校社科处也做了大量工作。南京大学将本项目纳入学校"双一流"建设卓越计划,并陆续提供大量经费支持。

江苏省委、省政府以及江苏省委宣传部,均曾批示支持抗战历史研究项目。国家教育部社科司将本项研究列为哲学社会科学研究重大委托项目,并要求项目完成和出版后,努力成为高等学校代表性、标志性的优秀成果。

本项目编纂委员会考察了抗战历史研究的学术史和已有的成果状况,坚持把学术创新放在第一位,坚持填补以往学术研究的空白,不做重复性、整体性的发展史研究,以此推动抗战历史研究在已有基础上不断向前发展。

本项目坚持学术创新,扩大研究方向和范围。从以往十分关注的九一八事变向前延伸至日本国内,研究日本为什么发动侵华战争,日本在早期做了哪些战争准备,其中包括思想、政治、物质、军事、人力等方面的准备。而在战争进入中国南方之后,日本开始逐步将战争引出中国国境,即引向广大亚太地区,对东南亚各国及东南亚地区的西方盟国势力发动残酷战争。研究亚太地区的抗日战争,有利于进一步揭露日本妄图占领中国、侵占亚洲、独霸世界的阴谋。

本项目以民族战争、全民抗战、敌后和正面战场相互支持相互依靠的抗战整体,来分析和认识中国抗日战争全局。课题以国共两党合作为基础,运用大量史实,明确两党在抗日战争中的地位和作用,正确认识各民族、各阶级对抗日战争的贡献。本项目内容涉及中日双方战争准备、战时军事斗争、战时政治外交、战时经济文化、战时社会变迁、中共抗战、敌后根据地建设以及日本在华统治和暴行等方面,从不同视角和不同层面,深入阐明抗日战争的曲折艰难历程,以深刻说明中国抗日战争的重大意义,进一步促进中华民族的伟大复兴。

对于学界已经研究得甚为完善的课题,本项目进一步开拓新的研究角度和深化研究内容。如对山西抗战的研究更加侧重于国共合作抗战;对武汉会战的研究将进一步厘清武汉会战前后中国政治、经济、社会的变迁及国共之间新的友好关系。抗战前期国民党军队丢失大片国土,而中国共产党在十分艰难的状况下,在敌后逐步收复失地,建立抗日根据地。本项目要求对各根据地相关研究课题,应在以往学界成果基础上,着力考察根据地在社会改造、经济、政治、人才培养等方面,如何探索和积累经验,为 1949 年后的新中国建设提供有益的借鉴。抗战时期文学艺术界以其特有的文化功能,在揭露日军罪行、动员广大民众投入抗战方面,发挥了重要作用。我们尝试与艺术界合作,动员南京艺术学院的教授撰写了与抗日战争相关的电影、美术、音乐等方面的著作。

本项目编纂委员会坚持鼓励各位作者努力挖掘、搜集第一手历史资料,为建立创新性的学术观点打下坚实基础。编纂委员会要求全体作者坚决贯彻严谨的治学作风,坚持严肃的学术道德,恪守学术规范,不得出现任何抄袭行为。对此,编纂委员会对全部书稿进行了两次"查重",以争取各个研究课题达到较高的学术水平,减少学术差错。同时,还聘请了数十位资深专家,对每部书稿从不同角度进行了五轮审稿。

本项目自 2015 年酝酿、启动,至 2021 年开始编辑出版,是一项巨大的学术工程,它是教育部重点研究基地南京大学中华民国史研究中心一直坚持的重大学术方向。百余位学者、教授,六年时间里付出了艰辛的劳动,对抗战历史研究做出了重要贡献! 编纂委员会向全体作者,向教育部、江苏省委省政府以及各学术合作院校,向江苏凤凰出版传媒集团暨江苏人民出版社,向全体编辑人员,表示最崇高的敬意和诚挚的感谢!

# 目　录

# 第一章　绪　论

　　21 世纪的医学史学家曾把希波克拉底的说法："战争是外科医师的唯一合适的学校"，视为研究战争与医学关系的指针。许多西方学者也因此认识到，战争与医学之间有着悠久而复杂的关系，在这种关系中，医学进步既是由战争所带动的，而战争下的医疗经验，又为和平重建时期的医疗保健以及创新提供发展基础。英国军事医学史专家马克·哈里森（Mark Harrison）的《医学战争：第一次世界大战中的英国军事医学》，就分析了不同战区的英国军事医学，以展示其为现代印度民间医学作出了哪些贡献。[①] 相较于中国学者对于战争与医疗研究的不足，不论是针对轴心国的医学发展，抑或是同盟国的军事医疗分析，西方学界都有不少值得参考的作品。举例来看，德国学者西尔维亚·贝格·齐奥丁（Silvia Berger Ziauddin），在专著《战争与和平中的细菌：德国医学细菌学的历史》中提到，德国医学如何为纳粹的统治提供了生物学和医学上的说辞，更进而分析了战争期间的医学发展和医疗经验累积，为

---

[①] Mark Harrison, *The medical war : British military medicine in the First World War* (Oxford: Oxford University Press, 2010).

二战之后的德国甚至是全球医学开创了新的临床治疗思维与体制。[1] 此外,在美国的史学研究中,菲利普·威尔逊(Philip K. Wilson)的史学史评论中针对美国南北战争和两次世界大战中的医学史的研究更已确立了卓著的声誉。[2] 有鉴于西方学界对于"战争与医学"这一研究课题高涨的兴趣,英国著名的医学史期刊《医学社会史》(Social History of Medicine)于2019年1月出版一期专题特刊,以凸显该研究主题在学术上的丰富性,并体现当下研究的未竟之处。[3]

　　虽然中国军事医学史的研究在历史学中能见度不高,但就抗战时期的医学史研究来看,尽管数量不多,还是有些具有参考价值的成果,部分观点也能与西方相关研究观点作呼应。2012年,由卜丽萍、达尔文·史泰普顿(Darwin H. Stapleton)、叶嘉炽编著之《科学、公共卫生与现代亚洲国家》,即有专章论述战时经验与国家建构之间的相互作用,其中特别聚焦于现代公共卫生机构。[4] 但是很可惜,该书着重于现代医学知识的传播,而不是将战争对医学观念的影响作为其论点。严格来说,有关抗战医学的西方专著,迄今只有两部作品针对战时中国社会与医学发展之间的复杂关系,提出历史性的叙述与分析。华璋(John R. Watt)在2013年出版的论著《悬壶济乱世:医疗改革者如何于战乱与疫情中建立起中国现代

---

[1] Silvia Berger Ziauddin, *Bakterien in Krieg und Frieden: Eine Geschichte der medizinischen Bakteriologie in Deutschland*, *1890—1933*, Vol. 16 (Göttingen: Wallstein Verlag, 2013).

[2] Philip K. Wilson, "Book Review: John Harley Warner and Janet A. Tighe, eds. Major Problems in the History of American Medicine and Public Health," *Medical History*, Vol. 46, No. 4(2002), pp. 609 – 611.

[3] https://academic.oup.com/shm/pages/medicine_and_war_introduction,2020/6/1.

[4] Liping Bu, Darwin H. Stapleton, Ka-Che Yip(eds.), *Science*, *Public Health and the State in Modern Asia*(London and New York: Routledge, 2012).

医疗卫生体系(1928—1945)》,着重于美国以医药援助中国抗战,以及改善大后方公共卫生及医疗的贡献。华璋根据美国医药助华会(ABMAC)档案,采取精英主义叙事路线,将刘瑞恒、金宝善、陈志潜等人定义为"中国的医疗改革者",初步展示了其在建立战时医疗救护体系过程中所扮演的角色。① 事实上,战时中国的医疗经验不仅在引进现代卫生与医疗体系上很重要,在影响战时政治和近代中国历史发展上也很重要。正如医学史家韩嵩(Marta E. Hanson)的书评所言:"华璋很可惜未能将中国重要的战时史料纳入他的论述中,也忽略了中国医学界与战时社会对于这场战争的看法。"②华璋关于抗战时期军事医学发展的叙述弱点,就方法上而言可以通过提供更丰富的史料证据和进一步深入的分析予以弥补,而这正是本书筹划写作的首要目标之一。

妮科尔·伊丽莎白·巴恩斯(Nicole Elizabeth Barnes)则将研究视角转向抗战时期的西南大后方,她利用大量中国本土档案数据并围绕"战争""救护""国家"与"性别"等概念展开。③ 她屡获殊

① John R. Watt, *Saving lives in wartime China : how medical reformers built modern healthcare systems amid war and epidemics*, 1928–1945 (Leiden, Boston: Leiden Brill Publishing Company, 2013). 中译本见[美]华璋著,叶南译:《悬壶济乱世:医疗改革者如何于战乱与疫情中建立起中国现代医疗卫生体系(1928—1945)》,上海:复旦大学出版社 2015 年版。

② Marta E. Hanson, "*Saving Lives in Wartime China : How Medical Reformers Built Modern Healthcare Systems amid War and Epidemics*, 1928–1945, by John R. Watt," *The China Journal*, No. 77(2017), pp. 150–152.

③ Nicole Elizabeth Barnes, *Protecting the National Body : Gender and Public Health in Southwest China during the War with Japan*, 1937–1945, Ph. D. diss., University of California, irvine, 2012. 她的博士论文于 2018 年正式出版,较之以往,立意更高。*Intimate Communities : Wartime Healthcare and the Birth of Modern China*, 1937–1945 (Berkeley: University of California Press, 2018).

荣的专著《亲密小区：战时医疗保健与现代中国的诞生，1937—1945 年》详尽叙述了战时大后方的医疗、护理与助产医学，却对战争下的主体——军事医学着墨不多。妮科尔着眼于重庆一地，探索战时护士对中国民族意识塑造的贡献。她通过对现代中国性别和民族情感的批判性视角，写下了战时中国医疗保健史的一个片段。通过对档案材料、信件、小说、回忆录和演讲的详尽分析，妮科尔强调女性医学专业人员在塑造战时医疗保健方面的核心地位。她们的经历得到的社会支持，被许多不同的情境要素所激化，包括强烈的民族情感、战时突发事件，乃至于战时政治的破坏。根据孙世伦（Wayne Soon）的评论，该书的主要优点是妮科尔能够从性别史的角度，说明妇女如何在医院、家庭、医疗培训中心和战场上建立新的专业团体，将战时医疗动员的论点带入了跨国框架，从而阐明了战时中国医疗与卫生的现代性。① 妮科尔的分析为抗战史家如何处理战地医生和护士的培训和教育，平民和士兵的医疗保健的效率和管理，甚至是在最重的压力下的医患关系等问题提供丰富的启示，但她在论述中仍未具体阐明战争、军队或战时教育和社会的多层面互动结构。

总的来说，前述的几本西方抗战医学史研究专著，均将焦点放在抗日战争对公共卫生体系所产生的影响上，②此部分议题仍可深入研究。但需要指出的是，这些西方或受西方学术影响甚深的海外学者，多半还是将搜集史料的重点放在海外，或是从外部观点解

---

① Wayne Soon, "Nicole Elizabeth Barnes. Intimate Communities: Wartime Healthcare and the Birth of Modern China, 1937 - 1945, xviii + 310 pp. Ⅲ," *Bulletin of the History of Medicine*, Vol. 93, No. 4(2019), pp. 630 - 631.

② Bridie Andrews and Mary Brown Bullock, *Medical Transitions in Twenties Century China* (Bloomington & Indianapolis: Indiana University Press, 2014), pp. 227 - 243.

读中国的抗战医疗经验,以至于对于中国医学史的历史叙述存在单向性。[1] 这类资料的偏向性不仅导致了中国 20 世纪公共卫生事业发展史书写内容的相似性,更凸显了系统挖掘和整理中国大陆所藏档案史料,以及中国学者自主史观与分析的必要性。

随着过去数年间抗战史的备受关注,部分战时医学与卫生议题也有所进展。例如,根据黄茂与曾瑞炎的研究,1937 年七七事变和八一三事变后,抗日战争全面爆发,烽火战事迅速燃遍整个华北和华东地区。南京沦陷后不久,国民政府大举西迁,不仅将东部沿岸的工业重镇移往西南大后方,同时也促成华北和华东地区的高等教育转进原本落后的西南地区。其中,医学与医疗团队紧随高级教育单位西迁,也为已然艰困的中国军事与后方医疗提供必要的援助。1938 年国民政府成立了全国战时教育协会,负责高校的迁建工作。根据该项指示,教育部医学教育委员会着手规划医学类高校的内迁。除协助华北、华东医学类高校西迁外,也积极就地筹备国立武昌医学院和国立贵阳医学院等校;此举既为收容战区学校做准备,也有厚植本地医疗人才的意思。随着抗日战事的发展,先后有 12 所医学类高校迁入四川,形成了成都医学区和重庆医学区。[2] 他们的结论与前述哈里森的结论相仿,文中的讯息对于理解抗战时期医学教育资源的重新分配颇有帮助,可惜对于大后方医疗实践的情况则涉猎仍属浅薄。

与欧洲和美洲历史学研究的发展相比,不论是中国还是西方

[1] Sean Hsiang-lin Lei, *Neither Donkey nor Horse: Medicine in the Struggle over China's Modernity* (Chicago and London: University of Chicago Press, 2014), pp. 1 - 19.

[2] 黄茂、曾瑞炎:《抗战时期医学高校的迁川》,《抗日战争研究》2005 年第 55 卷第 1 期,第 3

学界对于包括中国和日本在内的东亚地区战争与医学之间关系的研究，一直都很少接触。实际上对于军事医学史的研究，不仅有助于增进学者对现代中国的了解，更有助于重新定义抗战如何形塑中国人的医疗历史记忆。而在漫长的抗日战争期间，关于"战争与医学"的深入研究可能会有多层面的价值：从浴火重生的中医、在华国际医疗的思想与实践斗争，乃至于战火下现代军事医学的发展，都是1939年至1945年间抗战形势下特殊的历史经验，也是建构今日中国医疗面貌的基石。立足于现有的成果之上，本书一方面将前述既有的研究统整于叙事之中，另一方面则针对过去比较少关注的三大部分：抗战时期的中医活动、国际医药援华事业，乃至于中国军医体系之建立加以详论与分析。如此的安排，期待既能彰显当前研究之价值，亦得收到拾遗补阙的效果。

抗战时期的医学发展研究，根据当时特殊的时空经历，基本上可从两个历史脉络入手。首先延续与移转战前医疗资源于西南大后方，或是移转民间作为军事医疗之用；其次则是因应战争需要所发展或改进之新式军事医学。而就具体的个案来看，有关现代医疗资源与相关高教机构的西迁，是过去比较多学者有所涉猎的部分，但相对于多数研究聚焦于西医的现况，皮国立执笔之中医救护队则鲜有人提及。过去有关近代中医的研究多半至于中西医冲突、国族论述两个方面。但从本书的阐述中可见，中医在战争的气氛中不仅依然是国人倚重的医疗资源，甚至中医团体也为因应战时需要及民族情绪高涨，从而发展出战时特殊救护制度与应急手法。中医战时的角色遭到长期忽视的原因有很多，其中之一即延续战前有关中医的争议及其民间辅助性医疗的功能。如中医虽然是民间甚至是战场士兵最熟习、了解，也是易于取得的医药资源，但在现代战争指挥与后勤系统中，如何按照战争需要编入中医，而非只是从传统跌打损伤的角度纳入中医,在炮火硝烟之中显然确实无法顾及。然而,这无损于中医团体一心报国、救治民间伤员的努力。从下文的阐述中,读者可以发现一些战后中医进一步发展的蛛丝马迹,而中医又如何在现代军事医学的挤压中,坚持民间与前线救死扶伤的任务,也为理解现代军事中的医学埋下伏笔。

国际医疗援华的到来既是临阵军士久旱后的甘霖,哪怕只是杯水车薪,也为已到最后关头的中国军队带来坚持的信心。同样的,饱受战火煎熬的西南大后方民间社会,在一车车呼啸而过、挂着红十字会会旗的运输车上看到久违的希望,华北解放区的人民则在洋医生和国际医院的招牌前,重新燃起战斗的勇气。只是这些国际医疗援助,早已成为尘封的历史记忆。时至今日,中国台湾研究军事史的学者涉及美国医疗援华的研究较少,而中国大陆战史研究者虽仍耳闻"西班牙医生"一词,却未能对其出现与所属的国际医疗援华团作深入探究。刘士永针对抗战时期国际医疗援华作一梳理,条陈当时主要的两股势力及其中之权力纠葛。

现代中国军医体系及其教育制度的建立,无疑是研究抗战时期医学发展最不容忽视的主题。尽管中国现代军医与养成的出现,至少可以上溯到清末的袁世凯小站练兵,但抗战的炮火是中国军医浴血的试炼,也是直接承受西方现代军事医学洗礼的关键时刻。本书作者之一杨善尧挖掘两岸所藏关键史料,勾勒出中国现代军医制度如何在烽火中茁壮与转型,并为抗战时期中国军医如何汲取国际援助,内化为自身发展基础提供必要的说明。但不可讳言,现代军医制度在中国的建立并非一帆风顺,除学习范式有着日德与美式医学的冲突外,内部也存在着中央军医学校、陆军卫生勤务训练所两大派系间的矛盾。抗战时期中国军医发展不纯粹是制度的延续与开展,也是活生生的军事体系内部矛盾及中美冲突的写照。就此而言,抗战军医史研究的不仅仅是战争的医学,更是炮火下的医疗政治、冲突中的人性。

借鉴西方战争医学的研究观点,本书针对抗战时期医疗活动的三大课题与书写方式,基本上应和了学界多年对于中国卫生现代性的研究呼声。从早期冯客(Volker H. Schmidt)对于东亚现代性的关注,并据之呼吁修正当前所谓现代化与现代性论述中隐藏之西方中心史观,[1]乃至于当前罗芙芸(Ruth Rogaski)、梁其姿特别针对中国卫生现代性所作的一系列研究,都不难感受到战争对于促进医疗与卫生现代性的巨大作用。虽然历史学者在 2009 年前后已开始从多课题入手解析,但本书所叙述的三大课题则显然尚未见到深入的涉猎。就此而言,本书除展现抗战时期中国医疗与军事医学历史脉络外,在论述上,试图将复杂的时空背景纳入,并与上述诸位史学大家的关怀形成学术的对话。凭借如此的安排,三位作者希望能在史料的坚实基础上,以中国的抗战医疗经验响应并挑战著名殖民医学史家沃威克·安德森(Warwick Anderson)的重要论点:要理解东亚的医疗或卫生现代性,就必须找到具有独特历史经验的个案,厘清史实脉络,将当中特异的部分凸现出来。[2] 相较于日本保存了比较多完整的军事医学及战时医疗史料,中国经验虽然更应该是最重要的研究个案,但非常可惜的是,在过去的十年间,因为史料散佚与研究者不多,以至于无法发挥应有的力量,而

---

[1] Volker H. Schmidt, "How Unique is East Asian Modernity?" *Asian Journal of Social Science*, Vol. 39, No. 3(2011), pp. 304 – 331.

[2] Warwick Anderson, "Asia as Method in Science and Technology Studies," *EASTS* No. 6(2012), pp. 445 – 451.

让日本的战争医学经验成为东亚之代表。[①] 对于本书的联合执笔过程,三位作者深感合作研究的乐趣,虽然经常为史料与现有研究成果不足而喟叹,但更期待能为当前的抗战研究略尽绵薄之力。透过这份抛砖引玉的努力与心意,期待有更多的史学同道针对抗战时期的医疗与卫生经验,发掘新史料、新研究方法,进而提出新观点,凸现当前部分西方中国抗战史研究的局限,以及这段时间之中,中国军民在战时医学和卫生健康上特有的经验。本书写作方向的设定,医学和战争主题的深入思考,可以更好地阐明中国社会在寻求医疗与卫生现代性的独特性和共同特征方面的特殊经历。对执笔者来说,研究中国在战争、公共卫生和军事医学等方面之课题非常重要,因为在这些课题中,不仅体现当前东亚学界这方面历史研究的不足,更是中国近现代史研究者的责任。

---

[①] 此一特征可由最近的有关东亚殖民医学与现代性的研究中窥见,参见刘士永、王文基主编《东亚医疗史:殖民、性别与现代性》,台北:联经出版事业公司 2017 年版。

# 第二章　中国近代医疗史新论:中医救护队与西医知识的传输(1931—1937)

## 一、前言

　　近年来,西方学术界对于近代中西医发展历史的研究,屡有佳作,[①]现在学界对整个近代中医发展史的看法,其实和二十几年前的认知大为不同。不断创新与发掘新议题,是学术生命力的展现。笔者撰写了几篇论文,并以之为基础来进行思考。例如在抗日战争前,笔者将化学战的知识当作一种全球化知识的在地理解脉络来梳理,这类议题在抗日战争史内的研究虽然很多,时人对中医药在战争中所扮演之角色,也屡有叙述,[②]但"中医"极少在战争

---

① 例如 Sean Hsiang-lin Lei, *Neither Donkey nor Horse : Medicine in the Struggle over China's Modernity*(Chicago and London: University of Chicago Press, 2014); Bridie Andrews, *The Making of Modern Chinese Medicine*, *1850 - 1960*(Vancouver: UBC Press, 2014); Howard Chiang(ed.), *Historical epistemology and the making of modern Chinese medicine*(Manchester: Manchester University Press, 2015).

② 皮国立:《近代中国的生化战知识转译与传播(1918—1937)》,《上海学术月刊》2015年第47卷第2期,第145—162页;皮国立:《抗日战争前后蒋介石对化学战的准备与应对》,《"国史馆"馆刊》2015年第43期,第53—92页。

史中被重视；或反过来说，在中国医疗史研究中，也极少重视战争的面向。① 然而，笔者意外地发现当时中医其实对化学战和细菌战的防护与医疗提出了不少见解和治疗法，这显示中医并非对战争、国家事务乃至新知识没有兴趣。过去的研究极少重视它们的存在，甚至连最新版的研究成果《百年中医史》中，也忽略了中医与战争之间任何可能的关系，②其他研究则更谈不上论述这些史事在中医近代发展史上的特殊性。

目前医疗史学界的研究，针对近代中国医学的转型，大多集中在防疫和卫生制度的建构，以及有关中西医疾病、药物与技术之对照和比较，③或谈中西医疗法律或职业之困境。④ 各种相关的历史发展，前人已经很好地开展研究了，如何求其突破，可能要借由更细致的报刊言论来加以梳理。⑤ 在民国之前，无论是中央政府还是地方政府，关切的焦点都放在社会秩序的稳定上，瘟疫常是听任其发展或采

① Robert Peckham 分析近世传染病对形塑整个亚洲国家的影响(state making)，有论述到战争之面向。参见 Robert Peckham, *Epidemics in modern Asia* (Cambridge, United Kingdom：Cambridge University Press，2016)，pp. 1 - 43. 当然，缺失就是没有细致的中国医疗史视野，大论述框架往往只能点到为止，而着重分析西方或外缘的殖民性因素。

②⑤ 目前撰写中医史的途径，大多还是从著作出发，较少梳理中医与其他社会面向之各种关联性，也比较少运用大量报刊资料，进行整个时代的细密分析。例如朱建平、张伯礼、王国强：《百年中医史》，上海：上海科学技术出版社 2016年版。

③ 例如 Sean Hsiang-lin Lei, *Neither Donkey nor Horse：Medicine in the Struggle over China's Modernity* (Chicago and London：University of Chicago Press，2014)；Bridie Andrews, *The Making of Modern Chinese Medicine，1850 - 1960* (Vancouver：UBC Press，2014).

④ 论中医职业之困境，参见龙伟《民国医事纠纷研究(1927—1949)》，北京：人民出版社 2011 年版，第 217—265 页；马金生《发现医病纠纷：民国医讼凸显的社会文化史研究》，北京：社会科学文献出版社 2016 年版，特别是第十章。

消极避疫法，①中医在社会中少有被谈及或承担什么深刻的社会责任（Social Responsibility），过去史学界也很少重视这方面的议题。② 若将医疗史置放于抗日战争史的大架构下来看，笔者观察，至少有下面几个议题是已经有所论述的，包括与战争有关的难民医疗、③西医救护的基本史事、④战时公共卫生建置、⑤军医制度、⑥西方医疗制度与技

① 范行准梳理得较为详细，可参见范行准《中国预防医学思想史》，北京：人民卫生出版社 1955 年版。

② 从忽视中医到中医可以担负防疫责任的例子，可参见赖文、李永宸《岭南瘟疫史》，广州：广东人民出版社 2004 年版，第 326—548 页。公卫体系在非西方世界的全面制度化，自 19 世纪以来的过程，参见 David Arnold, *Colonizing the Body：State Medicine and Epidemic Disease in Nineteenth-Century India*（Berkeley：University of California Press, 1993）. 书内有针对天花、霍乱与瘟疫等疫情的处理模式。到了中国，现代卫生与防疫的例子，则可参见 Sean Hsiang-Lin Lei, "Microscope and Sovereignty：Constituting Notifiable Infectious Disease and Containing the Manchurian Plague," in Angela Ki Che Leung and Charlotte Furth（eds.）, *Health and Hygiene in Modern Chinese East Asia：Policies and Publics in the Long Twentieth Century*（Durham：Duke University Press, 2011）, pp. 73‐108. 而收录的这本书，也是研究东亚近代卫生历程的重要著作。

③ R. Keith Schoppa, *In a sea of bitterness：refugees during the Sino-Japanese War*（Cambridge, Mass.：Harvard University Press, 2011）.

④ John R. Watt, *Saving lives in wartime China：how medical reformers built modern healthcare systems amid war and epidemics*, 1928‐1945；钟文典：《抗战防疫进行时：国联防疫分团在广西（1938—1940）》，桂林：广西师范大学出版社 2014 年版；林吟：《在血与火中穿行——中国红十字会救护总队抗战救护纪实》，贵阳：贵州人民出版社 2015 年版。戴斌武则有两本相关著作：《中国红十字会救护总队与抗战救护研究》（合肥：合肥工业大学出版社 2012 年版）、《抗战时期中国红十字会救护总队研究》（天津：天津古籍出版社 2012 年版）。还有一本是影像合集，张宪文、杨天石总主编：《美国国家档案馆馆藏中国抗战历史影像全集》卷十七"医疗救治"，北京：化学工业出版社、军事科学出版社 2016 年版。

⑤ 例如张玲：《战争、社会与医疗：抗战时期四川公共卫生建设研究》，北京：中国社会科学出版社 2015 年版。

⑥ 杨善尧：《抗战时期的中国军医》，台北："国史馆"2015 年版。

术协助和移植等问题，①但谈及中医者极少，顶多只论到中医参加救护工作的一些案例，却没有讨论中医与国家之关系，或拓展至中医的社会责任，以及挖掘战争本身给中医内部理论发展所带来之深刻反省。

对西医来说，承担战争时的国家、社会责任已非易事。公共卫生专家陈志潜（1903—2000）曾指出，对一般医生而言，战争"总动员"这句话根本无从谈起，国家每年花费若干金钱来培养医学生，却没有明确之责任定位，医学生毕了业从不过问国家的医药卫生问题，每天想着看诊、赚钱、牟利。社会上称赞医生的标准，是他的生意兴隆与否，至于国家大事，一般人也以为无法和医生谈论，故今日"医生在社会上只有合法赚钱的地位，而无巩固社会的关系"。② 虽然陈氏作如此悲观之论，但医师如何可能承担国家社会的责任，而非只有牟利之形象？反观在民国时期，谈到承担"责任"，恐怕中医更没有话语权，③但到了1927年中西医论争开始激烈之时，中医之责任已有"保存国脉"免受外力欺凌之说，④将中医与国家存续放在一起；30年代后更以"国家民族的健康"为其责任目标。⑤ 1936年12月19日，国民政府正式公布《中医条例》，使中

① Wayne Soon, "Blood, Soy Milk, and Vitality: The Wartime Origins of Blood Banking in China, 1943 - 45," *Bulletin of the History of Medicine*, Vol. 90, No. 3（2016），pp. 424 - 454. 有关输血与血库之研究。以及刘士永：《战时中国的传道医疗：抗战时期美国医药援华局试探》，黄文江、张云开、陈智衡编：《变局下的西潮：基督教与中国的现代性》，香港：建道神学院2015年版，第285—304页。

② 陈志潜：《医师总动员从何说起！》，天津《大公报》1933年3月28日，第11版。

③ 雷祥麟：《负责任的医生与有信仰的病人——中西医论争与医病关系在民国时期的转变》，《新史学》2003年第14卷第1期，第45—96页。

④ 张赞臣：《国医的责任》，《医界春秋》第13期，1927年7月，第6页。

⑤ 中央国医馆秘书处：《中央国医馆筹备大会行开会式速记录》，南京《国医公报》第1卷第2期，1932年11月，第10页。

医具备担负国家卫生工作责任之可能。虽然在抗日战争爆发前，关于中医责任的问题仍争执不休，[①]但我们可否寻求另一种可能？本章之讨论介于 1931 年至 1937 年间，正是该类争论最激烈之时，或许我们可以转换一个切入点，从国难、战争的背景来看，能否给中医之于国家、社会责任这个问题一些答案。[②]另外，整个研究也将紧扣笔者过往一贯关切之论题：现代中医的历史与发展脉络，并从新的视角，即战争、外科、伤科、急救等几个方面的内涵，来梳理中医学术之发展。

## 二、九一八事变之后的医界反思

1931 年 9 月 18 日，日侵东北，激起了当时整个中国国民团结对外、同仇敌忾之心。时任国民政府主席的蒋介石，写下了这些感想：

> 此次事件（指九一八事变）可以试验我国是否能全国一致，发挥爱国精神，以御外侮。记得日本人有一本书，书名《满洲问题之重大化》，其间大略述及中国人散漫不关心国事，如甲午、庚子战役，战争之地以外之中国人民，好似不关痛痒，北方有事，南人旁观而不关切；南方有事，北方人民亦不感觉。书中之大意如此，所以日本敢于公然侵略，实在已视我国民如无物，深可痛心……惟国家当重大事变发生时，国民之精神固

---

[①] 皮国立：《国族、国医与疾病——近代中国视野下"病人"的医疗与身体》，台北：五南出版社 2016 年版，第 115—133 页。

[②] 必须说明，本章基于篇幅，还是先以中医为主，部分加入西医的情况加以对照，才不会失焦。

不可消沉散漫，行动上尤切忌轻浮，力量从组织而生，必须动作一致，步骤一致，守严整之纪律，服从统一之指挥，一德一心，作必死之奋斗，而后始能发生效力。①

在这样的历史背景下，身为国家一份子的医者，当有何言论与行动？令人好奇。九一八事变发生后，"国难"已成政治社会中讨论的重点，试图建构过去中国衰弱之史实、日本侵略之迹象，以作为当前国难发生的溯源，并迅速凝结全国共识。② 上海市医师公会就指出医药界在国难时期应为之举措，第一就是以抵制日货为终生信条，并提倡国货。其次，还包括了训练救护队与看护队，并搜集相关的卫生材料与器械，研究并抵制毒气与细菌战争等事宜。另外，主张用抽签法来动员医师担任前方之工作。③ 那么，中医的角色在哪里？虽然这则提案中并没有谈及，但其中也无排斥中医之想法。当时上海举行民众大会，蒋介石认为要订定一些口号与标语，例如：学校组织义勇军、加紧军事体操、抗日要锻炼身体、学习军事、团结精神；但谈到学生、商人和工人，就是没有提到医者。④但基本已带出时代之氛围，本章目的就是梳理医界之言论与行动。

当时中医的举措，一开始大体以努力集款赈灾，减轻政府负担

---

① 周美华编：《蒋中正"总统"档案：事略稿本》(12)，台北："国史馆"2004 年版，1931 年 9 月 22 日，第 86—89 页。当日蒋介石正在慷慨陈词时，突然台下有党员质疑蒋这些话是不是言过其实，结果蒋"闻之心碎肺痛，大声叱曰：'岂我国人心已死乎，若尔，则国亡无日矣。'公言至此，哀痛已极，不觉抛碎茶杯，呜咽遂至无声"。当时中国人之不团结，国家民族的凝聚力不强，让蒋介石感到气愤。

② 国难会议编：《国难会议纪录》，南京：国难会议 1932 年版，第 1—4 页。当时多主张救济、医疗工作必有一全国统一的负责单位，见第 243—249 页。

③ 朱企洛：《国字第五十九号提案：医药界对于国难急应采取之工作》，《医事汇刊》1931 年第 9 期，第 41—42 页。

④ 周美华编：《蒋中正"总统"档案：事略稿本》(12)，1936 年 9 月 24 日，第 97—98 页。

为主。郭受天认为国医界应电请政府努力化解派系歧见,巩固国内统一,一致对外,并对日经济绝交、抵制日货等等,并言此属于"国民自决之范围"。据其所言,南京国医界已集合资金,"购买上等国货原料,分散京市各灾区",并将资金交予各地慈善单位。这时的思维是先救受战争影响的灾民,而非规划对全面战争之应对。郭在文后还附有"国产良药与仇产劣货对照表","仇产""仇货"意指日产、日货,甚至引申至韩货、洋货及台产之药物,呼吁大家要自觉抵制,其他如大学眼药、仁丹、胃活和高丽参等,皆属知名"仇货",必须加以抵制。① 王云鹏则指出,与日本情况相比,中国就像是一个全身肌肉萎缩的患者,与前述蒋介石担忧的心理不团结、行动不一致是相同的。他认为医药界若要振作,首先就是医药与医材要有能力自己制造,要尽量试办,不要依靠外国进口。而医师也必须尽量用国货,不要借"洋化"来炫耀自己的技巧。② 九一八事变之后,中医界言论则如蒋文芳所指:上海中国医学院已组织义勇军;国药公会捐助药品;国医学会筹募犒赏将士之资金;上海中医专门学校则出发外地从事爱国演讲。蒋倡议更要积极组织"救护队"前往工作,在枪弹之疾上或有未精,但治疗各种疫疠之疾、饥饿劳役之伤,却是中医的专长,③对于战地情势也是有帮助的。④

---

① 郭受天:《国难中全国医药界之应有努力》,《南京市国医公会杂志》1931年第2期,第1—4页。

② 王云鹏:《国难中对于医药界同胞最低限度的要求》,《唯生医学》1931年第5—6期,第8—13页。

③ 有关民国中医对传染病之认识,可参见皮国立《"气"与"细菌"的近代中国医疗史——外感热病的知识转型与日常生活》,台北:中国医药研究所2012年版,特别是第三、四、五章。

④ 蒋文芳:《国难中之国医药界》,《现代国医》1931年第2卷第1期,第4页。但随着战事情况愈来愈严重,中医也开始发出重视外伤科之声音,详下。

　　20 世纪 20 年代末至 30 年代初，是中西医论争最激烈的时代，"废医案"的冲击刚过，[1]中央国医馆又刚成立，[2]不到几个月就发生九一八事变，这几个史事，往往不是孤立的，中西医论争顺着九一八乃至之后的"一·二八"事变，余波依旧持续荡漾。蒋文芳指出：现代中国可悲的地位和被西医打击的惨况，就像是当时中医的处境；被侵略的中国和被压迫的弱小民族，跟中医被西医打击的情形是一样的。如何来振奋国医，恢复固有地位，值得思考。蒋提到"三一七"事件的教训，指出当日原议决大家捐出一天诊金来作为抗争费用，会议上人人赞成，但真正实行时捐助的人却不多，中医界如一盘散沙。他认为中医不能只喊其技术是神妙、高尚的，西医真压迫上来，没有真诚的团结和"开诚布公的联络"，那便无济于抵抗侵略。[3] 国难似乎更加提醒中医属于一个特定团体，必须团结以对抗外在改变。[4]

　　西医则仍在国难时期质疑中医之存续问题。有西医提出：国难当前，各国都在强调卫生、优生，此时更不能再信中医，说："国家多难之秋，欲谋民族之自存，万不能以毫无科学意味之旧医，与日新月进之科学医较长短。帆船不能与汽轮赛快慢、刀剑不能与枪炮较利钝，昭然若揭。奈何辄以科学救国相标榜之现政府，偏囿于固有、外来之成见，既一方提倡新医而设卫生署，一方复鼓吹旧医而设国医馆，使科学与非科学，同床异梦，模棱两可，障碍医政之设

① 魏嘉弘：《国民政府与中医国医化》，中坜："中央大学"历史所硕士论文，1998 年。文库：《移植与超越：民国中医医政》，北京：中国中医药出版社 2007 年版，第 78—90 页。

② 成立后之影响，可参见皮国立《所谓"国医"的内涵——略论中国医学之近代转型与再造》，《中山大学学报（社会科学版）》2009 年第 49 卷第 1 期，第 64—77 页。

③ 蒋文芳：《国难与国医》，《现代国医》1931 年第 2 卷第 2 期，第 2—4 页。

④ 严苍山：《国难中之国医公会》，《现代国医》1932 年第 2 卷第 6 期，第 1—2 页。

施,影响学术之推进。"①"一·二八"事变之后,战争氛围加重,仍有西医指出:"一般古董家往往把日本怎样尊崇汉医的种种故事,拿来用以抨击国内爱好新医的人们,以为日本富强,仍然是重视旧医,全不想日本的富强岂有一丝一毫泥古守旧的功业呢? 去年许多国府要人苦心孤诣的立了一个国医馆,遂了他们尊崇国故的心,这也算是一点建设的事业。但是现在日本的飞机大炮已经打到我们的头上来了,这又岂是尊崇国故所能抵御的呢?"②天津《大公报》则批评:"现代战争中的利器绝不是太极、八卦等国术所能抵御的,至少也得用机枪、炸弹";"不知尊崇国医的人们,听了上海的炮声,心中作何感想!"③也就是说,要打一个现代战争,就必须完全依靠以西医为主的医疗体系,中医已不合时宜。

当然,也有采折中论述的,认为医学应不分中西,都是国家的医学。由于日本打的不只是枪炮,更打全体战,包括国民知识、经济、民生;反观中国,事事无法取得团结一致,医药界也是支离破碎。例如国医与新医、东医(指日本)与西医,西医更还有德医与英美医的界限,互相攻讦,搅得医界乌烟瘴气。④ 这些言论以折中态度,不反对国医,但希望中国能重视真正的科学,赶紧增设药厂、医院,不要依靠外人,强调要从科学上下功夫,中医也可以进化。⑤ 时任上海卫生局局长的李廷安(1898—1948),则以西医的观点来检讨当时的军医制度,他认为:近日前方作战将士受伤者数以千计,

---

① 计济霖:《国难声中关于我国医政之感言》,《医药评论》1932 年第 82 期,第 4 页。
② 不著撰者:《国难与国医》,《医学周刊集》1932 年第 6 卷第 3 期,第 71 页。
③ 不著撰者:《漫谈国难与国医》,天津《大公报》1932 年 2 月 17 日,第 8 版。
④ 钟志和、万友竹:《国难声中中医药界同志应有的觉悟》,《广济医刊》1932 年第 9 卷第 1 期,第 13 页。
⑤ 杨郁生:《国难期中医药评(续)》,《医药评论》1933 年第 102 期,第 7—9 页。

因医药缺乏救济不周，演成目前一种使人非常痛心的惨况。北方舆论界为唤醒社会人士起见，建议政府应当急速下全国医师总动员令。可惜，日本的军医非常受尊重，而且是高阶学术人员，而中国的军医呢？他说："回看我们军医的情形，真令人不寒而栗。"军医在军队中居于军佐的地位，生活困苦不堪，有医术的医师都不愿成为军医。他们大多不在乎薪水的多少，平时军队驻于内地，就靠贩卖毒品以得额外收入，一旦内战发生就侵吞药费，虚报名目，贪赃枉法；战事未起，就吃购药费，战事一起，便侵吞病人伙食费，战事一毕，又盗卖药品器具，"这是近二十年来南北军医的惯技"。陈志潜进一步指出日侵热河，据传当地总司令部竟只有纱布数卷、棉花数磅，其他药品器具一无所有；某年定县驻军有军医数人，但军中连止血钳都找不出一把，他认为这样腐败的军医根本无法应付目前的问题。[1] 因训练和执业方式皆不同，军医之发展，[2]或许不能与中西医等同观之，但从中可以看出，处在战争前线的医疗卫生问题之严峻，[3]这也构成当时中西医的着力点。

"一·二八"淞沪抗战后，西医言论主要集中在以下几个方面。他们大多呼吁抛弃医师个人利益，为国家生存来尽力。[4] 捐款救助之外，就是集中整理药品，上海市医师公会指出："爱本国家兴亡匹夫有责之义，就医药范围，尽心筹划，倡议募捐，购储械药。加消

---

① 陈志潜：《医师总动员从何说起！》，天津《大公报》1933 年 3 月 28 日，第 11 版。

② 除杨善尧的军医史著作外，还可参见司徒惠康总纂，叶永文、刘士永、郭世清撰修《"国防医学院"院史正编》，台北：五南出版社 2014 年版；司徒惠康总纂，叶永文、刘士永、郭世清撰修《"国防医学院"院史·耆老口述》，台北：五南出版社 2014 年版。还可参见叶永文《中华民国军医教育发展史》，台北：五南出版社 2013 年版。

③ 笔者曾有一篇论文论此。皮国立：《思考日记的另一角度：公卫史研究》，"蒋介石日记与民国史研究的回顾"，台北："国史馆"，2016.4.16—2016.4.18，未刊。

④ 固磐：《国难中全国医药界之应有努力》，《社会医报》1932 年第 162 期，第 2778 页。

毒、止痛、退热、强心诸品，以及刀针之属为救护上必不可少之物，而国货所不能代庖者，储之以备不时之需。"该公会认为所谓的"国难储药捐"是刻不容缓的，要加以重视。① 后来该会又有"国难医药捐"，大体以捐钱为主；②或请中央立刻设立战时制药厂，制造所需药品及救护材料。③ 而以西医言论为主的《社会医报》刊载：现在已到了非抵抗不足以雪耻、非武力不足以图存之时刻，医药界的责任，就是准备救护工作，既可增加武力，又可壮大前方将士的胆量，可以"集中军阵外科同志"，随时可胜任国家调遣，是医药界救国之天职。④ 李廷安则于 1933 年至东南医学院演讲"公共卫生与国难"，指出国难时更要重视卫生工作和预防传染病，让衰弱的中国变强。⑤ 以上大体以西医之长，如公共卫生、预防传染病和集合外科人才力量为主。在七七事变爆发前一年，《广西卫生旬刊》又指出，战争有一触即发之势，而中国科学不如人，战端一旦爆发，敌军会用毒弹轰炸扫射中国军队，要预先准备防毒药物和用具比较好，费用应该由地方政府辅助加上私人捐输。若战争一旦爆发，医师也应该舍弃私人营业，集中于国防重地，组织救护队，"以赞助政府之不及，以尽国民一份职责"。⑥ 这些言论提到防止毒气和组织救

---

① 晨钟：《上海市医师公会征募国难医药捐宣言》，《广济医刊》1933 年第 10 卷第 3 期，第 5—6 页。

② 不著撰者：《上海市医师公会发起征募国难医药捐》，《医事汇刊》1933 第 15 期，第 55—57 页。

③ 不著撰者：《建议：全国医师联合会第四次大会广西医师公会提案：(五)拟请中央设立战时制药厂以应救护案》，《广西卫生旬刊》1936 年第 3 卷第 11 期，第 2 页。

④ 坚匏：《全国医药界准备救护工作之必要》，《社会医报》1933 年第 183 期，第 3607 页。

⑤ 李廷安：《公共卫生与国难》，《医药评论》1933 年第 107 期，第 49—51 页。

⑥ 不著撰者：《拟呈请全国医师联合会训令全国医师于国际战争时应全体动员为国服务案》，《广西卫生旬刊》1936 年第 3 卷第 11 期，第 2 页。

护队的问题,这些面向,当时中医也都有注意到。

对中医而言,有几个新发展值得注意,特别是 1936 年前后,相关言论更多,大体集中在药品和救护队上面。吕丽屏在《国难期间国医药界应如何准备》一文中指出,战争一开始,战区范围一定很大。对于救护工作,若无足够人力和大量的药品,一定会遇到很大的困境。所以第一步就是要集中大量药品,自己也要能配制救急药方,不能仰赖外国药品,乃中西医界之共识。延续上述,没有药物,救护队再完善也没有用。国医药界必须要积极宣传救急药方,并组织宣传队下乡宣传或出版刊物,倡导何种药方可治疗何病,若救护队力量不及之地,也可以自救。① 中医徐心亘则指出,西医同胞颇能身体力行,而不是坐而言不愿起而行,这一点必须给予肯定。中医界也应该奋力共赴国难,当时《中医条例》已通过,中医已取得一些合法权益,当然也应该尽一些义务,特别要注意防毒和救护的工作,②需尽快训练,以免落于西医之后。③

1936 年发生七七事变前最重要的战事——绥远战役。④ 当时傅作义已大声疾呼前线需要医药援助,当时已恐未来战争会蔓延全国。⑤ 12 月时,华北国医学院毕业生董德懋(1912—2002)指出:⑥绥警频传,举国震惊,北平国医学院已有救护医院之组织,将

---

① 吕丽屏:《国难期间国医药界应如何准备》,《光华医药杂志》1936 年第 3 卷第 12 期,第4—5 页。

② 徐心亘:《国医界应积极探讨防毒与救护》,《吴兴医药》1937 年第 5 期,第 3—4 页。

③ 关于中医在战争前对防毒的医疗论述,可参见皮国立《近代中国的生化战知识转译与传播(1918—1937)》,《学术月刊》2015 年第 47 卷第 2 期,第 145—162 页。

④ 杨奎松:《蒋中正与 1936 年绥远抗战》,《抗日战争研究》2001 年第 4 期,第 45—75 页。

⑤《沪报》1936 年 11 月 23 日。转引自虞翔麟:《组织中医救护队告全国国医界》,《光华医药杂志》1937 年第 4 卷第 4 期,第 3 页。

⑥ 徐凌云、高荣林主编:《董德懋内科经验集》,北京:人民卫生出版社 2004 年版,第 1 页。

赴绥工作。他认为国医因手术之落伍,故少有服务社会国家之成绩,"致见辱于西医,见轻于政府"。当时各界人士都对国医救护缺乏了解,但他指出:目前西医人力不足,西药又多仰赖进口,伤病将士恐将坐以待毙。① 浙省国医分馆则提出,晋绥战事纷起,"已通知本省各地医药团体,转知国医药界同人,将一日所得径汇浙省救国输捐一日运动委员会,以尽国民之天职"。② 捐款救助之外,不少人指出中医在手术上的缺点并关注药品供应等层面。当时中西医其实都很注意药品的供应问题,《广济医刊》一篇文章指出:中国医药落后,所用药品多来自欧美与日本,西医不用说,连中医也使用不少舶来药品,让经济损失严重。虽然不少人认为要抵制日货,但几乎历来所有抵制外货的运动都失败,因为愈抵制民众就愈有预期心理,反而导致舶来药品大卖。其实,根源不在外国商品,而在于地道国药太少。③ 故作者呼吁:"当此严重时期,要救国应从提倡国药,挽回利权做起! 西药中的大黄制剂、麻黄素,和当归精 Ephedrine Eumeuol 许多的药物,都采自我国,有的或从我国固有的药物,加以研究改良,就巧立名目,销售于我国了。"④所以医药界应该研究国产药物,集资开设药厂,制造国药,收回医药发展的自主权。⑤ 而战争即将全面爆发的压力,加重了人们对药品短缺可能导致严重后果之忧心。至于发展救护工作,就西医来说没有问题,

---

① 董德懋:《关于非常时期之国医救护医院》,《明日医药》1937 年第 2 卷第 5 期,第 441 页。

② 不著撰者:《杭市国医界发起捐资援助》,《光华医药杂志》1936 年第 4 卷第 2 期,第 6 页。

③ 西药行业与中药研究的大略情况,可参见邓铁涛、程之范主编《中国医学通史·近代卷》,北京:人民卫生出版社 1999 年版,第 452—455 页;上海市医药公司等编著《上海近代西药行业史》,上海:上海社会科学院出版社 1988 年版,特别是第三、四章。

④ 钟志和、万友竹:《国难声中医药界同志应有的觉悟》,《广济医刊》1932 年第 9 卷第 1 期,第 14—15 页。

⑤ 翁之龙:《中国的新医学》,《社会医药报》1935 年第 2 卷第 5 期,第 5 页。

但对中医而言就是全新的事业,以下另起一节说明。

## 三、中医救护队之成立

就当时报刊舆论来看,中西医各抒己见,似无先后之差异。救护队一事,民初中医或有参加救护队之举措,[①]多为防疫而设。[②]但为了战争,由中医团体主动发起的例子,过去极少,在1931年后逐渐增多。西医救护队,一开始也多是因应战争而临时设置,例如国立上海医学院(前中央大学医学院),在日军侵略热河后,由院长颜福庆北上筹划救护,与华北医界要人和卫生署署长共同发起"华北救护委员会",主持华北救护。医护人员不够分配,颜氏还调集全体学生和外科医师多人支持,于当年3月18日在北平组织后方医院,专收容重伤官兵,共有一千床。[③] 西医的救护队很容易和现代化医院结合,中医的部分则会比较特殊。战前,镇江医师公会提出的《拟请各地医师公会组织救护队以应事变服务地方案》,主要指出扶伤救治乃卫生人员的职责,一旦发生战争,只凭公家单位救治,恐力有未逮,所以应该以各地医师公会为主,邀集当地公立医院、开业医生、护士、药房等人员组织救护队。其组织大纲为:(1)救护队设队长一人,队员若干人。(2)救护队分宣传组、防毒组、担架组、治疗组四部分。(3)应用药械由各地医师公会征集。

---

① 皮国立:《民国疫病与社会应对——1918年大流感在京、津与沪、绍之区域对比研究》,《新史学》2016年第27卷第4期,第57—107页。

② 孔伯华名家研究室整理:《传染病八种证治晰疑》,北京:化学工业出版社2010年版,附录"廊坊防疫录"部分,即有中医防疫队的案例。

③ 不著撰者:《上海医学院救护队到平工作》,《同仁医学》1933年第6卷第5期,第79页。

而这些救护队成立后即为永久性,临时又可加开演习并服务地方。① 这算是见诸报刊,战前西医提出的较有组织性的救护方案。

中医的情况则不完全相同。较早设立的救护队,如广东中医药学校附设有"救护队",其简章指出,设立目的为救护人群、尽心治疗,这种常设的救护队似乎不只是为了战争,也有在平日出任务之需求。② 到九一八后,整个抗日气氛弥漫全国,日本并无撤兵之意,战事若一触即发,则战地救护队之组织尤不可不备,这种组织就与传统慈善的救护队不同。一般战地救护队已相当缺乏,国医之救护队更少。一位署名"觉非少年"的作者指出:组织国医救护队一方面可以稍尽医界爱国之责任,也是展现国医学术精良的好时机。他说:"我国医乃中华民国之国医;所以对于我中华民国亲爱的同胞,应负其保护之责任。"如果此时不能展现国医精良的技术,让社会人士刮目相看,那么欲求国人对国医之信仰,又如何能得到?③ 以组成国医救护队来尽到社会责任,提升社会形象,是一重要的考虑。地方的行动还可以从提案中看出。譬如广东新会县国医支馆馆长黄焯南、副馆长李铣如呈文广东省国医分馆,言其遵照指示,召开第三次职员与董事联席会议,议决遵照组织章程第八条设立治疗所和救护队,"以便利病者治疗及负社会救伤之责。至于施药,先从职馆员及各董事捐助药剂,俟办有成绩、扩充医院,再

---

① 镇江医师公会:《第四次全国医师代表大会议案:师字第廿六号议案:议题:拟请各地医师公会组织救护队以应事变服务地方案》,《医事汇刊》1936年第8卷第1期,第62—63页。

② 不著撰者:《本校附设救护队简章》,《广东中医药学校校刊》1931年第6期,第28—29页。

③ 觉非少年:《我国医界亟应组织之战地救护队》,《广东光汉医药月刊》1932年第14—15期,第7—8页。

向热心慈善捐助"。这时地方中医团体已陆续有行动,但还是偏于慈善救助。[①] 新会县国医就有救护队,在战争开始前,救伤的对象是普及于一般民众的,并以红卍字臂章作为徽号。[②] 透过对民国报刊的整体检索,发现广东省的中医团体反应最快,上海也有行动,但要到全面抗战爆发后,才产生更为全面的中医药团体救护队。例如上海市中医药界整体的救护团至 1937 年 8 月 2 日才举办第一次董事会。总体看来上海的组织较为整体且庞大,加入救护团的中医非常多,主席丁仲英,下设十多个组,例如秘书组主任为蒋文芳、贺芸生,药物组主任为程迪仁、宋辅臣,防毒组主任为朱松、虞翔麟等等,但有关训练救护的进行案,却仍在讨论与规划中,略有缓不济急之感。[③]

其他各地情况不一。曾被戴笠推荐给蒋介石治病的伤科名医虞翔麟[④]曾说:"以为国民救国当前之急务,莫如组织救护队,盖现代战争,上有腾空之袭击,远有越山之大炮,破坏都市、毁伤住民,其暴力无与伦比,若国民无广大组织之救护队,则束手待毙。"这是成立救护队刻不容缓之因。[⑤] 而全国救护团队之设置与成立,大概到了全面抗战前一两年更加兴盛起来,其实中医成立具有现代性的救护团并不容易,因为还要带入现代的救伤技术。我们来看看几个例子:在北方,1935 年,北平中国医学院就增设救护班,特别教

---

[①] 黄焯南、李铣如:《呈文:呈为呈请事窃职馆开第三次职员及董事联席会议议决遵照组织章程第八条设立治疗所救护队》,《新会国医月刊》1932 年第 1 期,第 20 页。

[②] 不著撰者:《救护队简章》,《新会国医月刊》1932 年第 1 期,第 68 页。

[③] 不著撰者:《上海市中医药界救护团成立》,《光华医药杂志》1937 年第 4 卷第 10 期,第 40—41 页。

[④] 《蒋中正骨伤诊治》,台北:"国史馆"藏,国民政府档案,001016142023/004a/005a。

[⑤] 虞翔麟:《组织中医救护队告全国国医界》,《光华医药杂志》1937 年第 4 卷第 4 期,第 3 页。

授急救、看护知识；①北平国医学院第一届救护班也于1937年初考试完毕，及格共20人。② 而中央国医馆副馆长施今墨主持的华北国医学院，因应绥远抗战，也派出当届毕业生中精通中西医内外科的孙魁卿等数十人赴绥远主持一中医临时救护医院，药费和旅费都由施氏提供。该服务团至华北后，不分伤兵平民，一律救治，送医送药，不收分文。③ 北京国医研究会，则鉴于国难日益严重，前方救护已有组织，后方救济与巡回诊疗之工作却没有人做，所以也展开组织后方救护队。④

至于处于华中核心地带的两湖地区，知名中医冉雪峰在1936年8月在汉口培心小学内成立湖北国医救护训练班并担任班主任。⑤ 他在两年后出版的医书《新定伤科药方新释》（原名《新定方药注释》），已累积不少具现代性的观念，如消毒、止血、止痛等外科、伤科知识。⑥ 成立之公文称此举为国医天职，应于平日研究现代救护学，才能在战时负起救伤之责。该救护班先有筹备委员会，并上呈公文至湖北省国医分馆，由主管单位核准备案。报道指出：武汉西医于前一个月已成立救护队，西医公会会员也分派工作，国医公会皆有报道。湖北国医救护训练班还附有《湖北国医救护训

---

① 不著撰者：《中国医学院添设救护班》，《光华医药杂志》1935年第3卷第2期，第64页。

② 不著撰者：《北平国医学院救护训练班毕业》，《光华医药杂志》1937年第4卷第4期，第47页。

③ 不著撰者：《华北国医学院毕业生赴绥组织临时救护医院》，《光华医药杂志》1937年第4卷第4期，第2—3页。

④ 不著撰者：《筹备后方救济医院》，《中医科学》1937年第1卷第8期，第79页。

⑤ 冉雪峰：《冉雪峰医著全集·医经》，北京：京华出版社2003年版，第1页。

⑥ 冉雪峰：《冉雪峰医著全集·临证》，北京：京华出版社2003年版，第83—100页。当时中医的外、伤科的知识转型，请多阅本书其他章节。

练班组织大纲》和《湖北国医救护训练班简章》,该班"以养成战地救护工作人才共赴国难为宗旨",经费由武汉医药团体乐捐,不收学费也不向外界募捐。教员聘请中西医学术经验丰富者担任,其学科包括创伤、药物、看护、绷带、担架、救急、消毒防毒、红十字会条约、军医战时服务规则等等。受训完毕,学员均有"开赴战地救护及后方医院治疗之义务"。① 湖南国医专科学校在卢沟桥事变后刊出一则演习的实地摄影照片,有集合出发和施放烟幕弹的情形。② 可见当时国医院校的教育,融合了现代医学的救伤技术和知识理解,并有军事化的训练和灌输,全面地将医药与军事进行结合。此外就是演习时也以先进的技术教导中医。上海市神州国医学会曾举办"防毒救护展览会",会场上挂了许多图画,多由该社药学主任朱松所绘制,③新式防毒知识已成为中医上课、演习的重要教导事项。

再以湖南国医专科学校的例子来说明。因为防毒、防空、救护知识皆为过去中医知识所无,故需聘请新的师资来教导,当时该校聘请日本千叶医学士陈致远医师担任救护学教授。为因应空袭,长沙市第一次防空演习时,该校全体学生担任防毒救护工作;于当年训练完毕,该校继续实地演习,组织"战时防毒救护演习团",再聘请陈致远,以及甘峰(第六陆军医院医官)、谭汝镇(军事教官)、魏健宏(省会警察局卫生科长)等人为指导员,除演习外,还呈报湖南防空协会备案。至于防毒演习当天之情况,在发现毒气后,全体

① 不著撰者:《指令:令湖北省国医分馆据呈湖北国医救护班呈送筹委会章程准予备案文》,南京《国医公报》1936 年第 4 卷第 1 期,第 4—6 页。

② 不著撰者:《湖南国医专科学校战时演习实地摄影》,《吉祥医药》1937 年 8 月 16 日第 10 期,第 3 张。

③ 不著撰者:《上海市神州国医学会举办之防毒救护展览会》,《中医科学》1937 年第 1 卷第 8 期,封面第 1 页。

"继救护组赴毒区救护受遭毒伤人员,抬出毒区后,分别施以绷带或人工呼吸法,然后送入临时医院诊治,各防毒消毒人员,工作时均有面具,分别在毒区撒布漂白粉,及用水枪喷射消毒药水,救护组备有担架、药箱,并设有临时医院,设备齐全,表演均极逼真"①。可见国医学院除了教导西医救护学,也请教官实施军事相关训练,行动一律军队化。当时还以西医的湖南公医院作为救护实习的地点,都由该院内科主任陈致远负责筹划,使中医有了操作西医技术的场域。② 其实当时有些具有慈善性质的医院兼具中西医特质,例如广州的城西方便医院,原以中医为主,但也开办救护班。③ 至1937 年,地方还有兴建首都国医院之倡议,而且地方的中医公会已开始乐捐,当时中央国医馆同样发动"一日所得捐"的公函,希望获得支持,④这个提案后来在抗战后得以实现。类似的训练是上海新中国医学院学生的救护演习,就当时的照片看来,国医学院的学生穿着军装,救护演习就是担架操演,包括抬送伤兵至船上或火车上等训练;⑤训练他们的并非医师,而是军训教官,还会教导一些战场上的军事通信旗语。⑥

　　南方大概还可以举杭州市中国医药学社的例子。最早于1936

---

① 不著撰者:《湖南国医专科学校消息汇志》,《国医砥柱》1937 年第 1 卷第 7 期,第 54 页。

② 不著撰者:《湖南国医专校新增军训救护课程业经开始授课》,《光华医药杂志》1936 年第 3 卷第 5 期,第 49 页。

③ 不著撰者:《广州方便医院救护班举行毕业》,《中医世界》1937 年第 11 卷第 4 期,第 58 页。

④ 不著撰者:《建筑首都国医院平湖中医公会会议筹款》,《光华医药杂志》1937 年第 4 卷第 4 期,第 2 页。

⑤ 不著撰者:《上海新中国医学院学生救护演习》,《中医世界》1936 年第 11 卷第 3 期,第 1 页第 1 版照片。

⑥ 不著撰者:《担架之行进》,《中医世界》1936 年第 11 卷第 3 期,第 1 页第 2 版照片(卧者为军训教官郭叔雄先生)。

年 11 月,《中医科学》杂志即报道:杭州市中国医药学社召开讨论会,决议筹组"国医军事救护团"。该社曾出版各类书籍,当时是推董志仁、杜志成起草组织办法,社员每人应出 50 元,当时有会员 20 多人,并推施稷香、王一仁为救护团正、副主任。① 当时由董志仁撰写的《国医军阵伤科学概要》及教本,②即救护团教材。③ 来年该社创立正式救护班,名为"中国医药学社国医救护班"(简称"国医救护班")。其宗旨为"应付非常时期需要,阐发国医学术,推广各种急救常识,以作自助助人之准备"。当时修习之科目有:日常应用救护术与非常时期急救术,后者共分有:生理概要、诊断常识、手术治疗、急救药品及方剂、绷带担架术、毒气救护及防毒,以及晕厥、触电、窒息、水火烫伤、人工呼吸等急救常识。当时任教的教师有该社社友周子叙、董志仁、杜志成、陆清洁、王一仁、王心原、阮其煜等。像阮其煜,本身为西医,但对中医有兴趣,除担任教师外,也帮忙校阅《国医军阵伤科学概要》。④ 甚至同时代的一些外科讲义,也会加入西医的外科知识。⑤ 该班授课时间为每晚 7 点到 8 点,一个月为一期,训练完毕还颁发"国医救护班证书"一张。⑥ 救护班第一期于 1937 年 1 月 15 日毕业,学员共 26 人,杜志成指出:"欲使中医

① 不著撰者:《杭国医界筹组军事救护团》,《中医科学》1936 年第 1 卷第 6 期,第 359 页。

② 董志仁著,阮其煜校订:《国医军阵伤科学概要》,上海:校经山房书局 1936 年版。

③ 不著撰者:《杭国医界救护班成立十二月十四日正式开课》,《中医科学》1937 年第 1 卷第 7 期,第 79 页。

④ 王建安等主编:《百年名院,百年品质——从广济医院到浙医二院》,杭州:中国美术学院出版社 2010 年版,第 276—277 页。熊同检:《沟通中西医药学的杰出代表阮其煜及其〈本草经新注〉》,《中国药学杂志》1985 年第 6 期,第 365—367 页。

⑤ 朱建平、张伯礼、王国强:《百年中医史》,第 240 页。

⑥ 不著撰者:《中国医药社举办救护班》,《中国医药研究月报》1937 年第 1 卷第 3 期,第 27—28 页。

的救护术,遍传全国而普及世界。"杭州市中医代表蔡松岩致辞时指出:很多中医询问学习"救护"的意义,是为了谋生还是为国家出力,蔡认为后者的意义较大,因为救护不过是"浅近的手术与医理",若不进一步研究,只是一时的,不能谋职业。他认为只靠一个月训练,只能达到浅近的救护学医理,必须再进修才能长久。① 该救护班第二期结业后还举办正式的结业典礼,并嘱咐学员"继续研究,以期完成一专门救护人才"。还有中央国医馆浙省分馆王君毅及蔡松岩等致辞。② 若再举苏州的妇女救护班为例,其班主任还曾由女性国医王志纯代理。或许在当时这种"救护班"的设置中,中西医的界线并不那么僵硬而不可变通。③

据其他零星的报道,绥远战事一起,其实各地都有训练救护队之举。太仓县于当年 11 月开办救护班训练,当时原本希望在第一期公民训练毕业学员中抽调 60 名训练,但有"青年国医"盛养真、包斗如、唐济生、金仰山等近 10 人,鉴于中医对防空、防毒知识之缺乏,主动加入训练班,希望将来有需要时不致落于人后。④ 1936年时,有些中医期刊也意识到战地救护的重要。如浙江嵊县的《国医周刊》编辑部丁少侯,就组织"战地救护常识专号",取材以急救、

---

① 不著撰者:《杭州国医救护班举行第一期学员毕业礼盛况》,《中医科学》1937 年第 1
　　卷第 8 期,第 8—9 页。
② 不著撰者:《杭州中国医学社举办国医救护班第二期学员毕业》,《中医科学》1937 年
　　第 2 卷第 1 期,第 9 页。
③ 不著撰者:《苏州女国医王志纯县党部令办救护班》,《中医科学》1937 年第 1 卷第 8
　　期,第 76 页。
④ 不著撰者:《太仓青年中医加入救护训练班》,《光华医药杂志》1936 年第 4 卷第 2 期,
　　第 6—7 页。

看护、卫生、防毒四大项。① 救护团之整体发展，至卢沟桥事变后更为普遍。湖南国医界包括国医学会、国医专科学校和长沙市国医工会等团体都致电前方慰劳，并表示愿意援助；各团体发起组织"湖南青年战地救护团"及"长沙市国医界北上抗敌救护团"，准备北上工作，并指出："凡国医界同志或具有现代医学知识，愿牺牲个人自由，能刻苦耐劳，为阵伤将士服务，而年在十八至二十八岁者，不分性别，均可加入，以示为国服务。"②救护团在抗日战争全面爆发后渐成常态，各地的救护团队更加蓬勃发展。总体而言，抗战前的国医救护队只能算是起了一个头而已，但"国医救护"的契机，已给了中医不少创新之期待。③

## 四、关于中医学术改进之讨论

顺着上一节救护队的议题，这个过程中有没有伴随中医知识的任何转变？目前从既有近代中医外、伤科的医书论述中，看不到太多新意，但揆诸报刊资料，或许会有新发现。④ 虽然论者有谓"责任"乃创新之重要因素，但过去很少有人谈论国家责任和接下来要讲述的中医创新。⑤ 江苏省政府在 1936 年计划训练全省中医消

① 不著撰者：《嵊县国医周刊拟出战地救护常识专号》，《中医科学》1937 年第 1 卷第 7 期，第 73 页。

② 不著撰者：《医药新闻：卢沟桥事件发生后湖南国医界纷起声援组织救护团北上工作》，《吉祥医药》第 10 期，1937 年 8 月 16 日，第 3 张。

③ 董德懋：《关于非常时期之国医救护医院》，《明日医药》1937 年第 2 卷第 5 期，第 441 页。

④ 邓铁涛、程之范主编：《中国医学通史·近代卷》，北京：人民卫生出版社 2000 年版，第 35—41 页。

⑤ 朱建平主编：《近代中医界重大创新之研究》，北京：中医古籍出版社 2009 年版，第 375—377 页。

毒、防毒、外伤、野战救护等技术，35 岁以下的中医都必须接受训练，①这些课程是过去中医极少重视的。面对国难，西医同样有捐助善款和组织医药救护队，区别在于：西医单位多以训练护士为主，医师较无短期训练急救、外伤知识之需求；②而中医过往的知识，无法帮助他们面对战争的救护问题。所以当时有些中医教材，有加入急救法、人工呼吸、枪伤、创伤等知识，③而且聘请西医来教导外科技术，已成常例。例如苏州国医学校一则新闻指出：

> 本校为造就青年国医之机关，自觉责任所在，义不容辞，于是特设战地救护训练一科，以为青年他日服务国家之准备。万事贵在实行，计划既经决定，我们便开始征求战地救护训练的人才。但本校的教师都是文质彬彬的书生，对于战地救护的经验和学识，大都是没有的。总务主任王慎轩先生，对于学术，素来不抱人我之见，觉得此科教授之职，非请富有学识经验之西医担任不可。于是经过数度磋商，就聘请苏州名西医施毅轩先生为战地救护术教授。施先生毕业于北平协和医科大学，内外各科无所不精，且历任政府军队之正式军医官，对于军事救护，具有丰富之学识与经验，本校有此教师亦可谓得人矣。④

施毅轩具军医身份，对战地救护知识更加理解。而在七七事变前

---

① 不著撰者：《江苏省将开始训练全省中医战地救护技术训练地点镇江省立医政学院》，《光华医药杂志》1936 年第 3 卷第 7 期，第 1 页。

② 上海市医师公会：《致各会员团体请仿办国难医药捐募通告》，《医事汇刊》1933 年第 15 期，第 52 页。

③ 丁福保：《国医补习科讲义》，上海：医学书局 1935 年版，第 100—118 页。

④ 不著撰者：《本校战地救护术之动机与实现》，《苏州国医杂志》1935 年第 7 期，第 44 页。

夕,一位作者署名为"登云"者,在另一篇相同稿件中则署名"路登云"。① 他自言其为中医,也曾任军医,他说:中医理应在战场上为国努力,但学术是否健全呢? 对止血法、人工呼吸、外科手术、创伤、毒气、绷带等技术,实际操作上皆成问题。中医既无专科学校,也没有课本可读,其术皆来自古书。中医外科虽集数千年的经验,但所记载的方法已失去时代性;②中医从军者非常少,对西方卫生材料和医疗器械皆感陌生,结果在实际临床时,反不如一个目不识丁的医兵或看护兵。但他认为,西医手术并不困难,其治疗创伤习惯寻求一个规律,按部就班即能痊愈,一般军医不用理解什么大道理;外科技术,经历多了自然熟悉。中医若要在前线服务,必须先经过短期训练,再于伤兵医院实习,才能真正投入战场。③ 而精于伤科的虞翔麟则指出:"国医参加军阵医疗之工作者,已数千年,其续筋接骨、止血护伤之验方与验药,指不胜屈,迄乃国医之伤外科,犹能博国人广大之信仰,徒以政府不与提倡而日就衰息。"虞呼吁要重视伤科和外科之发展。④ 当然,中医精内科之论,自不待言。董德懋还说:国医疗病法多被西医采用,如外科方面之"内消法"、内科之"脏器疗法"、方剂学之"混合剂"等,国医的诊断治疗是整体

---

① 登云:《国难期间中医应有之准备及工作》,《医学杂志》1937 年第 94 期,第 11—14 页。

② 有关古代外科手术史,可参见李建民《华佗隐藏的手术——外科的中国医学史》,台北:东大图书公司 2011 年版。他有数篇论文讨论古代之外科手术,仅举一篇作为代表:李建民:《中医近世外科"反常"手术之谜——中医为什么没有"手术"传统》,《大韩韩医学原典学会志》2013 年第 26 卷第 4 期,第 155—179 页。

③ 路登云:《国难期间中医应有之准备及工作》,《中央医学杂志》1937 年第 1 卷第 1 期,第 10 页。

④ 虞翔麟:《组织中医救护队告全国国医界》,《光华医药杂志》1937 年第 4 卷第 4 期,第 3 页。

性的,"我国前线战士,在此天寒地冻,薄衣粗食之不良环境中,虽外伤患者,亦多伴有内科疾患,至于普通兼患感冒之外伤患者,更应不少,国医疗之,定有特效"①。此为就内科而加以补充中医在战争中可能发挥的功能。

当时中医虽为其外科和伤科之发展担忧,但这些论述又常常隐含对西医手术的质疑和对恢复传统中医技术之期待,再不就是学习西医手术之新论,辅以中医外科之疗法,以达到更好的治疗效果。② 但路登云也指出,虽然西医各种药品有不少好处,但所谓"手术"者不过是"锯臂锯腿",是不合理的疗法。西医愈发达,则残废军人愈多。最好的处理方式应该是:内服整骨麻醉药,外用整骨疗法,于骨折处施以副木,再用绷带缠络固定,则慢慢就可以接合。③又像是蝼蛄、蜣螂、天牛(诸树蠹虫所化)等,都能治疗箭镞入肉,将这些药物研成粉末,撒布于伤口,可用于子弹入肉,"不受痛苦,子弹自出"。此外,活磁石能吸铁,蓖麻子能治铁针入肉,若用于子弹入肉,也有一定效力。④ 又如急性子、凤仙花根、玉簪花根等,皆能软坚透骨,用于子弹入骨,为不可缺少之药品。他指出这些都是他经历过的,希望中医在战争来临前,可在最短时间内训练人才,改良国药,以达救护目的。⑤ 觉非少年则指出:"我国医无新奇之器械,

---

① 董德懋:《关于非常时期之国医救护医院》,《明日医药》1937 年第 2 卷第 5 期,第442 页。

② 但这种期待,并非建构在今人对剖割手术之定义,当时也并没有发展西医手术方式的想法。参见王慎轩编《中医新论汇编》第 12 编"外科",上海:上海书店 1991 年版,第12—15 页。

③⑤ 路登云:《国难期间中医应有之准备及工作》,《中央医学杂志》1937 年第 1 卷第 1期,第 12 页。

④ 这类故事还有云南白药的历史,参见朱建平主编《近代中医界重大创新之研究》,第358—361 页。

又乏剖割之术，与之言救护何能胜任，无怪其不组织战地救护队也。噫嘻！夫战地救护，本为治标之法矣，何所须于器械，又何用施剖割？"作者指出，若患枪伤，浅者可用手术拔除枪弹，外敷以解毒生肌之药物，而中枪伤深者，"则外敷药以拔出之"。若伤到险要部位如胸胁，则外敷"化码去毒"之药，内服清心退毒之药。而被枪炮所伤之断骨，则可用手法接续，内服生骨之剂，外敷驳骨之药，就能恢复健康，亦即不需手术和器械，用内科之疗法，辅助伤科手法即可。[1] 董德懋则言要从传统的外科技术中寻找新发展，他说：

> 国医之手术方面，一般必认为不如西医之精妙，然征诸医籍，考诸史载，则于数千年前，已有相当之发明。（如关于华佗疗疾之记载，与相传至今之正骨术，针灸术等）。不过彼时因时代文化之限制，又因医多自密不宣，致多有所失传耳。然国医每有应施手术不用手术，而以内服药或外用药治之，每收异效，如以前《实报》所载：警界某要人谈：用水仙花根可取入体内之弹。又如《斯陶说林》所载之以水银取弹法，又如以威灵仙和糖与酒煎服，可软化卡于喉间之鱼骨。此等单方流传民间，载于典籍，实为不少。倘能努力研究，证其实效，则不但治疗便利，且可免除刀锯之苦。

由此可见中医绝对有能力参加救护工作。他认为中医界同仁必须本历史之明训，再加以科学研究，才能尽国医之责任，国医也能存续。[2]

---

[1] 觉非少年：《我国医界亟应组织之战地救护队》，《广东光汉医药月刊》1932 年第 14—15 期，第 8 页。

[2] 董德懋：《关于非常时期之国医救护医院》，《明日医药》1937 年第 2 卷第 5 期，第 442 页。

以上论述，不论从哪个角度出发，都涉及外、伤、内科的各种药物。中医在面对战争医疗时，最基本的还是药品问题。路登云指出，中医治疗外科脓疡和创伤时，多以各种膏药为用品，但其性质太硬，伤口大时无法应用，而且太黏，拉扯之下，伤口反而容易扩大。又，其撒布之药粉，多具有刺激性，以红升丹、白降丹为最甚。而已破坏的组织，再撒上较干燥之中药粉，易引起神经刺激和过敏，反而触动痛觉，这些都是中药剂型的缺点。比较起来，西医的各种软膏既无刺激性，又柔软适宜，显然胜过中医，故中医必须改良药剂。他在文末介绍了一些可利用的外用中药，例如"吴茱萸酒"，可作为碘酒的代用品；"藤黄酒"可用于刀伤，可制成止血棉纱，其性胶黏，可封闭血管之破裂；用黄蜡、胡麻油放在火上加热溶解而成的中药软膏，可以止血镇痛；"五倍子软膏"，则可用于冻疮、溃疡等等。① 也有中医师贡献秘传骨科验方，李闳君指出：正骨一科，多有师承和药方传授，一般人很难无师自通。医界熟读《内经》之人，只有纸上知识，却不了解真正的治法，一般医者对骨科多置而不论，"一任其道听途说者流，螃蟹一包、毒药一束，敷衍塞责，难定效力之有无大小"。骨伤科需要的知识很多，兼及内、外科调理，"西医治疗骨断病，先将折骨处纳正，继用挟木挟好，包裹不动，听其胶粘汁泌出，自然速合，经过数月后方愈"。但中医治疗应可更加快速，不待数月即可康复，故希望在此战争时期，专家贡献秘传骨伤治法灵方给国医界研究改良，广制应用，才能救治前后方受伤军民。② 他点出了骨伤科的知识传承特性，此时欲整理经验、验方，

---

① 路登云：《国难期间中医应有之准备及工作》，《中央医学杂志》1937 年第 1 卷第 1 期，第 11 页。

② 李闳君：《我之骨科治疗谈》，重庆《国医月刊》1939 年第 1 卷第 2 期，第 3 页。

必须广纳各方经验。虽然战争时期难以为继，但这个基调已成为1949年之后贡献祖传秘方的先声，不无启示作用。①

因为要因应战争需求，药品一定要方便携带。路登云也指出在内服药方面，中国药店之产品除丸散膏丹外，以饮片为大宗，用来治疗还需煎服，遇出外时颇感携带困难，所以军队、医院中用西药不过是因为便利。若开战后西药运输受阻，则医者必然束手无措，病人也将坐以待毙。他说：

> 试看西药之制法，例如植物，能结晶的，即提取其有效成分，如麻黄精、当归素等；不能结晶的，研成粉末，如甘草末、大黄末等药；或压榨其油，如杏仁油、茴香油等；或制成酊，如阿魏酊、芦荟酊等；或制成糖浆，如远志糖浆、陈皮糖浆等；或制成流浸膏，如商陆流浸膏、龙胆流浸膏等。如用散剂，以乳糖或白糖配伍；如用水剂，与糖浆、汽水等混合，用量小、功效大，不但比煎剂便利，且可使患者易于吞服。②

可见除伤科、外科技术外，还需要改良国药剂型，使之便于携带和使用，才能应付未来战争之需要，这大抵是因应战争前期中医界改良学术的一些建议。

## 五、结论

近代中国医疗史给人的印象，特别是中医，似乎多与国难和战

---

① 皮国立：《上海中医药的发展(1950—1965)——以〈人民日报〉为中心的考察》，《汉学研究通讯》2016年第35卷第4期，第1—12页。
② 路登云：《国难期间中医应有之准备及工作》，《中央医学杂志》1937年第1卷第1期，第12页。

争无关。即便论中医与政治的关系,也往往建立在抗议及争取各种利权的历史之上。① 本章初步揭露了九一八事变之后、七七事变前的医界,特别是中医界之反应,来说明医者涉入国家政治、战争之另一种角色,为医疗史研究开创新的视角。

中医参与到战争之中,其可能性还在于陈志潜所言:中央卫生署登记全国医师,办了三四年,到当时还不知道全国究竟有多少医师。中华医学会成立将近二十年,到当时还不能代表全国的医界,政府更没有组织医师团体的计划,从何谈起医师的"社会责任"?陈认为还是要由这次国难来思考,现代的国家必须要有整套的现代组织来规划医药之发展,符合社会需求。② 其实,多数西医心知肚明,当时中国的西医中可以支持战争的人数实在太少,故虽有人抨击中医,却没有看到西医攻击"中医救护队"的言论;甚至在中日开战后,还出现鼓励性政策:"军政部通令,如合法颁有医师证明书之医生,可暂准缓役","凡国医界,宜知取得合法证明书"。当然,也适用于红十字会等相关机构的合格救护员。中医周复生也谈道:"凡我国医同人,宜急参加救护队,实行救护。"③可以说战争的危机,给了中医另一个发展的空间与可能性。中医救护队的诞生,给了中医参与军政事务的可能,也说明中医在思索他们过往的理论发展和可能的未来。不过,也有人批评,当时很多人轰轰烈烈地成立救护团,虽蔚然成风,但多未见实际执行,只能算是一时热血冲动,④看数据时必须想到后面现实之因素。不过,本章并非着意

---

① Sean Hsiang-lin Lei, *Neither Donkey nor Horse: Medicine in the Struggle over China's Modernity*, pp. 146 - 148.

② 陈志潜:《医师总动员从何说起!》,天津《大公报》1933 年 3 月 28 日,第 11 版。

③ 周复生:《救护队员准予缓役》,重庆《国医月刊》1939 年第 1 卷第 2 期,第 3 页。

④ 徐恺:《普及救护知识的训练》,《中医科学》1937 年第 1 卷第 8 期,第 13 页。

检讨救护队的成效,反而是将这样的脉络放在传统中医的发展中来看。中医学习了过去从未接触过的知识,包括军事、救护、创伤、绷带、防毒等相关知识,这即是一种创新之可能;并且在 1939 年,促成了教育部公布之"中医专科学校暂行课目时数分配表"中,将传统骨、伤科纳入现代中医教育体制内"外科"的领域,还需兼习西医的手术,即与应对战争的思维有关。[①] 而到底当时中医外科和伤科的技术发展为何,遇到何种困境? 还可以再加以梳理,但已可知道当时中医一方面肯定传统中医内科与用药之长处,也呼吁要发展外科和伤科的知识,当然还是以药物为多,而非真正发展实际之手术;当日的思维本来就是"中国医药由整理而进步",[②]是从传统中求创新,故可说比较多的还是在恢复古代传统技术的期待中来论述。今后必须更注意医师的社会性组织、团体与战争、救护的可能互动,才能开拓医疗史研究之新视域。

---

① 朱建平、张伯礼、王国强:《百年中医史》,第 243 页。

② 高素兰编:《蒋中正"总统"档案:事略稿本》(10),1931 年 3 月 18 日,台北:"国史馆"2004 年版,第 283 页。

# 第三章 "非常时期"(1937—1945)中医涉入战争与国难的相关论述

## 一、前言

　　1937—1945年的抗日战争,历来研究甚多,但主要偏重于军事和外交的分析,相关的文化史乃至医疗史的研究,[①]有区域上的差异,例如敌伪区、大后方或抗日根据地的研究,近年来也已逐步开展。[②] 笔者关注战争与医学的历史,惊讶地发现在民国时期面临被废除的传统中医学,在战争时期竟展现出相对强劲的活力和发展。[③] 故本章拟以战争全面爆发前后的中医相关言论为主,先铺陈民国时期中医的处境,再连接到战时中医的状况,尝试探索过去中医史研究中较少触碰到的问题:中医与战争、国家之关系,另一方

---

① John R. Watt, *Saving lives in wartime China: how medical reformers built modern healthcare systems amid war and epidemics*, 1928-1945.

② Keith R. Schoppa, *In a sea of bitterness: refugees during the Sino-Japanese War* (Cambridge, Mass.: Harvard University Press, 2011).

③ 皮国立:《战争的启示:中国医学外伤学科的知识转型(1937—1949)》,《"国史馆"馆刊》2020年第63期。

面也希望补充目前的抗战史论述,作为较偏重政治军事历史研究的一种辅助,以丰富抗日战争史的全貌。

## 二、抗日战争全面爆发前后的中医言论趋向

在抗日战争全面爆发前,中医努力寻求进入国家卫生系统与医政管理之努力从未停止。中医界于 1932 年早已提出《拟请参政会提案迅予中医实施卫生政权文》,内文指出:中医的管辖权应立刻转归内政部,期与西医管辖的卫生署平等。卫生署掌理卫生事业,当时已被西医垄断,中医没有发展舞台,此情势对中医发展极为不利。文中指出,所谓的"卫生",西医不过以"清洁"视之,中医还有养生、饮食学、精神调养等内容,故政府应该给予中医卫生行政实权。① 其实早在战争前,中医已纳入国家卫生管理的体系,当时还提出要能熔中西医学于一炉,成为一种"中国本位的新医学"。② 一般也认为,中医要强化,摆脱当时医者聚敛贪财的负面观感,认真研究中医理论,才能使中国摆脱"东亚病夫"之耻,健全民众之身体与精神,则民族自然会复兴。③ 虽然 1936 年国民政府已通过《中医条例》,中医师初步取得与西医师同样合法之地位,但卫生管辖权仍操之于西医掌控的卫生署。④ 在战争全面爆发前,可以说虽有法律条文之规范,但中医在实际上作为其少,中医能担负起的国家社会功能尚不显著。

此外,中医也努力寻求与西医同样地位的教育权利,例如中央

① 吴汉仙:《增订中西医界之警铎》,长沙:湖南中西一家医院 1943 年版,第 83—84 页。
② 人奇志:《卫生署中医委员会成立》,《医铎》1937 年第 1 卷第 11 期,第 1 页。
③ 倪士英:《复兴民族先须改进中医始》,《国医砥柱月刊》1937 年第 4 期,第 15 页。
④ 叶永文:《台湾中医发展史:医政关系》,台北:五南出版社 2013 年版,第 84 页。

国医馆馆长焦易堂(1879—1950)等 53 人在 1937 年 2 月国民党召开第五届大会第三次执监全体会议时,曾提议责成教育部明订中医教程列入教育学制系统,以授予中医合法办校之权力,也经国民党中政会同意,委由"中医委员会"规划。故中医教育平等化,似乎也得到初步解决。但在这个过程中,反对的声音一直存在,例如时任教育部部长的王世杰(1891—1981),就在日记中写下他对该次会议的担忧:"全会予多数人以失望与疑惧之感者,为一部分人之'复古'提案,如何键(1887—1956)之'中小学校读经案',焦易堂等之设置中医学校皆是。凡此皆不免使负教育行政之责者感觉愤闷;因此种'复古'倾向,将令众多智识分子与青年感觉失望,而共趋于偏激一途。"①其实,这正是中医抓住当时国民政府有"复古"之倾向而求生存的一种方式。② 不过,总体而言,中医药事业的主管机关是卫生署辖下之中医药委员会③,部分中医界人士不满中医事业竟交由西医掌控之卫生署来主导,担心西医将过度干涉中医,故酝酿再度发起抗争;有中医甚至希望政府能设立机构如"中医药整

---

① 王世杰著,林美莉校订:《王世杰日记》上册,1937 年 2 月 22 日,台北:"中央研究院"近代史研究所 2012 年版,第 10 页。

② 根据笔者研究,当时中医抓准了其为"国粹""国故""国产",代表传统文化的一支力量,恰与西医所代表之帝国主义、侵略形象成为强烈的对比,中医这一表明颇合国民政府之胃口。例如《国医公报》,正文开始前都附有孙中山的言论,孙氏多次表明要复兴固有文化,也反对西方列强对中国之各种不平等待遇和歧视。中医抓住这一"代表本国"的意向,使中医成为"国医",顺理成章地压制"废中医"浪潮。参见皮国立《所谓"国医"的内涵——略论中国医学之近代转型与再造》,《中山大学学报》2009 年第 49 卷第 1 期,第 64—77 页。关于民国时期中医的转型,还可参见:Sean Hsiang-lin Lei, *Neither Donkey nor Horse：Medicine in the Struggle over China's Modernity* (Chicago：University of Chicago Press，2014)；Bridie Andrews, *The Making of Modern Chinese Medicine*，*1850 - 1960*(Vancouver：UBC Press，2014).

③ 当时也会称"中医药(管理)委员会"。

理委员会",行政力量要能与卫生署平行。这是当时国医争医权的历史,当时不断有呼吁与言论产生,直至战争全面爆发。① 又,中医"暂行课目"虽已公布,教材大纲却未颁定,统一之教材更是遥遥无期。在这样的背景下,虽然中医界在争取合法地位的路途上展露曙光,但正常的教育体制仍无法确立,此即中医在抗战初期总体地位之状况。②

全面抗战爆发后,中医教育的问题被搁置,整个中医事业的发展可说几乎停摆。医药文化之刊物在抗战时期大规模萎缩、停办,乃时势所趋;③战争时期还是有人大声疾呼,说编辑期刊能使中医界打破沉默、互通有无,应该要努力培植耕耘。④ 战争全面爆发后,原中医委员会和国医馆部分人士又在重庆发起"中国医药教育社",委由各委员草拟中医学校暂行通则和课目表,于1938年5月正式公布施行。⑤ 当时王世杰又在日记中写下他的反对意见,他说:

> 近年以来,余竭力提倡科学医学,先后增设医学院多所及牙医、药学等专科学校,一面并罗致有名医学者于教部,成立医学教育委员会,以为全国医教设计及监察机关。倘循此前进,再过数年,医学人才当逐渐增多,国民健康以及卫生行政当必大有进展。讵一部分思想顽固之人,辄于此时高倡提倡

---

① 张鸿生:《中国医学之精髓》,湖南:著者发行,1942年,第55—56页。
② 中西医药研究社编辑部编:《中医教育讨论集》,上海:中西医药研究社出版委员会1939年版,序言第2—3页。
③ 不著撰者:《敌人炮炸横施下,医药文化刊物多受碍告》,《医药之声》1938年第4期,第30页。
④ 张子英:《发刊语》,《复兴医药杂志》1941年第1期,第3页。
⑤ 中西医药研究社编辑部编:《中医教育讨论集》,第2—3页。

中医之议，陈果夫、陈立夫、焦易堂诸人为之中坚。其言大都似是而非。昨闻陈立夫部长已改组医学教育委员会，并任焦易堂等为委员。余不禁为科学的医学教育前途惧。[1]

这样的反对声音其实显示了中医的教育正在努力导向正轨，只是当时全国已陷入战火之中，中医界理想的正常中医教育遂难以开展。在沦陷区的中医，较少有涉入战争的论述，而依旧诉求中医界内部的改革，但战争时要能形成全国共识，已不可能。[2]

战争反而加深了中医发展的危机，而且似无好的解决方法，但是，这也带来一些转机。首先，在战争全面爆发前，中医界已逐渐形成团体，知道团结内部来共同发声，要求纳入国家发展论述内的重要性。中医界之"团结"，乃自 1929 年废中医提案开始酝酿，[3]而持续发酵，后来演变成"中医能为国家做些什么"的言论趋向，这种共识在战前已逐渐成形。战争全面爆发，增强了这样的趋势，当时中医界认为，既有的理论整理改革应该持续，但因应战争动员，民族主义的情绪更加高涨，中医从固有文化、民族文化的立场出发，持续论述中医的价值；他们也抓住"广义科学"的例子，说明中医在科学发展上的价值。[4] 这些都是延续战前的论述，但总是有一些不同的特色与言论。

一位读者王名藩就指出：世界大战即将爆发，处在这弱肉强食的世界，必须尽一切力量搜集战斗用品。他指出：若战争无法避免，"国医"将跑到哪里去？他用讽刺的口吻写道："难道逃到后方

---

① 王世杰著，林美莉校订：《王世杰日记》上册，1938 年 6 月 2 日，第 112 页。

② 独行：《社论：怎样振兴今日之中医教育》，《中国医药》1939 年第 1 卷第 2 期，第 1—2 页。

③ 王名藩：《战争时期国医跑到那里去？》，《国医砥柱月刊》1937 年第 5 期，第 16 页。

④ 张鸿生：《中国医学之精髓》，湖南：著者发行，1942 年，第 61 页。

去看'伤风咳嗽'的毛病吗?"①在抗战时,医学生曾被批评为只知科学知识,却不知抗战建国之重要;鄙弃政治而高谈读书的医学生,是国家青年之耻。学医学的人在战争时期,更被纳入了整个现代国家的建构,这是中西医一致的趋势。② 在抗战前,各地区之国医学术研究会已纷纷成立,大体一些政治事件的爆发,也会增强中医界的团结和与国家之联系。例如西安事变后,重庆国医学术研究会开会就指出:要拥护国家和领导人蒋介石,也谈到要复兴民族健康,出版刊物教导民众卫生观,使国医能"医国"。③ 战争全面爆发后,中医编书也更强调"保救民族"。④ 又如1938年的国医节纪念,少了纪念的气氛,一位作者在献词中指出:中医应该在国难期间疗伤、救护、捐财、出力,并竭诚拥护"爱护国医、提倡国医的我们的唯一领袖蒋委员长"。⑤ 这种中医涉入国家的论述,与民族主义之兴盛有关,而且具有延续性。

其他相关言论,也都紧抓国家、民族兴亡来加以论述,例如言"国医向无团体研究,致被西医侵略,几遭取缔消灭堪虞,刻既团结成会,应当努力学术研究,增进民众健康、减少国民死亡"。所以团体研究不是只研究学术就好,还要能增进民众健康,减少国家医药负担,才是国医的新任务。⑥ 很多中医也指出:中国明明有历史悠久的医药,民族却还是日渐衰亡,这就是人们没有好好爱护中医、

———————————

① 王名藩:《战争时期国医跑到那里去?》,第16页。
② 陈立予:《抗战建国中医学生应有之觉悟》,《医育》1940年第4卷第1期,第30—32页。
③ 不著撰者:《重庆国医学术研究会成立志盛》,《中医科学》1937年第1卷第9期,第17—19页。
④ 吴汉仙:《增订中西医界之警铎》,第89页。
⑤ 彬:《国医节献词》,《吉祥医药》1938年第21期,第1张。
⑥ 不著撰者:《重庆国医学术研究会成立志盛》,第18页。

利用中医,使中医可以担负起复兴国家民族之责任。[1]　而医药不仅是救个人,尤其在战时更被思考要如何负起维护全民生命与健康之责任。何颖扶就指出:中医之责任应体现在制造、研发新药,纠集同业来实地参与救护工作,还要能救护后方难民之疾疫,这是国医的新使命与责任。[2]　以上不过是战争全面爆发前后的趋势,我们还希望看看中医相关的实际行动为何,就从这些方面来深入探讨。

## 三、战争中的救护与医疗

一位读者曾在战争全面爆发后的报上指出,看到许多报纸征求军医的消息,就想到士兵的伤痛,但是,真的是军医不足吗？真相可能是政府不愿意训练中医进入军医系统。不可忽略的是,其实民初中医院校就已经采纳解剖、生理、化学等科学知识,他们都是受过科学训练的人,竟因中西医的差异与争论,无法担任军医为国服务。[3]　中医此时的"为国服务",是采用其他的方式。1937年淞沪会战爆发后,焦易堂与朱子桥(1874—1941)将军即在南京设置"中医救护医院",后来伤兵和难民变多,又转移至更大的地方。当时有所谓西药的"革命",是一种自制西药的概念,不依靠西方国家而自给自足的展现。[4]　至于"中医革命运动"呢？一位作者就指出:南京中央国医馆救护医院,后来由振务委员会、中央国医馆等

---

① 泽民:《中国医药疾病与民族的盛衰》,《吉祥医药》1938年第20期,第1张。

② 何颖扶:《国医应有之使命》,《国粹医药》1939年第1卷第1期,第8页。

③ 汉魂:《抗战期中的军医问题:救死疗伤需要军医日多中医救护成效卓著不可歧视》,《吉祥医药》1938年1月16日,第2版。

④ 皮国立:《"国药"或"代用西药"？战时国产药物的制造与研究》,《中医药杂志》2019年第30卷第2期,第27—47页。

单位,聘任于右任(1879—1964)、孙科(1891—1973)、居正(1876—1951)、孔祥熙(1880—1967)、陈立夫(1900—2001)等任董事,扩大组织,院址移置江苏省第一模范监狱,除内、外科手术外,还扩增病床至千床以上,增聘医师、护士等等。当时正值伤兵救护设计委员会在南京开会,军政部军医署、卫生署、卫生勤务部、振务委员会、中央国医馆、红十字会等机关均派代表出席,焦易堂在会上曾提议:"关于救护伤兵难民,宜中西医药并用,以宏救济。"会上立刻通过,所以中医救护医院的前途,与会代表皆认为大有可为。① 1937年10月中,南京形势危急,该院乃全体迁移至汉口,后来在西安万县等地分设分院,总院则移设于重庆。当中医救护医院设立之初,中央国医馆并通令各省国医团体,广设救护训练及救护队,其中规模较大的为上海中医救伤医院、国医药界救护队,杭州的伤兵疗养院,湖北的国医药界战地后方服务团;闻风响应的,还有香港的侨港中医公会、暹罗和菲律宾等地侨胞的中医团体,纷纷回国担任神圣的救护工作。北方西安的分院,也训练晋南战地的救护团,当时北方的口号就是"拿中华民族的医药来保障中华民族的健康",此即"抗战即革命"的精神,透过改进、创造科学化中药来因应抗战之需求,就是一种中医革命。②

　　有关中医救护医院的经费来源,像官兵伙食及养伤等费用,是请军政部按规定拨给,另一方面就是来自振务委员会③、中央国医馆、宁波同乡会和其他慈善单位的捐助,故此单位不完全是官方的

---

① 不著撰者:《神圣抗战后:中医革命运动采科学方法从事改善,已在重庆设立制药厂》,《医药之声》1938年第5期,第45页。

② 不著撰者:《神圣抗战后:中医革命运动采科学方法从事改善,已在重庆设立制药厂》,第46页。

③ 笔者按:全名为"全国振务委员会",委员长是朱庆澜。

单位,但也不是传统的慈善组织,而是中医界发起,希望于国难时期涉入国家政务、争取民族认同的一种展现。① 后来南京情势告急,该医院转移至汉口,每一次的移动,都需要靠各地方的医者投入和帮忙,也扩大了各地人士知晓和参与的可能。例如汉口分院的经费,除延续既有的来源外,还增添了"湖北国医药界战地后方服务团"的捐款。② 湖北省国医分馆的孔庚(1873—1950),还曾号召成立"战地后方服务团",团中分设救护队、治疗所、制药厂等等;孔庚也联系、宴请当时武汉各界军政首长和社会名流,到场者有何成浚(1882—1961)、吴国桢(1903—1984)、严立三(1892—1944)等等。③ 等到南京的团体一到,焦易堂又和冉雪峰(1879—1963)、孔庚等人与武汉军政当局协商,再设中医救护医院第一分院于汉口,冉为院长,并成立董事会;后来焦易堂赴重庆后,焦氏就将这些组织经验和章程汇集起来并出版专书。他指出,各地的中医界也做着相同的事,共同为抗战出一份力。④ 例如华北国医学院的救护队,也拿起了红十字的旗子、戴上红十字的臂章,赶赴绥远前线救护伤兵。⑤ 报载山东中医后方医院,在战争全面爆发后收容难民和伤兵 800 余人,其中有 70 余人是筋骨重伤,都已用传统中医技术接骨康复,没有一人被手术切割或截肢;还说明南京、湖北国医伤兵救护医院的成绩,报道中医在止痛、止血、正骨等方面的传统技术

---

① 中央国医馆编:《中医救护章则摘要》,重庆:中央国医馆 1938 年版,第 8—9 页。

② 中央国医馆编:《中医救护章则摘要》,第 15 页。

③ 不著撰者:《焦易堂等发起组织中医救护院汉口分院》,《吉祥医药》1938 年第 19 期,第 3 张。

④ 中央国医馆编:《中医救护章则摘要》,焦易堂序,第 1—2 页。

⑤ 范正任:《华北国医学院组织之中医救护队,赴绥远前线救护伤兵》,上海《中华》1937 年第 50 期,第 11 页。

优势,而消毒、取弹、救护等法,则采新旧、中西并重的方式,故呼吁不能阻止中医展现其医术,应尽速纳中医于军医系统中。[1] 至于四川本来就有"国医学术研究会",于民国二十七年复编组成立"国医救护队",编制屡有更替,但似乎一直存在至战争结束。[2] 洛阳也成立"国医救护训练班",开班时红十字会专员(张军光)还亲临视察。[3]

　　抗战前部分中医学院已有"救护班(队)"的设置,但人数占全国中医之比例仍偏少,王名藩就指出应该尽速将老中医加以训练,"谁都不应做战争时期的废物",因此他建议:"(一)凡四十五岁以内之中医生,除有特殊原因外,皆须受军事救护之训练。(二)尽量广征中国接骨专治跌打损伤人才,教授取弹接骨诸术。(三)各中医学校所在地,应由学校增加班额,招收该地青年中医。(四)未有中医学校之省市,应由中央国医馆派专门人才前往各该地组班训练。"[4]当时虽已有这种认识,但全国动员已因战事之爆发而变得困难,致使各地的国医救护队常因"应用无方"之故而停顿,徒使救护队无用武之处。一名医药期刊的编者坦承,在战争中,虽然国医对枪炮伤和中毒气等较无有效方法,但国医可以帮忙治疗跌打损伤、骨折等病症,只是缺乏主持人和倡导者加以组织、动员而已。[5]

　　幸好当时有中医救护医院的存在,让历史研究者可以顺着这

① 汉魂:《抗战期中的军医问题:救死疗伤需要军医日多中医救护成效卓著不可歧视》,《吉祥医药》1938 年 1 月 16 日,第 2 版。

② 不著撰者:《国医救护队改编直属第一中队》,重庆《中国医药月刊》1944 年第 1 卷第 1 期,第 9 页。

③ 不著撰者:《医药新闻:监委刘觉民在洛阳筹备行都国医院改良草药以应抗战之需要》,《吉祥医药》1938 年 3 月 17 日,第 3 版。

④ 王名藩:《战争时期国医跑到那里去?》,第 16—17 页。

⑤ 编者:《国医救护队》,《医药周刊》1938 年第 3 期,第 1 页。

样的线索来追寻。在汉口时,原来就已计划设立中医救护医院分院,再扩展建置武昌分院,再于重庆设立总院,而武昌、汉口、汉阳等地都有组织中医救护队。① 从《湖北国医药界战地后方服务团后方医院简章》记载可见:"第二条:本团各医院专以发挥国医国药之本能兼采西医手术,对收容各该地伤病官兵、难民实施治疗、完成救护工作为任务。"②可见当时的救护医院是中西医并用的;而且该院"以中医学科技术治疗内外伤病兼采新式器械方法",还有分"针灸按摩组""X光组"和"看护组"等等,显然是一中西医融合之医院。③ 救护医院内设有主治医师、住院医师、助理住院医师、练习医员等等,这样的组织也非传统中医之规范,这是一全新的以中医为主体的中西医院之创举。④ 又,《湖北国医药界战地后方服务救护队组织规则》内,规定医者资格为:"凡在湖北国医救护训练班毕业及国医领有执照,或在国医学校毕业并经受训者,得充救急组队员"⑤,则显示中医可以参与军事急救事务的空间与弹性,可先初步救治伤兵后,再转送至后方医院。另有《湖北国医药界战地后方服务团制药厂规则》中记载:"本厂以拥护政府抗战,制造各种新药供给救护治疗用途为任务。"⑥可见中医救护医院可以运用属于中医的制药厂所生产的药品,来推展医疗事务。

在其他的医疗救护方面,自武汉沦陷后,整个政府的重心转移到了四川,中医之发展亦复如是。这里面最重要的莫过于"陪都中

---

① 中央国医馆编:《中医救护章则摘要》,第17页。

② 中央国医馆编:《中医救护章则摘要》,第19页。

③ 中央国医馆编:《中医救护章则摘要》,第5—6页。

④ 中央国医馆编:《中医救护章则摘要》,第7页。

⑤ 中央国医馆编:《中医救护章则摘要》,第21页。

⑥ 中央国医馆编:《中医救护章则摘要》,第25页。

医院"。当时重庆的《中国医药月刊》指出"卫生署为实行中医科学化,筹设陪都中医院",于1944年5月15日开诊,主治中医计有张简斋、邱啸天、胡书城、宦世安、郑曼青、吴福仙等医师,还聘有西医和助产士数人,一起担任研究和检查之工作。[1] 当时四川参政员曹叔实等25人于1944年提案指出,应该尽速设立更多病房。而从该段文字中,我们也可以大概看出陪都中医院内的状况:

> 关于国立中医院之设置,经本会迭次建议,现已由政府在渝市设立陪都中医院一所,内分内外儿妇四科,并设检验护士两室,颇具现代医院之规模,同时诊病收费之低廉,可为全国各公立医院之冠,每人仅收登记费十元,军警抗属以及赤贫患者,全系免费义诊,并对贫苦酌赠药品,深符世界公医制度之精神,陪都市民,莫不称便,惟该院以本年度核定经费甚少,且无开办费,致现尚无力设置病室,而设备方面,亦因限于经费,一切未能尽如理想。查陪都中医院为国内唯一之国立中医医疗机关,政府本维护倡导之旨,自应宽筹经费,力求充实,不特民族健康赖以增进,即于医疗革新,亦属多所裨益。[2]

这段史料显示当时的医疗资源严重不足,陪都中医院虽为国立,但经营上仍有困难,想要拓展业务,来普及医疗与服务一般社会大众,遭遇到不少困难。

当时担任院长的陈郁指出:孙中山曾说,恢复了"固有智识""固有能力"的中医,还要能"学习欧美长处"。他认为民族复兴和中医改革都要如此。他在战前就指出,应该办理一个中医的治疗

---

① 不著撰者:《陪都中医院开诊》,重庆《中国医药月刊》1944年第1卷第1期,第9页。

② 不著撰者:《请充实陪都中医院令速设置病室以利市民案》,重庆《中国医药月刊》1944年第1卷第3期,第31页。

实验机构，机构内关于疾病之诊断，需完全采用最新的科学检验方法，等病原体确认后，再使用中医方剂治疗，以实验的统计结果来验证，再加以科学统计来证实疗效。现在，在陪都中医院内就可以实行了，他希望能接着设立高级中国医学训练班，使更多青年中医能轮流到院内实习。① 同年，教育部、社会部备案，卫生署陪都中医院和中国医药教育社两单位（院长和理事长都是陈郁），合创了"中医高级研究班"，实现了陈所讲的理想——中医有国家设立的医疗机构和延伸出去的研究机构，这是第一次中医在国家之下，建立了具有联结关系的，治疗、研究、教育合一的体系。当时讲师有教务主任胡光慈、方剂学刘郁周，临床经验讲师有饶凤璜、张茂芹、唐阳春，研究员则有张炳辉、王国勋、顾慕庸、苏季会、杨轶超等人。② 讲授时间是每晚 6 点半到 9 点，这样可顾全一般中医自己的诊务，讲座开始时有陈逊斋、高德明、陈晓峰等人参与，学员有 50 余人。③

　　战时中医学校教育仍在进行，但是中医的问题在于中国各省无国立之中医学校，也没有一致审定的教科书，导致中医界各行其是、自相矛盾，既不重视传统学说，又不能创新方法，只能学习西医的皮毛，而无法深入。④ 中医邓炳煌认为，各省市县中医公会，应一同吁请中央党部提倡中医学术，列为施政纲要，敦促教育部积极开设国医学院、中医专科学校，甚至指出："至少中央大学，先设国医

---

① 陈郁：《改进中医之我见》，重庆《中国医药月刊》1944 年第 1 卷第 1 期，第 1 页。

② 不著撰者：《中国医药教育社、卫生署陪都中医院中医高级研究班立案档汇录》，重庆《中国医药月刊》1944 年第 1 卷第 5 期，第 36—37 页。

③ 不著撰者：《陪都中医研究讲训之情形》，重庆《中国医药月刊》1944 年第 1 卷第 4 期，第 13 页。

④ 唐震：《改进中医刍议》，重庆《中国医药月刊》1944 年第 1 卷第 3 期，第 4—5 页。

学院一所,全国暂设中医专科学校四所,各省市县,各设中医讲习所一所。"政府应酌予补助费,以期能长期成立。如此则能发挥中西会通之优势,毕业的学生素质才会精良,足堪担任公共卫生工作。至于在医院设置方面,邓也指出:应请卫生署拨经费于新的中医医学院附近设立中央中西医院一所,"以实验中西医学合组治法,并使学员实习,各中医专科学校附近,各设立中西医院一所,各省市县,亦各设立小规模之中西医院一所,如此实验实习有地,比较有方,中西医学,自不难融会贯通,突飞猛进,成为世界医学,增进我中华民族健康"。① 但这只是在战争时期的呼吁,当时并没有达成。这些问题不过是冰山一角,上述陪都中医院和中医高级研究班的设立,使中医得以有初步的国立医院和研究班,但此举所培育出的人才还是不敷使用,而且许多正常的中医学校都无法维系正常教学,所以可以看到各种短期训练救护班纷纷成立。例如1944 年成立的"重庆中医训练所",这可能是属于地方的临时教育单位,但也经由地方教育局立案,所内定张简斋、李建勋为名誉所长,李复光为所长,沈仲圭为教育长,沈寿晋、刘郁周、吴慧麟等为各组主任,并聘请在重庆的著名中医为各组教授,被称"维护民族健康之一大播音②"。③ 1945 年,中央国医馆鉴于战时医药缺乏,卫生人员不敷分配,影响战斗力量、反攻精神至巨,又令赵峰樵成立"医务人员训练班",加强动员全国医师,训练国防医务人才。当时做法是:编定各科教材,包括防毒救护、内、外科等,本身就已是中西医会通的内容,例如有内分泌知识,也有中医五脏六腑的知识。

---

① 邓炳煌:《民族健康运动中医师应如何回应》,重庆《中国医药月刊》1944 年第 1 卷第 2 期,第 2 页。

② 笔者按:"播音"疑为"福音"之误。

③ 不著撰者:《复兴中医积极训练》,重庆《中国医药月刊》1944 年第 1 卷第 3 期,第 9 页。

身兼教材编者和训练班主任的赵氏还指出：希望中医界团结奋斗，促成全国中医师公会联合会早日成立，使中医界力量集中，能够参与民主政治，并希望将来能成就蒋介石《中国之命运》中所谓被需求的医政人员，呼吁政府能逐步成立大规模的中药厂，希望药物能自给自足，并提及"成立中西合璧医院，及民族医药研院"等想法。① 赵氏还说："抱复兴民族医药之决心，撷取科学方法，发扬固有文化。"勉励当时国医作"服务人群公医，为战地救护员"，甚至谈到完成"中医国防化""中药科学化"之目的，达成抗战建国之伟业，国臻富强。② 对中医而言，这个时候的很多想法，比战前的中西医之论争要更进步，中医之发展不能总是陷在言语的论争中而原地踏步。

除有中医行政、医疗独立之呼吁外，也有令中医界振奋之消息。虽然 1939 年编纂的《战时卫生与体育》里面有卫生机构、卫生署及其附属机关的名称与职掌，却没有中央国医馆或中医委员会的介绍，显见在公共卫生与促进健康的话语权上，中医不过是个"橡皮图章"。③ 但至 1943 年，卫生署特保工作绩优人员，其中一人竟是中医委员会专员高德明，蒋介石还亲自召见。高氏毕业于浙江中医专科学校及中央国医馆特别研究班，当时已在卫生署服务 6 年，任卫生署法规审议委员会委员，也是陪都中医内科治疗所副所长。医药期刊报道中医于当时同样能胜任现代卫生行政工作，④这些都是中医涉入国家公共事务的案例。

---

① 赵峰樵等编：《中央国医馆医务人员训练班讲义》1 册，重庆：中央国医馆 1945 年版，序言第 1—2 页。

② 赵峰樵等编：《中央国医馆医务人员训练班讲义》1 册，班训第 1 页。

③ 陈柏青编：《战时卫生与体育》，重庆：独立出版社 1939 年版，第 31—32 页。

④ 不著撰者：《中医之光》，《广东医药旬刊》1943 年第 2 卷第 3—4 期，第 78 页。

　　在其他的公共医疗事务上,例如 1944 年军政部训令公布施行有《中医师担任后方征属及患病官兵医疗服务办法》,重点包括对后方征属及患病官兵的医疗服务,将由该地之中医师公会负责组织服务队办理,可依地区大小编为若干队伍。当地中医师公会的负责人(队长)必须将队员造册送当地兵役机关和县市政府备查,看诊都是免费的。对于这些参与工作的中医,则可以换得"暂缓征召"的优待。[①] 重庆中医公会还响应政府青年从军政策,集资募款给予青年受征召者安家费和津贴。[②] 又如中国妇女自卫抗战将士重庆分会主任委员黎剑虹,有鉴于抗战家属甚多,医药又严重缺乏,所以在 1944 年 2 月,于义诊部内增设中医部,聘请重庆中医李复光、赵峰樵、许觉园、方乐天等,义诊之诊务非常兴盛。诸医也认为黎是提倡中医事业,所以都自愿担任义诊医师等等,[③]其他捐款、义诊之事甚多,不一一细述。

## 四、战时中医对外科和骨伤科的讨论

　　在理论发展方面,战时中医学校暂行通则和课目表内已有"战时救护训练",讲授 96 小时,说明项则指出"正骨科、伤科,应归并外科教授,并兼授西医手术",这些条文的概念应形成于战争全面

① 不著撰者:《中医师担任后方征属及患病官兵医疗服务办法(三十三年三月九日军政部训令公布施行)》,重庆《法令周报》1944 年第 1 卷第 20 期,第 1—2 页。
② 不著撰者:《渝中医公会欢送智识青年从军热烈》,重庆《中国医药月刊》1944 年第 1 卷第 6 期,第 12 页。
③ 不著撰者:《抗属中医义诊部成绩颇佳》,重庆《中国医药月刊》1944 年第 1 卷第 2 期,第 10 页。

爆发准备之夕。① 全面抗战爆发时，登记西医全国只有 5 000 人，中医却有 10 万人，但中医不能开赴前线救治伤兵，令时人沮丧。孙崧樵指出，古代也有战争，军医当然也是中医，但为什么西医轻视中医在战场上的功效呢？那就是近代以来一直到国医馆整理中医理论之时，重视的都是内科，却忽略了外科，所以遭致政府当局之忽视，②所以整理中医的外科，在战时成为一件重要的事。

一位作者若愚呼吁：抗战属于持久战，战争局势中所面临最大的问题就是西医不足，但中医拥有技能者，政府又不加以重视，这都是过去忽略这类人才之训练所种下之恶果。故其吁请政府加紧训练中医外科。他说像是江苏省已举办全省中医之外科训练，其条文有记载，若不愿意接受外科训练者，得由地方政府直接撤销其执照，并勒令停业。他认为非常时期，这种外科训练应推展至全国。③ 查江苏省颁布之"江苏省外科中医训练大纲"（其训练构想源自 1936 年），规定训练期为 4 个月，教授课目有外科概论及实习、消毒法、急救法与绷带术，也有简单的军事训练，而且整个训练过程免学费和教材费，但膳食和制服费则自备。④ 根据当时报道，这个训练班由省立医政学院执行，第一批收 60 人左右，要强化中医有关消毒的知识，因为中医素无消毒设备和观念，所以因感染而导致死亡的人，远较因外科疾病而死亡的病兵更多。⑤

---

① 中西医药研究社编辑部编：《中医教育讨论集》，第 1—6 页。

② 孙崧樵：《全面抗战与国医药》，《医药之声》1938 年第 4 期，第 2—3 页。

③ 若愚：《加紧训练外科中医》，《吉祥医药》1938 年第 21 期，第 1 张。

④ 不著撰者：《医药教育消息：苏省府举办外科中医训练》，《吉祥医药》1937 年第 8 期，第 3 张。

⑤ 不著撰者：《医药情报——苏省中医外科将分批集省训练》，《国医素》1937 年第 2 期，第 37 页。

　　当七七事变刚发生时,报纸也刊出河南国医改进研究会王景虞发行《卫生导报》,里面特别辟有"红伤"(外科)和"防毒"两个字段,为因应大战来临之特有规划。[1] 唐阳春指出,国医在国难时期,有些治疗法应该尽速研究:一是伤科治疗法,要参酌中西,加以研究。第二就是要研究毒气化学和防毒法。再次要研究"伤科国药学",缘于用以治伤的西药的来源已渐渐被日军封锁,故应该研究什么国药可以代替西药,例如消毒防腐的西药,若考虑用轻粉冰片、朱砂、黄连等,似乎也能"消毒杀菌";而药膏油类,则能防腐,应该加以开发利用。[2] 袁均廷则指出,国医界人士大多没有受过化学训练,对防空防毒新知识也所知甚少,但仍应该多多接触、研究这类新知识,并且在与社会上的人接触时多宣扬,这样大家才会知道防毒的重要,这种巩固后方的举动,国医界应当有所认识。[3]

　　至于在外科用药和手术方面,中医同样透过报刊刊载当时中医外科和伤科的重要贡献。例如周复生指出一则医案,虽然它是战前贵州剿"匪"的例子,但周仍拿来说明中医外科有良效。缘于国民党军队军委会别动队部属区队长王鸿儒,被枪打伤又加上股骨折断破碎,西医认为不治,必须用锯割法来截肢以求活命,后来坚持移转给国医治疗,进入中医院调治。比较神奇的描述是:原本西医用 X 光摄影,发现有非常多碎骨,屡屡服用接骨丹后,再用药从伤口拔出破骨碎片大小二十余片,经治疗数周后再用 X 光摄影,

---

[1] 不著撰者:《河南国医改进研究会〈卫生导报〉出版》,《吉祥医药》1937 年第 8 期,第 3 张。

[2] 唐阳春:《抗战严重时期国医应有的研究》,《国粹医药》1939 年第 1 卷第 1 期,第 7—8 页。

[3] 袁均廷:《论坛:从防空防毒谈到国医界的任务》,《吉祥医药》1938 年防空防毒特刊,第 1 张。

发现折断处已经接合。刊物上刊载:"查重庆市大梁子街国粹医馆医师张乐天先生所发明之接骨神效国药,自经得到多次实验成功后,现已为中央国医馆馆长焦易堂氏力加提倡,并筹集巨款,在四川江北县设立国医救护总院,用接骨丹救治重伤将士达千余人。"这是在战前一年发生的,该接骨丹所使用的大多是草药,少载于本草书籍内,他自言一本《草药秘本药理说明书》内有应用之科学方式、制法等等,意思是已经公开。①

当时西医在谈到战伤的外科疗法时,常以"切断术"来处理将士的肢体,是一不得已之疗法,因为一旦切除,即成残废,所以当时西医也呼吁,不要因为"省麻烦"而去乱截他人肢体。西医指出当时没有办法处理的情况,多是骨质化脓、脓毒蔓延器官、肢体坏疽等状况,其实都用传统的语言点出了脓与疽的危害。② 中医所自豪者,乃其在外科发展史上已注意到这些现象。③ 试观当时"中医救护医院"所生产的药品,例如"神效排脓生肌膏""防腐(烂)软膏""简易排脓散"等等,显然都已于应对之药品上有所准备。④ 最初的中央国医馆南京战伤医院,内部的伤兵都是用中药医治,"接骨取弹,均能随手施治,应手而痊,又免断手锯足,愈后无残废之嗟"。

① 周复生:《从非常时期说到提倡国医伤科之必要》,《大侠魂》1938 年第 7 卷第 15 期,第3—4 页。此处周所刊载的是转引,其实这则故事的主角有自述治伤的经过,陈述略有不同,在战争初期的中医报刊上被广泛地转载。参见皮国立《战争的启示:中国医学外伤学科的知识转型(1937—1949)》。

② 虞尚仁:《外科疗法研究:由残废将士谈到西医的外科疗法》,《新中医刊》1939 年第 2卷第 3 期,第 19 页。

③ 李建民:《华佗隐藏的手术——外科的中国医学史》,台北:东大图书公司 2011 年版,第 32—38 页。

④ 沈仲圭:《中医经验处方集:附前振务委员会中央国医馆设立中医救护医院选制成药一览表》,《广东医药旬刊》1943 年第 2 卷第 9—10 期,第 57—59 页。

整个医院有 300 个床位,大概也多是处理这类病患。[1] 当时中医也常提起外科和伤科的疗法,王名潘指出:"说到救护的手术,便想起了中医跌伤接骨的妙手外科,这是常使外国医生叹服的宝贵手术;这非常时期,便应广征这类人才以为教授,虽有时此类人才,每类武夫,不习斯文,然于实际无伤,固不必因噎废食也。忆前广东某军事领袖,每苦伤兵经西法施术的结果,多成残废之躯,乃罗致此类人才,果显奇妙的功效,西医同胞每为之失颜,当时沪上某报即尝载其事。"他感叹此类人才甚多,国家应加以整合运用,才不致西医专美于前。[2] 推展中医外伤科发展的思路,一则就是军医虽然多是西医,但西药在战争进行时会因封锁而断绝来源;其次,中医伤科拥有悠久的历史,但其特色是师徒口耳相传,中医界又有严守秘方之习惯,导致灵丹妙药多有失传,政府应该奖励公开,给予专利。[3] 唐阳春就指出:要研究怎么样的"国医手术"呢? 例如骨伤骨断、筋骨发炎化脓,若可以不用靠剖割来治愈,这就是战争时期要加以研究的学问。[4]

　　在抗战期间,受到瞩目的出版物,还有沈伯超编辑的《医药进步》一书,该书内有不少关于中医涉入战争和外科、伤科的实际理论以及方药阐说。沈利用中药的特性来解释他的论述,例如枪伤伤血,应使用中药白芍敛血凉血,再用黄芪利气强阴;他解释西医虽用强心剂来应对相同的症状,但只是收缩血管让病者血压增高,

---

[1] 不著撰者:《抗战中中央国医馆设中医院救伤》,《医药之声》1938 年第 4 期,第 30—31 页。

[2] 王名潘:《战争时期国医跑到那里去?》,《国医砥柱月刊》1937 年第 5 期,第 17 页。

[3] 周复生:《从非常时期说到提倡国医伤科之必要》,《大侠魂》1938 年第 7 卷第 15 期,第 2 页。

[4] 唐阳春:《抗战严重时期国医应有的研究》,《国粹医药》1939 年第 1 卷第 1 期,第 8 页。

加强心脏力量,还是不如中医用利气益血来治本来得更好。沈认为西医技术已经很好,但"生理上之救治,仍待补充"。他认为很多士兵残废是因为伤血过多、虚热上升、血不养骨,骨质发黑坏死腐烂,才会导致割锯残废,所以他认为凉血、养血是上策,比西药(他举"握母纳丁")解热更有效果。沈认为为了战争胜利,中药治疗实有继续研究的价值。① 他还指出:"吾人脏腑,原恃夫血液之荣养,然后可保其生命,血液之运行,又恃气力之推动也。所谓大动脉之运行者,心气使然也,铳伤人尽知其损血,又焉知气以统血,血伤则气消。所谓气者何? 体温也;温低则气虚而血凝,伤血则温低而气凝。"沈伯超认为,西医于枪伤研究已很精确,但不知"理气益血救本之法",所以还须运用中医的知识来精进治疗方法。② 李阁宸则在《医药进步》的序言中指出,该书具有强健民族体魄、保卫社会之康宁和治疗负伤将士的目标,其编纂医书已与过去中医传统上从"解读经典"出发的目标不同,这也是战争带给中医于思考改革上的一种效益。③

《医药进步》内还有一特别之处,即该书附有"手术治疗",这是近代以来中医外科书籍中极少拥有之内容。例如有一段文字写道:"用甘草制精,洗涤血污,外敷《外科大成》之防腐生肌散,而用甘草制棉纱,加以敷裹,则可全功。甘草以甘平解毒之作用,洗涤血污,有利毛孔,以便细胞内药性瓦斯之排出,而中和肌肉之组织,有迅速生肌之功。"他认为此法可以防范西药之不足。④ 当然,沈的意思也并非叫中医努力发展西医式的外科,而是希望中医专心发

---

① 沈伯超编:《医药进步》,西安:医药进步编辑社1942年版,第68—69页。
② 沈伯超编:《医药进步》,第67—68页。
③ 沈伯超编:《医药进步》,李序第2页。
④ 沈伯超编:《医药进步》,第70页。

展中医的长处,以内脏疗法来调理外伤。并言:传统中医外科书籍对于炸伤、枪弹伤都没有描述,既有的膏丹类对于枪伤暂时没有实用性,对于抗战是有遗憾的。但是"理内脏以救危,国医药所长,以之适应铳伤之止血强心,又为近世所未晓也"①。沈伯超还自制一些中药方剂,例如内服"止血强心防腐灵",外敷"防腐生肌散",他的这些制方的很多灵感是来自古代医书,例如《外科大成》,他指出用来治疗枪伤,功效不会比西药差。至于其他各种外伤、筋骨伤,他也有在书内略为论述。②

中医邓炳煃认为,"我国民族,素称孱弱,每年疾病死亡均较他国为多",中医应该积极为民族健康的议题作出贡献。他从中华卫生教育社在 1943 年发动的民族健康运动中得到灵感,呼吁中医界思索相关方案。他提出各省市县国医分支馆、中医师公会、国医学会分会等,都要思考相关议题的可行性,展开中药研究,务求快速治愈各种疾病,然后公开刊登于医刊,力求进步。另外,为了精进治疗方法与理论,他提出:"组设中医内外科讲习所,延聘学识渊博、经验宏富之中西名医,将医师应备具之医药卫生知识如解剖学、生理学、细菌学、寄生虫学、病理学、药物学、治疗学、方剂学、诊断学于业余之时间,切实讲授,酌取学费讲义杂费等项,凡现在开业中医,自觉学问当须深造,或复习者,均可入所听讲。"③因此,当时重庆的中医确实曾发起"陪都国医外科讲习所",招收中医,施以 6 个月的训练,用"最新科学方法讲授国医外科学术",希望能救治

---

① 沈伯超编:《医药进步》,第 10 页。

② 沈伯超编:《医药进步》,第 71 页。

③ 邓炳煃:《民族健康运动中医师应如何回应》,重庆《中国医药月刊》1944 年第 1 卷第 2 期,第 1—2 页。

抗战以来受外伤较多的官兵和民众。①但后来讲习所所长马云因住的房子骑楼倒塌被压伤，遂改为函授3个月，消息指出等所长康复后再将学员聚集，教授炼药、注射等各项技术以资实用，可见当时已有中医在教导西医的注射法；②当时共计有教师古以立、周孝植、严乃孚、邓炳煌、陈文彬、马云等编写的生理、卫生、细菌、寄生虫、绷带、急救、外科病理治疗、药物学、制药法等讲义，③多少可见西医知识已在中医的教学内容中扩散，而战争则更加速了这种趋势。

## 五、有关药品与制剂的相关讨论

药品是医疗的基础手段、对抗疾病的主要武器。全面抗战爆发后，"国防经济"的问题不断被提出。一位作者张鸿生抨击过去政府不重视中药的种植，甚至让西医管理"中药"，扼杀中药材的自由经济。④所以当时中医普遍认为要自力更生来解决现有困境，应用科学方法，整理中医，建立大的中药厂来开发新的剂型，要能学习西法，制造便利且易于携带的丸散。⑤例如《云南省政府公报》上曾经指出"查救护事业，乃抗战时期，惟一要务"，如果能自治伤科国药，替代舶来，可减轻国家财政负担，也不用担心药品匮乏。中

① 不著撰者：《陪都国医外科讲习所招生》，重庆《中国医药月刊》1944年第1卷第1期，第9页。
② 不著撰者：《国医外科讲习所暂改函授》，重庆《中国医药月刊》1944年第1卷第2期，第9页。
③ 不著撰者：《陪都中医研究讲训之情形》，重庆《中国医药月刊》1944年第1卷第4期，第13页。
④ 张鸿生：《中国医学之精髓》，湖南：著者发行，1942年，第62—63页。
⑤ 唐阳春：《抗战严重时期国医应有的研究》，《国粹医药》1939年第1卷第1期，第8页。

央国医馆当时为了避免大家自珍秘方,于1938年9月发出"征集伤科医方案",请地方政府如云南省政府民政厅转饬所属代为征集,希望有秘方或伤科良方者,都能汇寄至重庆国医馆,以便采集制造,[1]可以说延续上一节谈到的中医外、伤科治疗之需求。

一本编辑给军医、医师、一般卫生人员、药师参考的书籍《司药必携》,也纳入了国药的内容。该书将中药功效分类成解热、收敛、利尿、泻下、止血等26种,编者谓此乃根据理论上合理的方法综合归纳而成,但若干成分未详的国药,他指出"仅依其流传之药效加以分类;又所谓(中医所称之)的兴奋药,强壮药等概系笼统而言,殊甚勉强"。[2] 透过西药分类之概念,将传统中药成分加以解说,并教以简单的调制法,提供给配药人员辨识。而在华北各抗日根据地,很早就遇到了药品不足的问题,根据印度医生巴思华(Bejoy Kumar Basu)对八路军的论述:"多数的地区已开办了大规模的制药厂,制造了大批的上等纱布、绷带、药棉、小量西药及大量中药等。……中药对某些内科病颇见成效,对普通的外科病症亦可治愈,但尚有数种疾病之效力仍不及西药,如对疟疾、赤痢、回归热、伤寒、黑热病等。"[3]李维祯(1910—1998)则指出:"八路军制药厂出品'壮尔神',亦名'红色大补丸',二年来风行全边区及全八路军,因长征积劳的勇士十有八九是神经衰弱,痿黄饮食不佳,然服了

---

① 龙云:《云南省政府训令:秘民字第五五八号(中华民国二十七年九月十五日):令民政厅:准中央国医馆公函征集伤科医方一案仰即通饬所属设法征集具报以凭汇转》,《云南省政府公报》1938年第10卷第81期,第14—15页。

② 国民革命军第十八集团军留守兵团卫生部编:《司药必携》上册,出版地不详:国民革命军第十八集团军留守兵团卫生部1943年版,第247页。

③ 巴思华著,陈庶译:《我所见的八路军战斗中的军医工作》,陕西肤施青年文化沟国防卫生编辑委员会编:《国防卫生》,延安:第十八集团军军医处1941年版,第83页。

'壮尔神'则精强力壮,前后变为两人。"其实这个药就是使用中药当归、人参和黄芪等药,再加以科学提炼制造而成,可谓"发扬国药"。① 另外,在延安还流行"补脑多",是"高原制药所"制造,也是由何首乌、黄芪、当归、枸杞等药物所组成。② 可见在华北,八路军对于利用中药来治疗战争中的疾病,颇有创新。③

在大后方,中医制药之言论主要是对开战后日本会对中国实施经济封锁的担忧,所以很多利用中医中药的言论乃依此而发。一则文章指出:中医药确实有疗效价值,但中药制作与使用不便,造成战争时于使用上的困难,上述中医救护医院总院后来迁到四川后,由于四川为国药的重要产地,而集散地之中心又在重庆,所以陈立夫、焦易堂等人又发起由卫生署的中医委员会、中央国医馆、振务委员会等机关筹备特设"中华制药厂",由焦易堂担任筹备委员会委员长,技术方面特聘卫生署主任冯志东等人负责。④ 该厂设置化学炉灶并制造针剂、锭剂、药棉纱布等装备,并采用科学方法炼制中药,虽然多偏于救护用品,但透露日后将请专员研究改进国药之责。该药厂一开始就希望国医药界赶紧贡献家传秘方、丹膏丸散等药,供该厂化验使用,将来若确定药效,还可赐予专利,希望能以此提倡中药科学化研究。⑤ 制药社社长武振纲在 1940 年曾有报告指出:已制成者有大黄粉末、硫磺华粉、甘草粉、五行丸、督

---

① 李维桢:《当归与人参》,陕西肤施青年文化沟国防卫生编辑委员会编:《国防卫生》,第 87 页。

② 陕西肤施青年文化沟国防卫生编辑委员会编:《国防卫生》,第 90 页。

③ 华北抗日根据地的部分,情况特殊,本文只点出梗概,详细还需另文处理。

④ 不著撰者:《国医馆等筹组中华制药厂》,《四川经济月刊》1938 年第 9 卷第 5 期,第 39—40 页。

⑤ 不著撰者:《神圣抗战后:中医革命运动采科学方法从事改善,已在重庆设立制药厂》,《医药之声》1938 年第 5 期,第 46 页。

军丸、眼药、泻盐等等,试验中的则有蓖麻油、盐酸、吗啡等等。很多制药器具和药材都由西安运回,药材来源主要是西宁、北川,也有来自南方云、贵、川者,当时报道药材正在加紧炮制,用畜力碾压成粉末备用。① 当时由振务委员会、中央国医馆所设之中医救护医院,有自己生产之成药,共分为内科和外伤科等用药,而且处方都公开,包括配合成分和调制法。而这些处方不一定是按照古方,也有一些新的制剂,例如"表剂退热灵""和剂退热灵""新胃活",更有中药被制作成用来洗涤伤口的药水,成分是金银花和菊花;还有"止血药棉",成分是石榴皮、明矾等等。② 监察委员刘觉民也在洛阳筹组"行都国医院",重视改良草药,希望能供军队使用,但有无重大成果则不得而知。③

　　谈到改良中药剂型之言论,当时除希望将药液改造成药粉,以方便携带和服用外,另外就是疗效标准化之确立,故有人呼吁运用中药需订立标准之药典,使得中药在运用上精准且可靠。更重要的是,使用药物的虽是医师,但管理中药的多是不具科学头脑的中药铺商人,他们认为中药干燥就好,一旦潮湿发霉,误认为只要晒干就可以再度使用,没有考虑变质的可能,更别说偷工减料了,这些都让中药的疗效大打折扣,也让中医名声扫地。④ 也有人呼吁应该将传统中药提炼成新的药物,例如以当归制成"中将汤",或麦芽

① 不著撰者:《本战区中药制造社报告制药情形戍江原药电》,《革命动力》1940 年第 1 卷第 3 期,第 20 页。

② 沈仲圭:《中医经验处方集:附前振务委员会中央国医馆设立中医救护医院选制成药一览表》,《广东医药旬刊》1943 年第 2 卷第 9—10 期,第 55—60 页。

③ 不著撰者:《医药新闻:监委刘觉民在洛阳筹备行都国医院改良草药以应抗战之需要》,《吉祥医药》1938 年 3 月 17 日,第 3 版。

④ 章钦言:《改良中医宜先改良中药的蠡见》,《国药新声》1939 年第 6 期,第 1—4 页。

制成"若素"等这样的新成药。① 还有报刊提出，国难时期要用科学方法制成新药，但是若干中医在报刊上登载的，看起来仍是既有的旧方，无太大变化，例如杨卓寅刊出的"霍乱救急酒"，就与传统的痧药方没有两样，只能说是制成外用药酒，方便使用而已；虽然加了一些科学化的解释，例如中药杀菌、强心等作用，但这不能证明就超过了战前中医的论述，还需要深入探究。②

　　战争到了最后，一位作者敖哲明指出：目前全面抗战已达七年，虽胜利在望，但西药来源缺乏，中医固应各尽所学所能，医疗征属及患病官兵，但在照顾各级人民病疾上，接下来应该重视：(1) 宜由中西医学研究精深者，遵照教育部，公布中医专校课程标准，编辑各科讲义，设立国医内外科讲习所，讲授中西会通学理医法，以立开办中医专科学校之基础，恪尽中医继往开来之天职，并于各省市区镇乡普设中国医药研究会，每一星期开会一次，各将其治疗经验所得药方医法，报告讨论，公开秘方良法以供研究，再刊载于刊物上以广宜广，中医学术才会进步。(2) 要将研究所得之方药，制成丸散膏酒，先在后方中医的诊疗所或医疗服务队，先行试验，如疗效良好，再行设厂大量制造，用来救治数百万将士，而济西医缺乏之穷。他还举出，如大黄磨酒，可涂打扑肿痛，大黄调末，可治疗伤口，不会输给西药的碘酒。接骨丹则可续筋接骨，七厘散、玉真散、回生丹、如意金黄散、仙方活命饮、生肌内托散等，都已经过累代试验，成效卓著，应该请军医单位向中药商多量定制，以供前后

---

① 李希颜：《中药亟宜研究改进之我见》，《医药针规》1945 年第 1 卷第 3 期，第 6—7 页。
② 杨卓寅：《中药科学化：国产药物新制剂》，《复兴医药杂志》1942 年第 2 卷第 1—2 期，第 46—47 页。

方医院医疗抗战将士之用。①

其他有关中药功效的讨论与创见,多集中在公众防疫与防毒上面。在防疫工作上,吴汉仙指出:中医注重防未病,例如于室中焚烧艾叶、藿香,可以消除空气之毒,贯众、大黄等则可消水毒。中医还有许多救疫丹、万应丸、行军散等可以解空气中瘴疬之毒,这些都不会比预防注射来得落后。在卫生行政之经费与力量上,应该重视中西医平等,如此对抗战建国有用,也能拯救更多军民健康。② 战争虽然带来白骨累累的惨况,但对士兵和人民来说,战争时和战争结束后的大疫,才是最大的问题。当时沦陷区的伤寒、疟疾疫情相当严重,可惜"国医方面,似对于防疫学术,素乏专书,更鲜有人研究"。作者更指出,国医选择性地比较喜欢用温度计,但对消毒这一手续不甚注意,国医要能追上时代潮流,才不会被淘汰。③

至于防毒的药方颇多,但成效不知如何,仅于此略梳几条数据。广州的中医界有鉴于日军于淞沪会战中使用毒气,西医药材或防毒面具恐供不应求,遂招集同道,发明新法,发现将香蕉叶、番薯叶、万年青三种草药合并捣烂,覆盖口鼻,即可以防范毒瓦斯,当时宣称已寄交前线将士试用,且证明有效。而且这则新闻是由中央社所发出,或许疗效已受到认可。④ 至于有人在期刊上发表《中药防毒必效方汇录》,有可以置于手帕或放在防毒面具中的"四珍消毒散",也有内服的,甚至有外用焚烧的,宣称能消灭各种外来之

---

① 敖哲明:《中医在此时期应当急做的是为何》,重庆《中国医药月刊》1944 年第 1 卷第 1 期,第 4 页。

② 吴汉仙:《增订中西医界之警铎》,长沙:湖南中西一家医院 1943 年版,第 84—86 页。

③ 庄旭人:《中药亟宜补充防疫知识之商榷》,《国药新声》1940 年第 11 期,第 1—3 页。

④ 不著撰者:《广州中界发明防毒瓦斯药物》,《医药之声》1938 年第 4 期,第 30—31 页。

"邪毒"。更有意思的就是"回龙汤"(人溺),作者指出,1932 年时十九路军在上海对抗日军的毒气战时,用的就是这个秘方,是经过该军的一位参谋求证而得来的方子。[①] 中医除出版刊物提倡现代化的毒气和防毒知识外,也透过这样的媒介来试图展现中医药可能的帮助。例如被毒气攻击,先做好洗浴、擦拭、换衣等动作,然后再服用"触秽散",内有苍术、白芷、藿香、降香、川芎、菖蒲、桔梗等等,中毒者即可苏醒;还有"解毒瓦斯毒气方",将复方研末后在市内焚烧,即可救人,如果放入井内,也可以解毒气,[②]是中药功效的另一种呈现。

## 六、结论

本章梳理了过往研究中国医药史学者忽略的面向,即中医、中药在战争过程中,到底可以扮演什么样的角色? 透过梳理当时的报刊和书籍,大体可以让读者了解到中医药在战争中可能发挥的效用。而这些言论所显示的可能性,是与战前中医发展史相连的。对于对中医药发展的未来充满乐观的人而言,战争中的中西药并用、合用、替代等作为,让人断言未来将没有中药、西药之分,只有一名称将会行于世,即"中国新药"。[③] 但是,中西医的冲突与论争并没有消失,随着战争全面爆发,更激发中医界的危机感与爱国心,连带使得对传统医药的存亡感较前期更加强烈。原因

---

① 不著撰者:《中药防毒必效方汇录》,《中国医药杂志》1937 年第 4 卷第 9 期,第 14—16 页。

② 亚仟:《非常时期的卫生常识:毒瓦斯弹之辨识及防救法》,《吉祥医药》1938 年防空防毒特刊,第 2 张。

③ 陈果夫:《今后之中国医学教育》,《教与学》1939 年第 3 卷第 11 期,第 15 页。

是西医的压力依旧在,而战争之逼迫,促使西医随战争而进化,若中医少有作为,则离被淘汰之日已不远矣。

中西医还是有很大的差距,西医在抗战时已展开大规模的防疫,例如国民政府与国联、洛克菲勒基金会合作在西南进行之抗疟计划,但中医还停留在如何设法进入国家医疗体系的挣扎中。① 战争全面爆发后,广东潮安国医救护队的一位队员就指出,最初县长质疑他们为什么没有立刻组成国医救护队,他感叹国医界如此沉寂,遂积极倡议组织。但组成后,立刻遇到资金问题,还好县府愿意支持,他希望能更健全,②但我们看不出国家力量长期支持这类临时性的救护队。怎么安置这些救护队使其发挥功能? 国民政府似乎没有良好的规划。中医界希望得到国家的支持和援助,有稳定的资源和资金,这些都只能靠"运气",而非良好的"制度"。通过梳理,我们看到中医不但有建置救护队、救护训练班、救护医院、制药厂、陪都中医院等医疗设施;一些人还努力发表文章,探索中药新用,以因应战争将发生的种种可能状况,并提早应对。中医至少开始有被现代国家和战争"使用"的机会,而在战前的公共卫生事务中几乎没有中医可以发挥的空间,苦思进入防疫体系,却不得其法。在战争中,我们看到一些中医发展的契机,战争促使中医必须搜寻古代的知识,来思索现代战争之应对,这是一种知识的垂直传递,也是中医传统知识积累之模式。更重要的是,中医还接触了救护和防毒等西方知识,达到一种知识的横向链接,这可能造成了中医知识论上的一些改变,战后人们对中医的定义和想象,已离旧

① 不著撰者:《颜福庆在港大医学院讲抗战中的中国医学》,《西南医学杂志》1941 年第 1 卷第 3 期,第 50 页。

② 编者:《潮安国医救护队》,《医药周刊》1939 年第 17 号,第 1 页。

时、传统的样态愈来愈远了。

　　当然，这一切的发展并不是惊天动地的革命，还应指出若干中医在战争中发展的弱项，它们阻碍了中医发展成更为现代的科学医学。首先，"权宜非正常，替代非创新"。中医参加战争医疗，政府只将之视为缺医少药的权宜之策，甚至研发中药，也只是一时"替代"的概念，并没有在中医的体系中思考它的可能性，更难以撼动西医已经科学且规范化的卫生防疫、军事医学体系。其次，我们可以看到，许多短暂的临时机构没有办法带来永续的科学研究发展，各种训练班、训练所的诞生，其实突显了中医正规教育之缺乏与训练素质之低下，无法因应战争的需求。若中医的国立正规教育无法推展，这一切兴革也只是"暂时"的，无法永续发展。或许我们应该搜索更多资料，来看看战后的状况。但战后国民政府之内政与学术并不稳定，并且很快卷入了内战的漩涡，笔者推估在发展上也不甚乐观，[①]反而是在解放区或之后成立之新中国，中医在军事医学中或许得到更好的发展。[②]

　　在制药方面，尽管有不少新的言论与方法出现，但还须注意西药的研制法都有严格的比例与制程，不用寻找验方。但中医各种方剂散见于书中，研发药物的药学专才不够，一般聘用的工人更难

---

① 反而是有一个很特别的观察，历史总是可以从小见大。中国共产党在战后仍保持准备战争的能动性，在抗日战争时期使用中医药的经验，延续到了战后，而国民政府却放下了戒心，在体制改弦更张方面，进退失据。中医改良政策上的失败与断裂，只是一小点，但它背后却呈现出国民政府的整个经验、自发性的技术改革无法传承，只能单方面依赖美援。

② 凌昌全、朱德增、顾伟主编：《军事中医学》，上海：第二军医大学出版社 2014 年版，第 26—29 页。

以有高阶的制药技术,他们没有能力将古典的方剂用科学法去制成。所以制成方便的药,多是简单的替代品,少有新成药之研发。不仅在制造和开发地方土产新药上,实验室的建置,显然也需要更多时间,甚至还要注意,许多参考书、古典的医书其实在战争时期是没有办法参考的,更没有时间去一一研究,①所以真正的中药"研发",等于是一个中医药史的全新开始。我们看到了它已发生,必须审慎评估和探索它未来的发展,等待下一个奋起的时机。

---

① 不著撰者:《第十八集团军野战后勤部杨立三部长在药品材料厂工作会议上的总结》,1941年8月28日,何正清、杨立夫编:《刘邓大军卫生史料选编》,成都:成都科技大学出版社1991年版,第27—28页。

# 第四章 战争的启示：中国医学外伤学科的知识转型(1937—1949)

## 一、前言

　　近代中国医疗史给人的印象，特别是中医，似乎多与国难和战争无关，即便论及中医与政治之关系，也往往建立在抗议及争取各种权利的历史之上。[①] 若放在整个大的近代西医东渐史中来观察，中医学受到前所未有之冲击，晚清时先有解剖生理学之讨论，民国时期则在细菌学和中医内科核心理论中的热病学范畴内展开或融合或论争之对话。[②] 一般研究者探讨这段历史多从"内科"的发展来看中西差异，多数争论"废除中医"的思潮，很多是根据中医内科之学理和知识来展开辩论的，反观外科和伤科的技术，在中医学内本属末流之学，并不是当时中西医论争的核心议题。因此，极少研究者注意

---

[①] Sean Hsiang-lin Lei, *Neither Donkey nor Horse: Medicine in the Struggle over China's Modernity*, pp. 146 - 148.

[②] 朱建平、张伯礼、王国强:《百年中医史》，上海:上海科学技术出版社 2016 年版，第 20—71 页。皮国立:《"气"与"细菌"的近代中国医疗史:外感热病的知识转型与日常生活》，台北:中国医药研究所 2012 年版，特别是第五章。

到民初中医外科和伤科的转变，①值得重视知识、技术转型的历史学者来进行探究。缘于中医之外、伤科，发展到民国时几乎已成强弩之末，一般学医者不重视，在中西医对比之时，更是一落后之象征；中医在整理学术时，往往也将其放在最后考虑的位置。不过，目前尚未有研究者注意到，其实在抗战前已开始有中医注意到外伤科技术与战争之间的关系，西方医史学者有注意到"战争带来唯一好处，就是让创伤医疗水平得以提升"。大量的伤兵让外科医师的经验更成熟，其照顾病患之能力和效率也随之增强。② 如果战争对西方医学有如是之正面影响，那战争对中医呢？ 相较于战争医疗史的研究成果，③中医的角色几乎无人提及。本章撰写之目的，就是探讨中医如何面

---

① 中医外科与伤科虽还是有知识内涵上的差异，但对于战争来说，被伤害最多的是人的体表、筋骨等处，合于外科和伤科的讨论范围。其次，因为谈转型还是必须与西医学对照，西医在战争伤害时外科之处理，其实也包含了中医外科和伤科的知识，所以本章以"外伤科"合称之，便于比较，也较为符合当时情况。笔者另有一文，皮国立：《近代中医外、伤科医籍的刊行与知识转型》，着重梳理医书文献，待发表。

② ［美］惕尔尼(Nicholas L. Tilney)著，廖月娟译：《外科大历史：手术、西方医学教育以及医疗照护制度的演进》，台北：天下文化 2016 年版，第 131—166 页。

③ 探讨西方均是医学通史，有 Richard A. Gabriel, *Between Flesh and Steel: A History of Military Medicine from the Middle Ages to the War in Afghanistan*(Washington, D. C.: Potomac Books, c2013). 美国的南北战争，常被当成是近代西方医疗与护理的开端之一，这方面有许多论述，可参考 Ira Rutkow, *Bleeding Blue and Gray: Civil War Surgery and the Evolution of American Medicine*(New York: Random House, 2005). 近代战争与医疗的例子可参考 John S. Haller Jr. , *Battlefield medicine: a history of the military ambulance from the Napoleonic Wars through World War I*(Carbondale: Southern Illinois University Press, 2011). 若牵涉战争与社会，慈善、儿童等问题，则可参考库特的著作，他有许多医疗史著作，仅举与战争外科有关的一本：Roger Cooter, *Surgery and society in peace and war: orthopaedics and the organization of modern medicine, 1880 - 1948* (Houndmills, Basingstoke, Hampshire, Macmillan in association with the Centre for the History of Science, Technology, and Medicine, University of Manchester, 1993).

对过往的外伤科知识,并因战争可能对外科、伤科产生的迫切之需求,而意识到有改变整体知识的必要。[1] 重点梳理当时中医与战争的各种可能关系和言论,还注意探讨哪些部分是已经确实转型的。据此,本章主要探讨的时间自抗日战争全面爆发后一直到 40 年代结束后,展现战争当下及之后对一科学技术的具体且持续之影响,进而可以作研究战争医疗史的新视角。

## 二、战前改良中医外伤科的言论

在抗日战争开始前,中医已开始在各方面进行"整理学术"的工作,尽管这种速度是缓慢的,但若干言论已纷纷出炉。早在 1927 年时,就有人士指出:中医当时最缺乏且最需学习的,就是各种剖割、绷带、外伤缝补、浣涤消毒等技术,当时就是从中医担任军医这一点来思考。[2] 曾有一属名"余不平生"的西医,兼通中医并从军,曾在报刊上发文指出:军队军医照例是用西医的,他遵照惯例,但若西药无法治疗的,也不回避使用中药,还将治愈的一些医案例子发表于报刊上;虽不在战争时期,而且主要以内科为主,但这几则案例肯定了中医的疗效,[3]证实军队中多有采用中医治法者,并非中西截然二分。不过,因为中医在外伤科整理进度和技术进步上

---

[1] 必须说明的是,本章采用资料包括战时及战后的期刊和医书,乃经过筛选,战时晋察冀边区与战后解放军运用中医药的问题及相关医学史内的转型问题,此处不及论,但显然是很有趣的故事,值得另文探讨。参考杜伯华《科学地大量运用中药》,北京军区后勤部党史资料征集集办公室编:《晋察冀军区抗战时期后勤工作史料选编》,北京:军事学院出版社 1985 年版,第 468—469 页。

[2] 吴篆丹:《中医急宜研究新手术》,《医界春秋》1927 年第 16 期,第 5—6 页。

[3] 余不平生:《中国医学与军医》,《广济医刊》1929 年第 6 卷第 6 期,第 1—6 页。

相对缓慢,已有不少人指出中医在急救、止血、战争外科上均落后于西医。[1] 30 年代后战争氛围日渐浓厚,才促使中医界反思他们在战争中可能扮演的角色与功能。[2]

早在战争全面爆发之前,已有不少中医注意到战伤的治疗。例如 1921 年,山西"中医改进会"创办山西医学专门学校,1924 年第一班学生毕业后,拥有在军政各界充当医官之资格。当时报道王润甫等四人就赴各团营见习军医。[3] 1932 年山西中医改进研究会即呼吁改进外科"手术",主要是针对痈疽的开洞取脓,并明言要学习西医消毒、灭菌之技术。[4] 可见若干呼吁与研究、转型已然开始,只是进度缓慢且较为零星。沙柱援于中国医学院的毕业论文中书写:介绍外伤出血的急救法,包括"血管收缩法",先用外用收敛止血散,以棉花和纱布加以包扎,再服用四物或八珍汤以补血扶正;其论述名词及用品皆受西医影响,用的药物却都是中药。他还介绍"高举法""强屈法"和"压迫法"等西医的止血法;更重要的是"缝合法",沙氏指出:"用长约二寸之缝针一只、缝线一条(即细丝线或应用药房中所售之羊肠线、蚕肠线等均可)寄于缝针之一端,将针由出血处之一边穿过,再由彼边透出,缝合之。待其伤口之两缘,自行接合后,方可以缝线割除之。此法今人或以为从西医处得来,殊不知中医伤科学中,早已有之,其所以不能普及者,盖因善此

---

[1] 廖浚泉:《中国外科学论》,《现代中医》1936 年第 3 卷第 2 期,第 33—34 页。

[2] 已见于皮国立:《抗日战争前中医救护队与中西医外伤、救护知识的汇通(1931—1937)》,第三届"百变民国:1930 年代之中国"青年学者论坛论文,台北:政大人文中心,2018 年 3 月 2—3 日。

[3] 刘洋:《近代山西医学史:中医体制化历程》,太原:山西人民出版社 2018 年版,第 147—148 页。

[4] 刘洋:《近代山西医学史:中医体制化历程》,第 324—329 页。

术者，大都尚武不文，但能临床应用，未能尽情阐发故也。今将临床上最切于实用之缝术法录于后，以作参考。"作者于文中还介绍了不同伤处的缝合法，其中注意消毒、防止细菌侵扰和用食盐水冲洗伤口等法，显然已受西医之影响。[1] 同样在 30 年代后，曾有过西医、军医经历的路登云，曾担任《现代中医》在开封的撰述委员，[2]他在报刊上连续刊载文章介绍各种西医的外科技术。他指出，绷带使用法已成为一种卫生常识，受过小学教育者应该都知道，一般中医却仅知"膏药"而不知"绷带"；他除了在文章中介绍各种绷带包扎、固定法，也认为一般卫生常识课本里都有，青年学子读之，都能熟稔，大多数中医应急起直追，才不会被社会淘汰。[3]

在民间资源方面，中医院校早已有相关现代卫生学课程，民间组织也会开设所谓"伤科急救班"，传授简易实用的伤科知识，而西方的消毒、急救、包扎等等，很快从各种渠道进入人们的日常生活当中。[4] 而中医早在战前就因应战争来临之需求而成立各种救护队组织，例如北平、华北两国医学院的学生，聘请军事救护专家，组织临时性的军事救护速成班，用一个月的时间训练简单的救伤知识，一方面让他们了解西医外科知识及技术，更进一步的影响是，促使更多中医去思考改良传统外伤科知识并投入实际应用。[5]1936 年，战争阴霾已弥漫于中国社会，中日一旦爆发冲突，救护人

---

[1] 沙柱援：《伤科症治论略》，《中国医学院毕业纪念刊》(第七届，1936 年)，第 118—128 页。

[2] 路登云：《伤科疗法鸟瞰》，《现代中医》1935 年第 2 卷第 7 期，第 16 页。

[3] 路登云：《各科论文：绷带学概论》，《现代中医》1936 年第 3 卷第 2 期，第 5—8 页。

[4] 不著撰者：《增设伤科急救班》，上海《上海青年》1936 年第 36 卷第 16 期，第 10 页。

[5] 不著撰者：《北平两国医学院慰劳绥东将士并组织军事救护队》，《光华医药杂志》1936 年第 4 卷第 2 期，第 14 页。

员根本不足，这引发了一些人的关注，例如中国医事改进社所创办的《医事公论》上就刊载："补救之道，莫若灌输救护常识于全体民众，尤以对于旧医更应授以科学的军阵外科知识，使之成为有力之工作人员也。"其中，有几个观念是反复被强调的：第一是消毒法与杀菌法，这些文章多会介绍一些当时常用的药品，以及伤口或手术在不同情况下之消毒操作法。第二个重点就是麻醉法，最后则是各种急救法，包括止血、人工呼吸等等。作者还介绍了一些军阵外科中常见的疾病。① 江苏省政府则在 1936 年制定"外科中医训练大纲"，训练全省中医接受科学知识，成为现代化的中医外科医师。由省立医政学院主持办理，院长为陈果夫，于当年 8 月开学，教导西方现代外科学知识。② 而且当时需要受训的人数众多，还拟定兴建新教室的计划，并委派医科教授童志青来担任训练主任，③由吴士绥教授解剖生理学、病理学、外科总论等科目。④ 由来年 5 月所制定的"江苏省立医政学院附设外科中医训练班简则"可看出，该班课程包括外科概论与实习、消毒法、急救法及绷带术、解剖学、微生物学和军事训练，为期四个月。⑤ 除体弱不堪的中医可改用函授外，其他中医若有逃避训练者，一律取消其执业资格。⑥ 虽然在短

① 赵卜训：《非常时期中之军阵外科》，《医事公论》1936 年第 4 卷第 3 期，第 9—17 页。
② 不著撰者：《外科中医训练大纲》，《吴江国医学报》1936 年第 2 期，第 1 页。
③ 不著撰者：《江苏外科中医训练筹备紧张》，《光华医药杂志》1936 年第 3 卷第 8 期，第72 页。
④ 不著撰者：《中医外科训练班开始》，上海《中国医学》1937 年第 1 卷第 2 期，第 62 页。
⑤ 不著撰者：《江苏省立医政学院附设外科中医训练班简则(廿六年五月十四日江苏省政府委员会第九〇四次会议通过)》，《江苏省政府公报》1937 年第 2583 期，第 15—16 页。
⑥ 不著撰者：《苏省府公布训练各县外科中医大纲》，《卫生教育》1936 年第 1 卷第 3 期，第 25 页。

时间内不可能训练开腹腔、胸腔，但基础的外科小手术，可能是可以进行的。比较可惜的是，战争很快就开始了。

在实际治疗成绩方面，战争伤害最常见的就是枪弹伤和骨折、骨破流血等症，这方面在战前也有不少例子。上海谦益伤科医院的主任张德意，是一位中医，在 1927 年治好一位军官名叫黄裔敬的战伤。黄氏在北伐战役中被枪弹打伤腿部，骨折筋断，转送西医院治疗，经过 50 余日，还是要锯腿。结果透过亲戚请张医来治疗，内服丸药后再用手术促使断骨黏合，用药物包裹伤处，每个礼拜复诊一次并换药，最后康复。① 这则故事显示，截肢与骨折之外科治疗可能是中西医在战伤中的争执点。传统中医有许多治疗金刃、刀箭伤的方剂与技术，但在"取弹"方面，完全是近代以来的新技术，显然中医对此必须积极寻求新办法，才能因应战争需求。前述路登云的中医好友有《弹伤要药》一篇，发表于 1935 年。治疗方法即为用南瓜一个捣碎成泥，敷于伤口，过一段时间毒水外流，子弹就会流出，再重新填入瓜泥，伤口就会痊愈。路氏解释，清代王孟英早在《饮食谱》中即言："枪子入肉，南瓜瓤敷之即出。"又云："火药伤人，生南瓜捣敷，并治汤火伤。"路言还有一本书《同寿录》记载："治误被鸟铳所伤，用蜂蜜半斤煎滚，入白干酒一斤，随量热服，取汗安卧，次日铁子自粘被上。"路氏言这些方子何以有用，还需再加以研究，但他为当时不能进行临床实验感到可惜，只有期待军医能够加以研究。②

而中医用药物不能达到治愈目的时，也会用手术，路登云举余听鸿《诊余集》的二例外科医案来解说。《诊余集》又名《余听鸿医

---

① 不著撰者：《中医之伤科》，上海《长寿》1928 年第 2 期，第 16—19 页。
② 路登云：《伤科疗法鸟瞰》，《现代中医》1935 年第 2 卷第 7 期，第 16—17 页。

案》，作者余景和(1847—1907)少时在孟河药店当学徒，自习医书，时为 1860 年。后被当地名医费兰泉收为弟子，学成返家，后来在常熟治愈危疾，遂医名显著。① 这两段故事是这样的：

> 后汉华元化刮骨疗毒，传为千古绝技。吾孟河马氏之针刀手法，素有家传，余见马日初前辈，治一小童，年十五岁，因割草为土灰蛇咬伤手背，漫肿干瘪，皮皱肉黑，臭不可近，黑色渐近尺译，踵门求治，先生曰："肌肉已死，治亦尤益，若再延上，黑至肩腋，毒攻入心，必死无疑，不如去之。"先用人参一两，煎汤与服，待半日许，饮以麻药，用红带两条，一扎上白肉处，一扎下黑肉处，俱扎紧，中空一寸，乃黑白交界之处，以锋刃将肉割开，上止血丹，割至露骨寸许，骨亦青黑，即用剉将骨四围锉断，取下其手，以止血生肌药敷之，包以玉红膏，调理一月，其肉长复。此等手法，较之古人，亦无愧色。

同一本医案中还记载上海一妇女阴门溃烂，外敷生肌药结果密合无法生育，外科医者以刀将前阴剖开，再用纸膏塞入，避免闭合，结果治愈该女。② 路登云从两则医案认为，中医外科如能如此进行，何尝不是进步的科学化？③ 可惜，这种古代的经验并无法在当时立刻施行或实验，中医外伤科必须有外在的刺激才能创新。也有报刊响应读者，西医的手术不花三五年不能成事，而且不能像过去中医用学徒制，故短时间中医想学新手术是不可能的，不如考虑在后

---

① 周佳荣：《天下名士有部落——常州人物与文化群体》，香港：三联书店 2013 年版，第 69 页。

② 余景和：《截臂》《前阴》，《诊余集》，沈洪瑞、梁秀清主编：《中国历代医话大观》下册，太原：山西科学技术出版社 1996 年版，第 1586 页。

③ 路登云：《中医外科之疗法及手术》，《现代中医》1936 年第 3 卷第 2 期，第 30—31 页。

方服务民众,也是一种报国。[①] 当时中医尚无法进入实验室,没有开发新技术的契机,言谈仿佛一场纸上谈兵的文字游戏。而当时人没有察觉的是,这种实验可能可以透过战争来实行,而战争也随即爆发了。

## 三、战争开始后的转变

抗日战争开始后,中医个人与团体很快地投入各式救护队,协助救伤疗病。还有中医学会办理中医之救护训练班训练救护技术,大多是西医的技术。[②] 以重庆为例,该市国学会(重庆市国医学术研究会)于 1938 年组成国医救护队,原归防空部防护团救护大队建制,编制一中队、三分队,后因空袭紧急,中医纷纷请求加入,拟扩大组织,改编为一大队、三中队、11 个分队,每分队连分队长附组长、队员共 22 名。一度遇上救护队无人统制,有陷于停顿的危机,有赖中医谢全安、蓝炯荣等人热心维持。该救护队服装药品材料,皆为自备,并编写职员、队员编制名册,呈请重庆市政府,归由市长统制指挥,并加给委任臂章标志,于 1940 年改隶中国医学会,可见是一自发的民间中医组织。除训练现代救伤技术外,也成立急救队,拯救受伤军民;到 1944 年时,该救护队已设有 13 分队共175 位中医。[③] 举例说明他们的工作。1939 年日机轰炸市区后,接到朝天门嘉陵码头有不少人受伤的消息,救护队即携带担架药物

---

① 不著撰者:《短简》,《抵抗》1937 年第 12 期,第 12 页。
② 不著撰者:《神州国医学会联合各医团筹办中医救护训练班》,《中医世界》1937 年第 12 卷第 5 期,第 53 页。
③ 不著撰者:《国医救护队改编直属第一中队》,重庆《中国医药月刊》1944 年第 1 卷第 1 期,第 9—10 页。

并率队前往,救治被炸伤的市民 53 人,给予药品并包扎伤处,其中有重伤 4 名,则抬送三圣殿"中医救护医院"医治,登记有姓名籍贯症治一览表,并呈送市府防空部、中央国医馆等鉴核备案。① 该队日常的应用物品,从购置的项目可以看出,包括大批纱布棉花、止血止痛丹、救急丹、清热解毒膏等,各队员携带于身上,以便遇有空袭时,可直接前往战争区域,实行救护工作。② 可以发现,中医在参与这些救护队时,采用了西医急救中的包扎术,也运用纱布,但基本上其准备的药品都是中药。重庆市也有不少中医组成后方征属与患病官兵医疗服务队,由中医张简斋担任总队长,全市共有 15 分队,每一分队设一诊疗所,并备有各分队考核制度,③这个机缘也提供了中医诊治许多因战争而导致的疾病的机会。

另举一北地的例子。当时洛阳中医师公会有各种附属机关,都曾投入中医救护的工作,包括"行都国医公会救护队""行都国医院医疗队""洛阳县中医诊疗所""洛阳中医公会义诊所""河南中医院施诊所"等等,这些团体当时都发挥救护伤兵、难民之功能,报刊上还刊出他们于 1938 年拍摄的相关照片。团队领导人张少云,他是内政部注册中医,也是行都国医公会主席兼救护总队长。④ 救护队的出现,让中医更多地走出诊间,接触战伤病患,这些经验在过去非常难得,因为中医并没有好机会在适当的场合,大量地操作外伤科技术。并且,抗日战争全面爆发后,南京中央国医馆中医救护

---

① 不著撰者:《国医救护队救护热心》,重庆《国医月刊》1939 年第 1 卷第 2 期,第 6 页。

② 不著撰者:《国医救护队扩大编组》,重庆《国医月刊》1939 年第 1 卷第 2 期,第 6 页。

③ 不著撰者:《渝市中医师服务热心》,重庆《中国医药月刊》1944 年第 1 卷第 1 期,第 9 页。

④ 不著撰者:《河南省政府卫生处注册:洛阳行都国医公会救护总队部》,《中西医报》1946 年复刊第 5 期,第 2 页。

医院成立,①1938 年再随政府迁至汉口,再至四川。许多中医也从繁华的江浙一带一同迁至四川,原籍浙江的中医沈仲圭,抗战后入川担任赈济委员会北碚中医院院长。② 他观察四川"中医救护医院"③每日都要诊治四五百人,而且该院还有附属的中国制药厂,可在医院系统中考虑中药的运用。④ 此外,1939 年,中央国医馆还接到政府命令筹组后方医院,当时四川中医唐阳春为筹备主任,后来当地中医邓炳煋、李文彬、向铭心等人也筹组"宏济医院",较类似慈善医疗。⑤ 重庆市政府还补助中医设立临时诊疗所。⑥ 至 1944 年,还有"陪都中医医院"之成立。这些因战争的关系而产生的刺激,都使得中医的外伤科方剂、技术,得以在更大的程度上被更新与检讨。⑦ 又如某些中医,可能有着类似军医的经历,也接触到新式的疾患。例如四川骨科医师何仁甫(1895—1969),中学时曾入基督教青年会学习英文,而后于 1916—1920 年被该会推荐至华西协和医院(今四川大学华西医院)学习西医。因家族所传,何氏本

---

① 不著撰者:《神圣抗战后:中医革命运动采科学方法从事改善,已在重庆设立制药厂》,《医药之声》1938 年第 5 期,第 45 页。

② 关于其生平,可参见沈仲圭《我是怎样学习中医的》,北京:中国中医药出版社 2017 年版,第 919—927 页。

③ 1937 年,抗日战争全面爆发,中医在南京成立难民诊疗所,后扩大为中医救护医院,该院乃近代中国第一个公办中医急救医院,即后来的北碚中医院,其 1942 年奉赈济委员会之命与重庆施诊所合并易名为北碚中医院,也是第一所国立中医院,沈仲圭即为首任院长,张大用为副院长。参见沈仲圭编著,周复生参订《中医经验处方集》,《沈仲圭医书合集》,北京:中国中医药出版社 2017 年版,吴粤昌序、第 828—829 页。

④ 沈仲圭:《旅渝治验鳞爪》,重庆《国医月刊》1939 年第 1 卷第 3 期,第 15—16 页。

⑤ 不著撰者:《宏济医院将成立》,重庆《国医月刊》1939 年第 1 卷第 3 期,第 8 页。

⑥ 不著撰者:《中医诊疗所成绩斐然》,重庆《国医月刊》1939 年第 1 卷第 2 期,第 4 页。

⑦ 不著撰者:《中医后方医院不久将成立》,重庆《国医月刊》1939 年第 1 卷第 3 期,第 8 页。

身就有中医骨伤科的底子,在西医院特别专注于人体解剖学和骨科课程。1936—1938 年,国民党军第二十九军慕名礼聘何仁甫担任军队之国术教官和军医顾问,而后在成都继续开业。这类例子,都促使中医可以接触新形态的外伤科疾病。①

　　战争开始后,军民难免受到各种伤害,本章既针对中医外科、伤科转型而言,当然必须多举这类例子。谈战争影响,不能忽略大量被提出的接骨、伤科知识。有一位受伤的伤兵王鸿儒,时年约 30 岁,任职于军委会别动队,他谈及受伤士兵锯割四肢和接骨的问题。他认为,对抗战而言这些似乎不是太紧要之事,但对骨断、肢体被锯割而导致残废的士兵而言,极其残酷。② 他认为虽然国家表示会照顾残废军人,但所有生活、心理上的痛苦,只有残废者才能理解。战场上常见受伤导致筋骨折断之将士,面对自己将成残废,会央求同伴将自己当场打死,或直接用武器自杀,皆为其亲眼所见,可见外科、骨伤科技术之重要。③ 对战争下的伤兵来说,最重要的就是减少手术折磨,能令其尽速返回前方。伤兵较平民更难治疗,时间一拖长,就容易"产生微生物气体与葡萄球及链球菌传染",所以迅速清洗伤口,切除坏死组织和进行预防治疗(例如注射破伤风或坏疽抗毒素),就成了首要工作。可惜,难免要进行某部分的手术,甚至切除肢体。更不论西医有"在创伤为深染至内部以

---

① 周仕伟主编:《四川何氏骨科流派史实研究》,北京:中国中医药出版社 2018 年版,第 76—89 页。

② 一个例子是关于美国南北战争时期外伤、坏疽、截肢的历史研究,Frank R. Freemon, *Gangrene and Glory : Medical Care during the American Civil War*(New Jersey: Fairleigh Dickinson University Press,1999).

③ 王鸿儒:《我受伤治愈后给我全国新闻界各同志一封公开的信》,《国粹医药》1939 年第 1 卷第 1 期,第 15—16 页。

前之潜伏期内,可施行切除术以预防传染,必要时可缝合伤口"之建议,截肢,是为了保命。[1] 中医邓炳煌在战时指出,他遇到枪弹打伤,穿透腹部、肢体,或是汽车压断骨骼,皆听凭病家抉择送至西医治疗,自己不敢尝试。西医言伤处必重防腐消毒,否则发炎化脓、发臭长蛆、发烧神昏,则为不可治之症,所以为避免走到这一步,通常西医只有先行采取截肢一途。而若患者被枪弹打穿肢体,发炎、发烧、疼痛、恶臭,二日后即会死亡,西医除服药水、打针外,极少治法,只能坐以待毙或送回家中等死。[2]

　　这些惨痛经历,恐怕要走过战场一回才能体验。王鸿儒在战争开始不久后,于《国粹医药特刊》"伤科接骨专号"内陈述:古代中医有许多接骨、止血、生肌的药物,应好好提倡。自言于 1927 年参加北伐时,同事营长宋鸣岐小腿曾被子弹贯穿而导致骨折,住院半年仍无法下床;宋氏的父亲改请中医来治疗,仅数个礼拜筋骨就接合。这位父亲写信给王鸿儒,王自言其受过科学训练,当下总是不信,索性跑到武汉去看战友,没想到仅一个月,战友宋氏已可下床,后来竟然痊愈。此事一直烙印在他的脑海中,直到 1937 年 8 月对日作战,他的腿也被炮弹炸伤,筋断骨折,在四川宽仁医院治疗,照了 X 光后只说伤处太接近臀部,锯无可锯,可能有生命危险;后来又换了一家仁爱堂医院检查,也无办法。其间西医已治疗 20 余天,也于大腿内侧开刀取出弹片三块,"全腿青黑,膨肿难堪,弹创

① P. M. Keating, F. M. Davis:《各国医学杂志节略:军阵外科》,上海《中华医学杂志》1940 年第 26 卷第 10 期,第 909—910 页。

② 邓炳煌:《国医邓炳煌贡献伤科良方获奖》,《国粹医药》1939 年第 1 卷第 1 期,第 13—15 页。

进口与开刀处，脓水淋漓，臭不可闻"①，已成险症。后来王氏想起中医，其部队长安自强也介绍四川名医张乐天发明之接骨丹予其服用，所以他毅然决然前往重庆大梁子"国粹医院"接受治疗。王氏服用接骨丹数日后即消炎止痛，伤口自动流出破弹片及大小碎骨 120 余块（另一说是 20 余块，是用拔除，而非流出），后来即完全康复，②该专号中还刊载了碎骨照片和 X 光片验证。③ 故他呼吁政府应该立刻成立一大规模的中医伤科医院，并应反对锯割，提倡接骨。④ 王氏在治疗过程中还因伤感染，记载为"因伤感冒名破伤风高热险症"，当时也为中药加减白虎汤所治愈，其过程都被一一记录下来，脉案中还有体温、大小便、脉象之记载，已融入西医的诊断资料。当时除持续外敷接骨丹"消炎化毒"、拔脓生肌外，也内服救命丹治疗。在 1937 年 9 月 3 日的病案中显示："检查创口脓水忽然停留，甚感胀痛，即用探针插入伤口探查觉有碎骨多块在伤口梗塞，立用接骨膏和消毒棉花塞入伤口，登时将碎骨连同药膏拔出碎骨大小七粒，全腿膨肿觉渐收紧，伤处破断筋骨愈觉接合稳当。"⑤ 治疗过程皆有使用消毒棉花纱布等等，但外敷和内服都运用中药，成功治好其枪弹、骨折伤。

---

① 不著撰者：《重庆国粹医馆伤科诊断治疗逐日登记（初周治验）一览表》，《国粹医药特刊》1937 年伤科接骨专号，第 9—12 页。

② 王鸿儒：《王鸿儒枪伤骨碎治愈自述经过记》，《国粹医药特刊》1937 年伤科接骨专号，第 15 页。

③ 不著撰者：《国粹医药特刊》1937 年伤科接骨专号，图例第 1 页。

④ 王鸿儒：《我受伤治愈后给我全国新闻界各同志一封公开的信》，《国粹医药》1939 年第 1 卷第 1 期，第 15—16 页。

⑤ 不著撰者：《重庆国粹医馆伤科诊断治疗逐日登记（第四周变生险病治验）一览表》，《国粹医药特刊》1937 年伤科接骨专号，第 12—14 页。

此外,战时外科必定与一般外科不同。① 随着各种战争武器日益精进,毒气弹、细菌弹、燃烧弹,各种外科的手术治疗,都需要不断精进,处于进化时代,中医外科科学化意义重大。一位作者指出:全国医护人员应该立刻投入发展与准备之行列,才能成功,不然若给予中医此项重任,而连止血、消毒、绷带之技术都不会,等于是束手待毙。② 亦即战时外科特重消毒、包扎、急救,这种要快速训练的模式,使得当时中医的外科知识从这些地方开始转型。像是重庆的"国医外科讲习所",就有训练西医注射和手术,以实用为原则。③ 但我们在史料中可以发现,很多中医在实际治疗时所仰赖的药品仍是中药,治疗必须从既有的体系出发,才能进一步思考实际运用之可能。许子香在报刊上刊载中医药与军事疗伤有关之方剂,他认为只有用药取弹法,还需要实验,其他取出弹片至康复,中药都可以因应。因枪弹有时会打断筋骨或造成瘀血,所以大部分的方剂也治疗这些症状,还有缓解疼痛、帮助愈合的方剂。④

其实,中医在民间早有取弹之记载。《金门县志》内即载:"林秋香,庵前乡人,善医,尤精外科。有临阵中枪铅子入要害垂毙,秋香为割开其势,出铅丸,傅以药,应手愈。又有腹生异疮,名缠腹蛇,为剖腹,条条抽出、大如臂,病者不知痛苦,寻傅以药,立痊。"⑤ 很多中医也发现,枪弹伤是中医第一要面对的棘手问题,战前已有

---

① 朱克闻:《战争与战事外科》,《幸福杂志》1936 年第 2 卷第 8 期,第 5—7 页。

② 李受三:《外科科学化为整理国防复兴民族工作之一》,《湖南医专期刊》1936 年第 2 期,第 17—19 页。

③ 不著撰者:《国医外科讲习所暂改函授》,重庆《中国医药月刊》1944 年第 1 卷第 2 期,第 9 页。

④ 许子香:《中医药与军事疗伤方剂》,《医药卫生月刊》1933 年第 9 期,第 16—17 页。

⑤ 刘敬纂修:《金门县志·方技·列传九》,"中研院"资料库,http://mws. hslib. sinica. edu. tw/taisyu/ResultsDownload. aspx,检索时间 2019.01. 11。

文章刊出针对取子弹的五种草药方，谓靠敷药子弹即可自出。若子弹卡在体内过久，伤口会变窄小，此时用生田螺和生黄豆两味药捣烂敷于伤口，伤口流出清水后，其伤口自开、子弹自出。但作者没有谈到如何发现这些药物，或何来实验？作者陈述说若子弹卡在骨内则此法即不通，但未研究怎么处理这类问题。① 战争全面爆发后，梁溪医隐（笔名）发表《外科新论（续）：创伤溃疡篇》于刊物上，介绍枪伤的特质与外观。② 中医顾渭臣则在《药箭伤并枪弹伤》内则写道："又有枪弹或铁珠入肉，敷碢铁散，或先用针刺患处，外敷杨花散，俟觉麻木，再用刀割开皮肉，用笔管扑之，扑则珠入管内而出。又有铅弹入肉，以水银灌入伤口，其铅溶化，随水银流出，用麻油洗净，盖玉红膏收功。"③这是少数见到用中药麻药开刀取出子弹的医案，弥足珍贵，在抗战的档案中不可能见到。麻药的使用，史料所见还有宁波的陆银华（1895—1967），他的先祖陆士逵就已经自制"麻药水""麻醉剂"减轻患者在手术时的痛苦，当时已有"浙东第一伤科"的美誉。陆银华承其家传，在 1937 年时因躲避战争而至上海四明医院行医，曾于 1943 年治好浙江省第六区行署督察专员兼少将保安司令俞济民的伤势，当时其因从马上坠下而手臂骨折。④ 在战争中发生的跌扑、骨折伤等外伤科疾病，中医则非常有把握，这是中医可以担负起救护的可能性之一。⑤

---

① 覃殖民：《伤科秘传草药治验之研究》，《广西省立梧州区医药研究所汇刊》1935 年第 2 期，第 14—15 页。

② 梁溪医隐：《外科新论（续）：创伤溃疡篇》，《国医导报》1941 年第 3 卷第 5 期，第 37 页。

③ 顾渭臣：《正骨研究：正骨红伤发微（续前）》，《北京医药月刊》1939 年第 8 期，第 9—10 页。

④ 陆念祖主编：《陆氏伤科外用药精粹》，北京：中国中医药出版社 2015 年版，第 1—4 页。

⑤ 不著撰者：《国医救护队》，《医药周刊》1938 年第 3 期，封面第 1 页。

战争开始后，许多中医针对骨伤外科的主题发表议论，并采用一种中西医对照的说明，这在战争前是比较少见的现象。重庆的《国医月刊》就刊载抗战时一位军需处处长，在四川从车上跳下，结果右手肘骨折断，经西医治疗40多天，仍然痛苦未愈，而且极可能终身残废。结果中医李闳君陈述治疗过程：先请病患把西医吊在手上的石膏和吊在脖子上的绳结一起褪去，先外敷中药"立马消肿丹"，内服"续筋接骨万全丹"等汤药，结果服药两星期就告痊愈。在抗日战争中期，西医可能才有钢钉接骨法，可以大幅缩短愈合和康复之速度，[①]但此之前，许多骨折的患者很难痊愈，中医的骨伤科手术，在当时或有可取之处。而当时中医对手术的理解，即"先将跌伤患处按部位顺好，以薄龟板（或竹片）扎紧，而后再服药水"[②]。其实与西医的石膏固定颇类似，但中医能够选择的药物更多。同期刊上还有几则医案，这些医案故事的特色多是西医治不好，有残废之虞，但中医可以治好。[③] 李氏也介绍自己的得意方剂"续筋接骨万全丹"，他说这是"得自师友秘传"，并言自己学得的秘方有数十种之多。此方除了一般伤科疾病，他特别点出还可以治疗枪弹伤、炸弹伤，并言现于报刊上刊出，欢迎民众制作送人，救治抗战受伤军民，而且他也将"立马消肿丹"等方药的组成于报刊上一并公开。[④]

另一位曾于抗战初期贡献自己秘方，还受过政府表扬的中医邓炳煌说，曾有一商人名李德仁遭汽车压断左下腿骨，结果西医用

① 不著撰者：《近三年来的医学新发现：新法接骨手术》，《三六九画报》1943年第22卷第16期，第4页。

② 孙幼峰：《接骨丹》，《医药改进月刊》1943年第3卷第2期，第25页。

③ 李闳君：《骨断骨伤治愈验案》，重庆《国医月刊》1939年第1卷第2期，第13页。

④ 李闳君：《接骨续筋万全丹》，重庆《国医月刊》1939年第1卷第2期，第11页。

止血带绑住,导致筋肉血络崩坏,伤口发臭、疼痛还长蛆,用西药硼酸水或碳酸水洗,可以洗下一整碗蛆。这位商人出院等死,请他的儿子买安眠药吃,以求速死。商人的儿子找上邓,邓为其诊疗,见病人失血过多,先用大剂补气血、扶真阳之药"近效补血汤"给病患服用,再用"益气活血汤"调养,没想到患者饮食倍进,伤口上的蛆都消失了。因此邓认为,西医外用升汞、碳酸、硼酸等外用消毒药洗伤口,蛆虫却屡屡复生,没想到用中医补气血法,竟让病人元阳回复,蛆虫自然消灭。后面病人身体状况渐渐回稳后,再让病人服用"内托生肌散",外面伤口撒上"化腐生肌散",即慢慢痊愈。最后他还是提醒,要依据伤寒、温病的学派的辨证法来审症,因为不是所有的外伤都如此,需要对症施治。他还点出了内科理法之位置,而且与西医疗法对照,毫不逊色。在他医案中的大多是西医束手的病人,或是一见发炎化脓,就将被截肢的病患;邓氏的信心来自:号称科学化的西医认为不治,竟然被他治好了,故现在因应全面抗战,伤骨损筋、折断、发炎化脓等病症,当不在少数,邓氏自言其"发明"可以好好研究和推广,造福病患。①

至于炮弹炸伤、毒气等医疗,中医可能不一定有把握,但这时也有一些讨论,但总体而言不算太多。四川中医向铭心指出,敌机轰炸后碎片木石击中身体筋肉骨骼,与筋骨损伤不同,还伴有惊恐症状、破伤风的可能和硝黄铁铅之毒质。向氏指出,若受伤后七窍出血,不省人事,须急用通关散吹鼻开窍,再行人工呼吸,此法即融合中西。其他像是出血过多后的症状、感染发烧之抽搐、接骨等

---

① 比较特别的描述是,在这则故事中,患者为免自己的脚腥臭,是自己在医院中就用剃刀、剪刀将脚的韧带割断,所以中医虽治好他的外伤,但还是残废。不著撰者:《贡献伤科良方获奖翔实切用具征热忱救国》,重庆《中国医药月刊》1944 年第 1 卷第 1 期,第 21—22 页。

法,都有所描述。他说他已治好一百多位伤员,希望公开药方让大家研究,以救治受伤军民。① 聂克勤则认为空袭炸伤算是"新病",他提出来一些方法供读者参考,但正不正确,还是希望同道可以评论。他用清热解毒来形容他的疗法,他说:"若系炸片灼伤、烟熏铁触,色黑而硝黄气臭者,急宜仿汤火伤治法,用余与谢、吴、邓合意拟成之清热解毒膏涂敷,去瘀清热,解毒生肌,若系铅弹入内则以水银倾入伤孔,化铅自出,或酒醋调药,化解铅毒。"②此法用水银来化铅,前面也有谈到。可惜的是,并没有更多数据显示中医在实际上用了这样的方法,对取弹有重大突破,但清热解毒的思路,当时的确有人附议,例如谢全安就指出中药清热解毒膏可以治疗"汤火烫伤、炸弹灼伤"。③ 邓炳煌则呼吁,若抗战将士受到炮弹炸裂击伤,除止血止痛外,也应依照古法,分辨阴阳、寒热、表里、虚实,运用适当的内服药,就可以康复。意思即审查外科不能全看外科的方书,因为治疗外、伤科的技术,很多是从内科演变出来的。④ 战争帮助中医思考自身的理论和知识,也促使他们去思考新的应对战争伤害之方式,政府也希望例如重庆市国医学术研究会(国学会)能够"加紧研究国防医药,以科学整理国医药"。⑤ 比较可惜的是,我们看到的多是见解,没有查询到真正中医治疗炸伤的史料。

---

① 向铭心:《炸伤筋骨治法方药之研究》,重庆《国医月刊》1939 年第 1 卷第 2 期,第 6—7 页。

② 聂克勤:《空袭受伤急救治法之研究》,重庆《国医月刊》1939 年第 1 卷第 2 期,第 6 页。

③ 谢全安:《清热解毒膏》,重庆《国医月刊》1939 年第 1 卷第 2 期,第 11 页。

④ 不著撰者:《贡献伤科良方获奖翔实切用具征热忱救国》,重庆《中国医药月刊》1944 年第 1 卷第 1 期,第 21—22 页。

⑤ 不著撰者:《国医学术研究会改选志盛》,重庆《国医月刊》1939 年第 1 卷第 2 期,第 4 页。

战争结束后,中医并没有中断与西医外伤科之对比和取经的行动,金宝荪就指出中医今后应该努力采用西医技术的方向。包括了中医外科的"不清洁",应该采西法之消毒与药品,他说:

> 盖疮面之消毒洗涤实为重要,而考之古籍则独付阙,如若须应用,则祗有求之西药,惟医者以治病为目的,切不可自抱成见,而划分鸿沟也。他人之长,应与采用,故若最普通,如酒精、碘酒、红嗅汞、双氧水、雷沙而、硼酸水等,不妨酌量采取。更如消毒棉、纱布、绷带等,尤为必需品。而器械之选择,亦可酌量,又如古传之响铜刀、银刀等,亦有应用之价值,惟于用时最好放于沸水中煮十、廿分钟,或以酒精揩拭后置酒精灯上烧三、四分钟,务使应用之器械,不再有传染他种病毒之可能。①

这些消毒的概念,从战前一直延续到战后,可以视为近代中医外伤科转型的一大特色。另一位名中医张赞臣则指:医者不要故步自封,要能借助他山之力来改进中医外科之缺点,太过坚持中西医之区分,是中医"进化缓慢"的一大原因。他认为,若能用药物能够治好的疾病,尽量不以外科来处理,但若药物技穷,还是要用西医的手术,这是不得已的举措。他认为,中医的外科至少有几个长处值得说明:第一就是中医的外科医书中累积了大量的经验,对于身体上各方面的外科病症之机转,都有准确的诊断。他举例一位南京的妇人罹患"对口疽",西医认为不容易治疗,但中医外科专家则认为可以用药治疗 21 天康复,后来果然如中医所言。另外一个中医外科的疗法就是针灸,还有中医外科施治的手法多元,不光依靠手术。最后一个优势就是可供运用的药物多,不输给血清、抗毒

---

① 金宝荪:《中医外科之我见》,《进修月刊》1947 年第 1 期,第 7—8 页。

素和磺胺类制剂。[1] 福州的中医报刊《医铎》在战后则刊出言论指陈：中医伤科与正骨本有重大疗效，应该公开研究，打破"秘密陋习"外，也指出在治疗上最应该好好比较中西医之间的差异。[2] 1934 年，余无言出版了他的《实用混合外科学总论》，已在中医科学化和中西会通的主旨下，进行中西外科学的整合。再经过战争到20 世纪 40 年代的洗礼，他经过修改增补后于 1954 年再版，基本上将上述的讨论全部纳入，着重中西会通，并以西医学理解释中医学，[3]已可见这段时期讨论汇集之成果。

　　最后，必须指出，战争促使中医思考外科的知识，也促使中医去学习西医的一些长处，但是并不代表中医外科要完全转型为西医的外科。如同战后一般认为中医外科亟待改进的事项："外科需重清洁，更应消毒严密，故患部之溃与未溃，首宜保持消毒清洁，而动手术时之器械，更须有精密之消毒，勿使有传染他种病毒之机会。今反顾中医之处理外科，用锈迹斑斑之甲刀，以划开创面，更以破纸败棉直接接触创面以揩脓液，宜乎其日趋式微，以致一般病者，有外科西医为长之见，故身为中医者，应急趋直上，舍短取长，以正一般之视听也。"[4]中医外科要改进的，似乎不是学习西医的手术，而是清洁、消毒的技术与习惯，但治疗方面，当时中医有自身坚持的办法。中医沈伯超（1900—1958），战时避居西安，于 1942 年集资创办西安秦岭中医补习学校，并担任校长。他指出一位病人从马上坠下，随后头晕、便溏、食欲不佳，并罹患扁桃腺炎。结果到

---

① 张赞臣：《中医外科的特点》，《中医药情报》1947 年第 8 期，第 6—7 页。

② 骆清泉：《谈谈中医正骨科》，《医铎》1948 年第 1 期，第 20 页。

③ 余无言：《实用混合外科学总论》，张如青主编：《近代国医名家珍藏传薪讲稿·外科类》，上海：上海科学技术出版社 2013 年版，第 24—48 页。

④ 金宝苏：《中医外科之我见》，《进修月刊》1947 年第 1 期，第 7 页。

西医院诊察,用手术切除扁桃腺后,余症皆无法治疗,而后用中医的疗法而治愈。同样的,四川中医李阆君指出,他精通内科,他认为外伤科疾病,都可以用内科方法治愈。他临床上观察西医外科不能治愈之病,用内科的方法都能治好。[①] 可见中医常关注自身内科理论,而非以西医手术来思考,乃至治疗外伤科疾病。此外,沈伯超常用西医学理搭配中医的生理学来解释外伤症状。他认为治病必须有一个身体整体的观点,不能强分外科之表象,还是需要学习内科理论。[②] 他认为,即使伤口好了、脓血清干净了,身体内的毒还是会产生变症,故不能只看表象,妄行西医之刀割。[③] 例如受外伤后的感染,还必须内科来处理,此时中医还是用传统的外感热病、痧症理论来加以解释。聂克勤就说:"受伤必感寒,盖因受伤血出气虚,风寒侵袭,变症多端,或邪气内结而成痧疫,或元气外散而成暴脱。急宜用救命丹、红灵丹、开关散等,对开水灌下。解除寒邪痧疫,免成闭脱死症。"[④]采用之方剂仍为内科的药方。所以经过战争洗礼后的中医外伤科学,其实是一种以中医本体为主,参酌西医消毒、包扎、部分药品的技术和生理学而融通的技术。

## 四、有关外伤科药方的中西融通

以上所谈,大多牵涉中医外伤科在方法论和实作上的情况,在

① 李阆君:《骨断骨伤治愈验案》,重庆《国医月刊》1939年第1卷第2期,第13页。
② 伯超:《改进世界医药问题:(一四)由割扁桃腺谈到内外科的连系问题》,《平民医药周报》第66期,1946年5月19日,第1版。
③ 伯超:《谈外科》,《平民医药周报》第21期,1944年4月2日,第4版。
④ 聂克勤:《空袭受伤急救治法之研究》,重庆《国医月刊》1939年第1卷第2期,第6页。

用药方面可以看出,中医大多还是仰赖自身的药物。那么,这些药物的使用在这段时期有无一些转变?探究这些著作上所叙述的创新,很有意义,但也必须说明。例如王鼎钧回忆抗战时西迁过程中,一般伤口之消毒仅有大蒜和食盐。而对付"抗战病"疥疮,使用的竟是水银,后来有位老师,用蟾酥、马齿苋、铁锈、明矾等药物为学生治疗疥疮。① 以上显示这些外科偏方、经验方可能有效或无效,大量存在于当时的社会中,一般人不知其详,一个人所拥有的方药,可能是他人无法知晓的,而且知其然不知其所以然;② 而且在社会上研究外科者既无医名,又无利益,在此背景下,当然导致整体学术无法进步。所以要改进外科,必须先导正外科比内科较为低等的社会刻板印象,而且对特殊学说及方药的探求、搜集,可能比内科方药更需加以注意,采取精华并公布配置之方法,③ 皆为当时常见之呼吁。

若以倒叙法来观察,战后由西医为主体之中华医学会于1948年编辑《战伤外科论集》,讨论战后外科之进步。作者李涛曾撰《医学史纲》,在编后感言中提及中西医外科的问题,指出:"我读了这几篇大著以后,忽然想到中国古代外科学的几种概念,与最近的颇多吻合,我特提出如下,唤起同道注意:1. 抗生剂中如青霉素,应用于战期外科,收效颇大。它的主要功用是抑制体内细菌的繁殖,此点与中国外科中所说的'内消法'目的极近相似。2. 外伤性休克,因输血术的充分利用,已经救治了无数病人,这一点也是第二次大战宝贵的经验。疡医《准绳》载元太祖曾剖牛腹,纳入流血甚多的

① 王鼎钧:《怒目少年——王鼎钧回忆录四部曲之二》,台北:尔雅2005年版,第94、180、208页。
② 吴绍荃:《到农村去》,上海:生活书店民1947年版,第108页。
③ 金宝荪:《中医外科之我见》,《进修月刊》1947年第1期,第8页。

大将布智儿于牛肚中,据说这是以血补血,可见古人已有输血的意像了。3. 最后注射蛋白质营养法也是大战中使死亡率减低的原因。中国古时很喜欢用生肌的药,他们用的药能否生肌,是另一问题。但是这种概念是对的,现在现代外科中自然没有生肌药,注射蛋白法与生肌已有关系,将来也许再进一步能制出生肌药来。我以上所说,是指出新发明往往来自旧的观念,绝不是牵强附会的来提倡旧医学。古人说温故知新,也正是本刊发刊《战伤外科论集》的意思。"[①]可见在战后,作为一种研究和省思,西医也发现不少中医外伤科的优点,而这些战时的讨论,在药方部分,有哪些值得论述呢?

在战前,路登云已指出:他曾见有一位洛阳城的农民,有世代家传的接骨法,名震乡里,人人都夸赞有神效,可惜他从来不谈方法,对外严守秘密。所以路氏指出,要能将这些民间效方尽量公布,才能进一步研究;[②]何况,一般乡村人罹患外科疾病,是完全无法辨识与治疗的,新的药物疗法要透过很缓慢的过程才可能逐渐扩展至农村。[③] 总结就是外伤科药方及其学说必须先行公开、整理并研究其理论,中药之药理才能被厘清,造福更多病人,这些呼吁都因战争的开始而施行。战争开始后,聂克勤指出抗日战争之伤害:"敌机肆虐,滥施轰炸,每投一弹,受伤军民,当不在少数。除直接中弹,肢体解散,血肉横飞,脑迸血干,胸洞腹破,登时气绝,无法救治外,其有仅被破片击伤,木石飞撞压打,以致筋肉破烂,骨断骨伤,血流如注,疼痛不堪,人事昏沉,或已无甚知觉者。证状难危,

---

① 李涛:《编后》,《医文摘要》1948 年第 2 卷第 6—7 期,第 880 页。
② 路登云:《伤科疗法鸟瞰》,《现代中医》1935 年第 2 卷第 7 期,第 17 页。
③ 施中一:《旧农村的新气象》,苏州:苏州中华基督教青年会 1933 年版,第 38—39 页。

若能急救得法,未尝不可起死回生。"所以国医救护队应该准备一些急救药品来因应急救工作,施以药物之后,再送至医院,应该比较容易救治。① 故备妥各式必需药物,还是中医之急务。因应战争伤害疗治之需求,战时出现不少介绍国医急救创伤方药的文章。这样的状况,补足了外伤科医书少于内科方书、药方方书的刊刻不广之缺失,是因应实际需求而产生的现象。②

　　在知识生产方面,传统的外伤科知识很多是靠口传或师承,方书的作用只占一部分而已。但药方的传承还是必须靠文字记录,在代代师承而又秘密传授的情况下,好的药方,特别是外伤科方药,无法被挖掘、应用与研究,这些在战时都有了些微的转变。颜德馨于 1941 年指出,他随其父颜亦鲁出诊,他深信中医外科是一种"富有神奥性的学术"。他回忆小时候附近小镇上有一位很有名的中医外科医生,每日车马盈门,其实他的处方只有三张成方,他把病人分为发散、已溃、收口三个阶段。很有意思的是,用这样简单的分法与治疗,病患几乎都能被治愈。所以颜氏自述,把中医外科各种已知、未知的方子拿来研究,一定会有很好的发现。颜氏认为,因应战争,国民政府曾令国人迅速贡献有效的外科效方,他认为这是一个中医外科进取的好时机,可以跳出过去没落的深渊。因此颜氏也贡献他所知道的效方于报刊上,他介绍可以止血的"铁扇散",说明该药可以冷却、收缩血管,并于后面提出一治疗头颅外伤破裂的案例:一般西医不敢治疗,须至大医院处理,但他却用该药方成功帮病患止血,让许多西医感到惊讶,他希望刊载于报刊

① 聂克勤:《空袭受伤急救治法之研究》,重庆《国医月刊》1939 年第 1 卷第 2 期,第 6 页。
② 王钦:《国医急救创伤方》,《复兴医药杂志》1942 年第 2 卷第 3—4 期,第 35—37 页。

上,抛砖引玉。[①] 当时许多中医贡献出自己所拥有的秘方给中央国医馆,[②]或是径自刊载药方于报刊之上,[③]个别中医也介绍、公开自己有关续筋接骨、折断、消肿等的各式药方,[④]张术仁则已注意到,一谈到医院,就是西医的天下,中医有实效,却无法发挥所长,故呼吁医界贡献出枪弹伤的各种方剂,促成公开。[⑤] 他们都意识到要准备救治战争中受伤的军民。[⑥] 沈仲圭曾编辑《中医经验处方集》,当时是奉中央赈济委员之令编纂,战时只能在期刊上分期刊载,1946 年正式刊行。可见中央与当时的中医或也意识到需要整理合于今用、实用的方书。[⑦]

　　重庆中医邓炳煌于 1938 年因响应焦易堂发明国防中药之建议,故贡献治疗发炎、化脓、生蛆的方药,获得奖状。该药先交由国防中医研究会加以研究,再交由中国制药厂来制造,然后转给中医医院应用。[⑧] 被公布的药方中也有从作者友人处得来之伤科救命丹,外用与内服皆可,并言西医接骨虽有妙法,但收费昂贵,一般人无法使用,所以将此药物的用法刊出,而用"发明"一语来撰写其说明书。[⑨]

---

① 颜德馨:《中医外科学(二)》,上海《中国医学》1941 年第 1 卷第 3 期,第 14—15 页。

② 杨钦仁:《接骨丹》,《复兴中医》1941 年第 2 卷第 1 期,第 32 页。

③ 汤士彦:《实用外科良方专著(六)》,《中国医药研究月报》1947 年第 1 卷第 6 期,第 68 页。

④ 孙幼峰:《接骨丹》,《医药改进月刊》1943 年第 3 卷第 2 期,第 25 页。

⑤ 张术仁:《为什么要出版国粹医药特刊》,《国粹医药特刊》1937 年伤科接骨专号,第 1—2 页。

⑥ 李阅君:《接骨续筋万金丹》,重庆《国医月刊》1939 年第 1 卷第 2 期,第 11 页。

⑦ 沈仲圭编著,周复生参订:《中医经验处方集》,《沈仲圭医书合集》,第 827 页。

⑧ 不著撰者:《贡献伤科良方获奖翔实切用具征热忱救国》,重庆《中国医药月刊》1944 年第 1 卷第 1 期,第 21 页。不著撰者:《贡献伤科良方获奖》,重庆《国医月刊》1939 年第 1 卷第 2 期,第 5 页。

⑨ 康健:《最新发明伤科救命丹说明书》,《国药新声》1944 年第 57—59 期合刊,第 67—71 页。

当时非常多的接骨药方被公布,甚至可以不用器具,仅靠敷贴就能接骨,或用"秘术公开"的字眼来刊载方药之组成。[1] 但这种古方传递之新方式还是有问题,因为多数药方被公布时没有药理之解说,仍是一大问题。[2] 当然,这其中也用很另类的方式来实验者,例如一位名为姚梦石的作者,就曾将一只鸡的腿骨折断,然后用他公布在刊物上的药方为其接骨,鸡只竟能康复如初。[3]

因此,笔者观察并重视当时中医怎么分析这些药方,还有旁及的制药技术等层次的问题。比较让医史学者眼睛一亮的,主要就是用西医、西法的转型、创新与变革部分。战争开始后,中医已逐渐吸取西医消炎、消毒、灭菌、止血等理论,并用以解释中医的药理。曾任陪都中医院合办中医高级研究班讲师的中医李汝鹏曾举例说明:中医外科用方蟾酥丸是"灭菌、制腐镇痛剂",内服药如败毒汤则是"消炎解毒剂"。[4] 杨钦仁也贡献自己的验方给中央国医馆,"又以跌打损伤骨折,肿痛难忍,盖神经、筋络、血管、淋巴同受伤损,凝滞阻塞故也。用血竭、姜黄、乳香、没药、松香、白芷、当归,散瘀镇痛;五加皮、骨碎补、合欢皮、川续断,乃坚韧之植物,皆能续筋接骨;桂枝、黄糖能通畅血行;自然铜金属以坚骨强筋;衫木炭有消毒止痛,能使患处稳固也"。[5] 战争加速各种伤科、骨科验方的刊布,[6]而且能用西医的理论来说明。在止血止痛方面,聂克勤则指

① 章越民:《秘术公开:(二)跌打损伤接骨方》,《针灸杂志》1936 年第 4 卷第 2 期,第 51 页。

② 寒梅:《验方拾零:五香丸、接骨法》,《国医卫生半月刊》1941 年第 1 卷第 10 期,第 18 页。

③ 姚梦石:《接骨法》,《幸福杂志》1934 年第 5 期,第 86—87 页。

④ 李汝鹏:《实用外科学(续)》,《新中华医药月刊》1947 年第 2 卷第 8 期,第 18—20 页。

⑤ 杨钦仁:《接骨丹》,《复兴中医》1941 年第 2 卷第 1 期,第 32 页。

⑥ 孙幼峰:《接骨丹》,《医药改进月刊》1943 年第 3 卷第 2 期,第 25 页。

出："人体血液，为营养全身之宝物，外流过多，营养无资，身体必成虚脱而死。如见有血流出多的，在手脚急宜以预备棉线绳带，紧扎其伤口上端，近心脏处一部，使血液不多流出，血流较少，即当以余与吴全安、谢全安、吕仲国、唐阳春、邓炳煌、安自强研究，共同拟定之止血定痛丹，撒布包扎，决能血止痛减，再送医院，或按他法施治。"[1]此止血法就运用了西医的紧缚止血技巧和中医的药物；期刊上也刊载中医药中的各种止血药物，并一一分析其机转，包括刺激血管收缩、增强血液凝固力、使局部筋肉缩紧等，这些皆以西药的原理来解释中药的机转。[2]

　　在方药上，中医也愈来愈重视与西药的对照，特别是在战争后，外用药的分析更多。例如焦拯民就以"新解"来谈"消风散""桃花散"等外科用药，这是一种"整理"旧药方的模式，该药是中医治疗痒性皮肤病的专药。焦氏先分析每味中药的化学成分与疗效之关系，例如"广丹"为硝酸钠和氧化铅，"铜绿"则为碳酸铜，具有消炎、杀菌、防腐、制腐的功效，文中还介绍中药与西药共享、混用，例如混入磺胺类西药，来增强治疗皮肤溃疡、化脓之效果。[3] 中医部分运用某些西药来进行外科治疗的例子，还有叶回春刊载的一则医案。一位王姓患者罹患大腿疮疡，红肿疼痛，就诊时已经化脓，疼痛难耐。中医以当时信谊药厂出品之"奴佛克肾上腺液"注射后，清除疮疡，并说"施开刀"，再用中医拔毒膏贴敷，嘱咐患者每日服用"外可静片"，是一西医止痛药。当时中医朱仁康也推荐这个药，可见中医的外科治疗也会试用一些西药。最后患者患处经过

① 聂克勤：《空袭受伤急救治法之研究》，重庆《国医月刊》1939 年第 1 卷第 2 期，第 6 页。

② 沈衡甫：《国医之止血剂》，《大众科学月刊》1938 年第 1 卷第 2 期，第 101—102 页。

③ 焦拯民：《中医外科方之新解》，《现代医药杂志》1946 年第 1 卷第 9 与 10 期，第 42—43 页。

八日而收口。① 但延续上一节所论,中医外科的转型,还是必须依着自身体系来创新,所以融会西医外科理法、药方,并不是让中医完全入于西医。就以用药而言,能够不用外科手术而用内科药物治愈的,绝对以药物为治疗优先,例如 1948 年吕世琦指出,西医须以外科处理肠痈(盲肠炎),但中医用内科即可治愈;作者谈论时分析可以治疗肠痈的薏苡附子败酱散和大黄牡丹汤的药效,论其消炎、收敛之功能,并分析其化学药理,此即作者所言用科学道理来解释疗效,赶上时代潮流,但总体而言还是以中医内服药来治疗西医可能必须动手术才能处理之疾病。②

　　最后一个例子就是中医外伤科用药的剂型转变,其实明清的外科用方已具备简便易得和易于操作等特性。③ 民国之后,受西药成药制造之技术影响,加上战争的因素,开始有人提出中药代用西药的问题,邓炳煌在重庆《国医月刊》上刊载《西药制法及其代用品之研究》,说明西药药品名称与制成方法,于其表格之中说明较好的代用品,例如西药"士的年",就可以用原提炼西药的马钱子酒来代替,只是西药是用酒浸的方式提炼,再沉淀制出白色无色结晶之西药。④这时有不少关于制药化学与中药制剂之间的讨论,这种现象在战前比较少见。杨可伯就指出战争之非常时期必须注重国防化学、国防医学与国防药学,这里面包括了战地医疗、救护、防毒、卫生、看护、解毒等方向。他认为,中国医药已累积很好的基础,可以仿造德国模

---

① 叶回春:《外科一得录》,《国医导报》1940 年第 2 卷第 5 期,第 36 页。

② 吕世琦:《中医外科的特点读后感》,《中医药情报》1948 年第 9、10 期,第 3 页。

③ 吴静芳:《清代前期(1723—1820)民间伤口处理与破伤风治疗——以斗殴因风身死案为中心的分析》,《国立政治大学历史学报》2017 年第 48 期,第 1—42 页。

④ 邓炳煌:《西药制法及其代用品之研究(续)》,重庆《国医月刊》1939 年第 1 卷第 3 期,第 9 页。

式,专用生药,投于浸剂煎剂中,颇似中医之"汤剂";而且中药方剂多属多种化合物,能发挥西方药物单一化合物所不及之功效。应该将每一种药物有效的成分加以化验,这样反过来,可以省去很多化学制药的繁缛,径自运用、研发制造成方便使用的成药。[①] 改良中药剂型,使之便于携带和使用,才能应付战争之需要。[②] 沈仲圭编辑的《前振务委员会中央国医馆设立中医救护医院选制成药一览表》内,就有用硼砂制成的消毒剂"甘硼水",而且有大量消炎、收口生肌的"软膏"成药,方便应用,这是中医第一次制作如此多种类的软膏供战争使用。[③] 而为因应战争,所以改进中药材须熬煮的费时旧方法,改为日本汉药单位药的作风,制造具有明确、独特效用的粉末。[④] 本章着重中医外伤科转型可能之方向,若干成药制造的成果与成品,不在此细论。

## 五、结论

若将近代中国医疗史放大来看,中医现代化的进程缓慢且仍方兴未艾,但凡走过必留下痕迹,一个大的、具有历史的中医传统怎么转型,实非一朝一夕可以克竟全功,必定汇集涓涓细流,才能成就大江大海;积累各种转型契机,才能有大方向的改变。本章所

① 杨可伯:《国难期中亟宜应用国药制造"成药"》,重庆《国医月刊》1939 年第 1 卷第 2 期,第 2 页。

② 登云:《国难期间中医应有之准备及工作》,《中央医学杂志》1937 年第 1 卷第 1 期,第 12 页。

③ 沈仲圭编著,周复生参订:《中医经验处方集》,《沈仲圭医书合集》,第 876—881 页。

④ 这个部分相当值得探究,参见钱信忠《开展学习白大夫运动》(1942),陈孝文主编:《中国人民解放军后勤史资料选编·抗日战争时期》第二册,北京:金盾出版社 1992 年版,第 32 页。

论,仅以外伤科一隅来检视中医的转型,大体牵涉战争开始前、开始后与延续之改变。整体而言,因为着重在战争的影响,所以治疗的疾病也与战争密切相关。

整体而言,中医对其在外伤科、接骨之技术,仍有一定的肯定,只是碍于中国医学,特别于外伤科的知识,多需要公开研究、实地操作的特质,所以本章所论,多只达公开发表而已,但实际的效用和真正的实验,未有专门之场域可供训练,许多仍停留在文字讨论中,"对于正骨科,未实地经验",是当时最大的问题;①很多效方公布后,还未达整理的地步。若仅是公布而未整理,知识还是无法成形、流传与应用。但因战争之故,这种讨论已经开始,而且也有不少令人惊讶的外伤科医案和成效被刊载出来,在战场或大后方,或许仍有不少故事等待史家去挖掘。在转型的部分,中医从战前一直到战后,经历最明显的转型就是消毒、清洁伤口的观念和绷带包扎、止血等技术的吸收,这些知识从 50 年代开始已成为准则,渗入中医的知识系统中,中医外伤科逐渐摆脱不卫生、落后的刻板印象,在采用、混用西药和改良中药剂型等方面,也获取部分成果,这些突破多因战争过程而变得可能。这些改良中,笔者认为还多是"外缘"因素。一个观察就是,中医很少有改良接骨术、手术知识的呼吁,而仅着眼于过程中的消毒和清洁卫生观念,也就是说,中医外伤科知识论的"本体"并未有太大的改变,中医之外伤科治疗不能忽略内科技术,或许当时中医之药方真有可取之处,而加上大量的锯割伤兵肢体的故事,加深了人们对西医外科的恐惧,故中医能用知识体系内之药物内服和外敷来加以处理的疾病,则尽量不考虑施行手术,显现了当时中医转型的底线与局限。换句话说,中医

---

① 杨钦仁:《接骨丹》,《复兴中医》1941 年第 2 卷第 1 期,第 32 页。

不可能致力于发展出如西医般的切割手术。

而当日之转型,中医在枪伤取弹、炸伤、灼伤、急救、麻醉药等方面之应用,虽有部分讨论,但可以看出在实际应用上仍是弱项。总结论述及数据分布,读者也可轻易看出在战争时期的相关讨论与推展是比较多的,但战争结束后的 1945—1949 年,至少在中医学界的讨论是显然减少的,此部分或碍于数据,仍有待进一步考察,但中医外科的发展显然没有主要且公认的倡导者和持续性改进的力量,很多言论和改变可以说是被战争逼出来的,它们对中医在 50 年代之后的改革,有没有任何影响,目前尚不得而知,但有关中西麻醉药的讨论已被关注,①而 40 年代前后之发展显然是一条极为重要的线索。如果影响之答案是正向的,那它很值得医史学者再从中找寻新的意义,历史的启示可能在每一个时代上演着无声的文字故事,默默地影响下一个时代。反过来说,即便中医后来没能在这些项目上改良进步,也只能说走在中医前端的改革者忽略了战争与中医关系的启发,是一件相当可惜的事;但总是历史的意义终究不曾消灭,只待人们来挖掘论述吧。

---

① 余无言:《实用混合外科学总论》,张如青主编:《近代国医名家珍藏传薪讲稿·外科类》,第 65—80 页。

# 第五章 "国药"或"代用西药":战时国产药物的制造与研究

## 一、前言

近年来,西方学术界对于近代中西医发展的历史研究,屡有佳作,①现在学界对整个近代中医发展史的看法,其实和二十几年前的认知大为不同。笔者在探索抗日战争时期的中医药史时,意外地发现民国时期的中医史不仅仅是中医内部的学术史或中西医论争的历史而已,中医在很大的程度上涉入了抗日战争,②在社会责

---

① 例如 Sean Hsiang-lin Lei, *Neither Donkey nor Horse：Medicine in the Struggle over China's Modernity*；Bridie Andrews, *The Making of Modern Chinese Medicine*, *1850 - 1960*(Vancouver：UBC Press, 2014)；Howard Chiang(ed.), *Historical epistemology and the making of modern Chinese medicine*(Manchester：Manchester University Press, 2015).

② 罗伯特·贝克汉姆(Robert Peckham)分析近世传染病对形塑整个亚洲国家的影响(state making),有论述到战争之面向。参见 Robert Peckham, *Epidemics in modern Asia*(Cambridge, United Kingdom：Cambridge University Press, 2016), pp. 1 - 43. 当然,缺失就是没有细致的中国医疗史视野,大论述框架往往只能点到为止,而着重分析西方或外缘的殖民性因素。

任、救护工作上扮演重要的角色,①过去的研究极少重视它们的存在,甚至连最新版的研究成果《百年中医史》中,也忽略了中医与战争之间任何可能的关系。② 基于此背景,战端一旦开启,很明显的一个问题就是医药的不足,特别是药品的部分。

　　早在战前,中药的科学化研究已经开始,例如赵体干编述的《中药新说略释》(1936 年),他认为改良国药就是运用理化方法提取生药中的有效成分。但总体而言,战前传统中医在这方面的进展不大。③ 倒是战前的中央研究院生理学研究所、北平研究院和中央卫生实验处有一些初步的中药研究,但对于抗战时期药品供需急迫时的研究与制药,还有可探讨之处,④特别是军医方面的国药研究,目前已有基本论述,但还可加以补充。⑤ 延续这一脉络的关怀,本章希望凭借当时的报刊文章,来探索中医的药物——"国药"在当时可能的角色,它如何在战时被需要、怎么被研究,又是哪些单位和人员在操作? 具体成果得失为何? 希望以本章内容来回答这些问题,补充过去中医史研究的空白之处,也作为抗战史本身即

---

① 皮国立:《"非常时期"(1937—1945)中医涉入战争与国难的相关论述》,台北:现代中国的战争、政治与外交工作坊,2016.6.18—2016.6.19;《中国近代医疗史新论:中医救护队与西医知识的传输(1931—1937)》,"史料扩充与史学演进:中国近现代史研究的反思与前瞻"学术研讨会论文,上海,2017.12.2—2017.12.3。皆未刊。

② 目前撰写中医史的途径,大多还是从著作中出发,较少梳理各种中医与其他社会面向之关联性,也比较少运用大量报刊资料,进行整个时代的细密分析。例如朱建平、张伯礼、王国强:《百年中医史》。

③ 邓铁涛、程之范主编:《中国医学通史·近代卷》,北京:人民卫生出版社 1999 年版,第73—74 页。

④ 邓铁涛、程之范主编:《中国医学通史·近代卷》,第 454—455 页。

⑤ 司徒惠康总纂,叶永文、刘士永、郭世清撰修:《"国防医学院"院史正编》,台北:五南出版社 2014 年版,第 58—81 页。还可参见叶永文《中华民国军医教育发展史》,台北:五南出版社 2013 年版。

有多元的面向被忽略而尚待发掘的一种响应与补充。[①]

## 二、抗战期间一般制药业的状况

抗日战争全面爆发后，正如张昌绍指出的："药物自给问题，一变而为战时生活中心问题之一。"[②]国家医药卫生事业面临重大的挑战，故战争之初，呼吁赶紧设立药厂制药和征集药品的消息、命令不断。[③]俯瞰全中国的药业，李颖川指出：中国素不重药剂专业和制药工业，政府登记全国药剂师的人数，竟然只有800人，从事制药的人更少；而且医师和社会人士都喜欢用舶来药品，德日派医师只用德日药，英美派医师只会用英美药，于是中国成为一个外国药品营销的市场。战前的制药工业，大多分布在上海、杭州一带，工厂除新亚、信谊稍具声望外，大多规模甚小。稍大者如新亚药厂，则完全是中国资本，创办于1926年，出产星牌药品。董事为许广澄、陈介、伍连德、颜福庆等人。[④]不过，当时所谓中国的药厂，"所制药品，类皆将外国原料重新包装，制成片剂、注射剂或成药而已"。新亚药厂算是很先进的，至少有附设药物化学研究所，当时由药学界博士曾广方主持。[⑤]而制药技术除化学外，还有以动物、

①　巫仁恕：《劫后"天堂"：抗战沦陷后的苏州城市生活》，台北："国立台湾大学"出版中心2017年版，第257页。

②　张昌绍：《战时药物问题》，《实验卫生季刊》1943第1卷第1期，第12页。

③　不著撰者：《全国医药界战地服务团设立制药厂并筹备医院》，《中央通信社稿》1937年10月下，第51页。

④　编者识：《新亚化学制药厂小史》，《中华国货产销协会每周汇报》1937年第3卷第12期，第2—3页。

⑤　赵汝调：《战后一年来新亚药厂在制药业中进步之近况》，《实业季报》1939年第5卷第1期，第49—50页。

植物、矿物为原料者,但中国药学家甚少研究,只重视外国产物,对于本国所产医药上有关之部分,甚少研究。[1] 此即当时中国药业之一斑,虽称国产,但非完全自行制造。至于中药材部分,中日开战后,上海的药材业多迁往租界,但药材来源阻绝、运费高昂,市价涨30％至1倍,但销路清淡,销量不及往常之一半。[2] 奇特的现象是,上海药材业药商至1940年为止,反而增加35家,当时川省药材运输困难,价格昂贵,但从药材业药商数量增加来看,中药与中成药的销售依然兴盛,显见战争日久,人们对药物之需求不减反增,[3]但成药已成投机商品,且质量不稳定,很多假药,管理困难。[4]

地方政府发现药品供应不足,也积极筹组各种官督商办的药厂,解决药物不足问题。例如1941年湖南省卫生处筹建制药厂,"由省库拨款十万元,制造各种医用药物,以谋自给,案经省府常会通过,并委卫生处技正任秉钧,中正医院院长李启,暨前卫生署刘彦勋等为筹备主任,积极筹备,已觅定谭家巷产院旧址为厂址,据该厂筹备主任刘彦勋称:'本厂筹备即可就绪,器械已在香港购妥一部,因交通困难,一时尚难运到,关于制造方面,拟先行制造药棉,纱布,注射血清及丸药等简易药物着手,逐渐推进工作,惟技术人才缺乏,殊感困难。'"[5]政府与民间合作的例子还有西药商在重庆聚集资本,大规模设立西药厂,一方面向政府接洽立案,一方面

---

① 李颖川:《中国制药工业不发达之原因及战时之困难》,《西南实业通讯》1943年第7卷第5期,第10—13页。

② 不著撰者:《战后上海药材行业》,《商情报告》1938年特40期,第10页。

③ 不著撰者:《国药业》,《经济研究》1940年第2卷第4期,第81—82页。

④ 邓铁涛、程之范主编:《中国医学通史·近代卷》,第450页。

⑤ 不著撰者:《供给战时药物,湘筹设制药厂》,《复兴医药杂志》1941年第1卷第2期,第24页。

向香港购买各种化学制药仪器,开工制造。报刊称这种国人自制药品之风气,不求他人而自给自足,已是一种革命。① 另外,西南各省军政医专家数十人,鉴于药品关系到抗战将士的战力,于桂林创设西南药品化学工业制造厂股份有限公司,制造各种药品和卫生材料,并扩大创业资本 50 万元,呼吁各界人士参加。② 广西桂林各西药房负责人还筹组联合制药厂,先集资 20 万生产各种成药,再逐步扩充至 200 万元。③ 后来国民政府军政部还拟定招商投资与制药工业办法,希望由军方出面,促进药品生产,投资弹性很大,主要有:完全由商人投资、由军政部和商人合资,或出军政部出资交商人兴办者三种模式,兴办产业有制药工业、医疗器械和敷料三大项。④

撰诸报刊所载,各公营民办或政府补助办理的药厂有不少,本章初步根据报刊记载略述一二,数据大多集中在 40 年代后,可能是当时药品需求已达窘迫,有需要大量生产之压力。例如刘瑞恒亲赴自贡和五通桥,观察久大公司、黄海工业研究室等各项化学产品制作情形,他集资数百万创立"协和制药厂",希望补救西药来源不足之问题。⑤ "中国制药厂"陪都营业处于 1942 年 5 月开幕,该厂成药有 80 余种,计分:一、各病预防常服药品;二、时疫痧症救急药品;三、寒暑感冒药品;四、肠胃病药品;五、虚弱贫血药品;

① 不著撰者:《神圣抗战后:中医革命运动采科学方法从事改善,已在重庆设立制药厂》,《医药之声》1938 年第 5 期,第 45 页。

② 不著撰者:《西南医药界创设制药厂》,《复兴医药杂志》1941 年第 1 卷第 2 期,第 24 页。

③ 不著撰者:《西药商筹组联合制药厂》,桂林《中国工业》1942 年第 9 期,第 41 页。

④ 不著撰者:《官商合办:促进药品生产(军政部拟具办法)》,重庆《药报》1943 年第 1 卷第 2 期,第 19—20 页。

⑤ 不著撰者:《刘瑞恒集资设制药厂》,桂林《中国工业》1942 年第 8 期,第 39 页。

六、疟疾药品;七、止咳药品;八、止痛药品。还有眼耳口鼻药、皮肤疮症、花柳病药品、伤科正骨药、妇幼科药品、风湿药品、化痰安神等十六类。[1] "中央制药厂"则为扩充营业和便利各方用药,1942年特设办事处于重庆,兼营门市配方。[2] 后期还有"国立第一制药厂"设于合川,由麻醉药品经理处处长梁其奎负责筹备;"国立第二制药厂"则设于兰州,由杨永年负责筹划,杨后来也任担西北卫生实验院院长。[3]

私人药厂方面,例如重庆的银行和实业界人士,发起组织中国药产贸易股份有限公司,宣称要采用科学方法,经制国药,运销国内外市场,资本总额为 20 万美元,筹备委员包括陈觉民、康心之、周季悔、徐广迟、李钟楚等人。[4] 重庆的西药商也集资成立大规模西药制造厂,向香港购买各种制药机器。1939 年在重庆还有"中国药产提炼公司"之成立,主要由南洋侨胞与银行界筹办。此外,还有光华化学制药厂、中法药房制药厂,原址皆在上海,一部分迁移至汉口,一部分移至重庆,中法药房专销艾罗补脑汁、[5]九一四药膏、人丹、胃宁片等,但产销皆不正常。[6] 另有民康制药公司、天原化工厂、西南制皂场等,本来都是化工厂,但也相继投入制药业。[7]

---

[1] 不著撰者:《中国制药厂陪都营业处开幕》,《西南实业通讯》1942 年第 5 卷第 5 期,第 67 页。

[2] 不著撰者:《中央制药厂新设办事处》,《西南实业通讯》1942 年第 5 卷第 3 期,第 57 页。

[3] 不著撰者:《国立制药厂》,重庆《中华医学杂志》1944 年第 29 卷第 3 期,第 310 页。

[4] 不著撰者:《渝实业界筹组药产贸易公司》,《经济动员》1938 年第 6 期,第 267 页。

[5] 有关此药的社会历史,可参见张仲民《晚清中国身体的商业建构——以爱罗补脑汁为中心》,《新史学》第 5 卷《清史研究的新境》,北京:中华书局 2011 年版,第 233—263 页。

[6] 邓铁涛、程之范主编:《中国医学通史·近代卷》,第 453 页。

[7] 不著撰者:《重庆市制药业一斑》,《财政评论》1942 年第 7 卷第 6 期,第 99—100 页。

外国药厂部分还有拜耳医药厂,在抗战时仍持续打广告,例如介绍战争时最重要的两种药物,即治疗创伤和瘟疫的药物;在陆军医院内最重要的就是消毒、洗涤伤口的药剂,例如"雷佛奴耳"(Rivanol),浸泡纱布后即可敷用于伤口上。《拜耳医疗新报》上还介绍几种用于疮口、创伤、化脓之药物,但都借用传统中医外科"去腐生肌"的说法来让读者理解。[①] 至于在管制药品方面,卫生署署长金宝善指出,自太平洋战争爆发后,卫生署特别颁订"战时医疗药品售销登记管理办法",分行各省市政府转饬办理,严查囤积居奇、哄抬药价之行为。而"战时医疗药品经理委员会"(1945年废止)[②]和中央制药厂,也在重庆设立平价药物贩卖部,以利患者购药。在开源方面,金宝善指出,卫生署督促中央制药厂等处特别注意使用国产原料,以求自给自足。[③]

　　总体而言,通过抗战洗礼,至1943年卫生署已有报告,后方所必需之药品104种中,除10余种需进口外,其余均能自制。重庆一地的公、民营制药厂,已有23家,加上西南、西北等地则已有50余家。经济部已将制药业列入国家重要工业之一,制药业同业公会也归经济部所管,可见国家对制药工业之重视。李颖川认为,到了1943年,药用植物已设厂种植推广,动物皮毛与小便,皆已在设法利用,各方面过去需要靠外国进口者,现在都能够被国产药品取代,药价大为低廉。药学界已组织中国药学会、中国药物自给研究

---

① 不著撰者:《大战时几种最得用的拜耳药品》,《拜耳医疗新报》1938年第12卷第2期,第49—52页。

② 不著撰者:《卫生署战时医疗药品经理委员会消息》,《公医》1945年第1卷第10、11期合辑,第10页。

③ 不著撰者:《卫生署金署报告战时医药设施概况》,《西南医学杂志》1942年第2卷第3期,第31页。

会和全国医药品器材生产协会等团体,借研究学术以唤起大众对制药业的重视。[①] 药师赵汝调以荷尔蒙和维他命为例,最早是用浸膏,逐渐发展成能够提炼成结晶,最后则要朝向用化学方法合成,则功效更为准确。赵认为,制药除设备外,还要能精进,靠的不只是仪器,还需要不断的研究,[②]这个历程,大概在抗战结束前发展得较为完备。

## 三、"国药"之生产与管理

了解当时药厂大略状况后,本节重心放在分析当时制成药品之种类。延续前论,既然药品供给量不足,故时人多想到要制造"国产药物",它可能具有两个既融合又冲突的概念:第一是中药制品,另一个意义是利用国产原料所制成的药品,当时皆称为"国药"。战争开始后,多数人对医药之匮乏感到忧心忡忡,提出各种因应时代潮流的医药观念。在人才方面,多主短期训练,而在制药方面,除药厂、资金等诸多问题外,最重要的就是思索运用国产原料,制成国产药物的各种可能。例如言:"至医者对材料之选择,尤须采用国人之自造者,即制药所需之原料,凡有足资代用之国产品,亦极应尽量采用","尤希我当代医药专家,共同努力,研讨我所有国产药物之原料以供战时制药之用"。[③]

---

① 李颖川:《中国制药工业不发达之原因及战时之困难》,《西南实业通讯》1943 年第 7 卷第 5 期,第 13 页。

② 赵汝调:《战后一年来新亚药厂在制药业中进步之近况》,《实业季报》1939 年第 5 卷第 1 期,第 49—50 页。

③ 薛云梯:《大战前夕新医药界应负之责任及其医药之准备》,《中国红十字会月刊》1937 年第 26 期,第 1—4 页。

　　就中药而言，即最地道的"国药"。孔梦周指出国医药之价值，无论在德国柏林大学或日本的皇汉医学堂，皆重视中药实验与研究，反而是中国人弃之如敝屣。孔氏亲身经历，"不须剖割而安全治疗痊愈"的故事在战时屡见不鲜，他说："尚有其他有效药物疗伤接骨等功用，皆能起死回生，而不致人于残废者，如伤科学成方之膏丹之类，与夫最普通之骨碎补、川芎、商陆、冰麝等，与西医动则割锯，虽微伤小创，皆为器械标治法而致人于残废者，未可同日而语。"①而抗日战争导致药品供应匮乏、价格高昂，民众没有能力买药治病。若当初成功废除中医，则国家不待外敌来消灭就灭亡了，故言中药是中华民族的"续命汤"。② 潘勉之则提到战时要以科学研究中药，加强"国防医药"建设，首先是要建立具有世界性的新中医学，必须以中医为医学发展的主体，参酌各国医学的精华而融合成新医学，颇似 50 年代后重视中医的历史发展。③ 集中智力以求国药之科学研究和制炼，他提出几项做法：（1）使全国各大学充分运用物理化学之精确方法，分析和确定国药中的成分与功能，以配合新中医学的研究。（2）设立大规模之国药制炼厂，以供当前急需，提升国民经济。（3）精密调查各出产国药之地区，对传统之栽种法、采取法，予以培植和技术开发。（4）迅速对国药内销上之一切困难，加以克服，如给予交通运输之便利，税率及关卡手续之减免。④

---

① 孔梦周：《战时的医药问题》，《四友月刊》1940 年第 5 期，第 6—7 页。
② 斯炽：《药学人才对于军阵之重要任务》，《医药改进月刊》1941 年第 1 卷第 2 期，第 3 页。
③ 皮国立：《上海中医药的发展（1950—1965）——以〈人民日报〉为中心的考察》，《汉学研究通讯》2016 年第 35 卷第 4 期，第 1—12 页。
④ 潘勉之：《太平洋战火光中之国防医药》，《广东医药旬刊》1941 年第 1 卷第 5 期，第 2—3 页。

　　另一种国药概念是以国产药物和材料制成西药。抗战开始后,东南工业区域相继沦陷,沿海港口多被封闭,内地生产受影响,尤以药品最为缺乏,价格昂贵且无处购置。故西安医药界和实业人士,皆以为西北药物原料丰富,应该用科学方法制成西药成品以供抗战所需。当时招股 6 万元,欲成立"西北华西化学制药厂有限公司",1939 年筹到 4 万元,预定杨叔吉为董事长,窦荫山,杨晓初为庶务董事,李子舟为经理,王霭如为厂长。[①] 该厂主要采取国产药材,应用科学方法,制造西药成品;药厂出品种类计有原料药品、注射针药、特效成药、药棉药布等材料,该药厂设有重庆经销处和成都经销处贩卖药品。[②]

　　其实,从当时药品管理法令的角度来看,内容似乎囊括中西药,界限并不像我们理解的中西医论争那样截然二分。例如《战时医疗药品暂行标准表》内有普通药品 104 种,其中包括:橙皮、樟脑、香椒、黄连、五倍子、龙胆、甘草、远志、大黄、滑石、姜等等,皆附英文药名。即使它们为制成西药之原料,也可见当时许多西药皆从天然植物中提炼。[③] 此外,卫生署于 1942 年公布《严禁药商囤积居奇》法令,严禁药商囤积居奇,内文规范了所谓的"医疗药品",显示政府当时在药品管理上,中西药原料之界限并不截然二分,例如有维生素、血清、奎宁、鱼肝油、碘化钾等等,很明显是西药,但复方龙胆大黄锭、滑石粉、麝香草脑、复方安息香酊、番木鳖酊与浸膏,

① 不著撰者:《医药界创办华西制药厂》,《陕行汇刊》1939 年第 3 卷第 3 期,第 78—79 页。

② 不著撰者:《华西化学制药厂制造西药成品》,《西南实业通讯》1942 年第 6 卷第 3 期,第 60 页。

③ 不著撰者:《战时医疗药品暂行标准表:普通药品一百另四种》,《实验卫生季刊》1943 年第 1 卷第 1 期,第 17—18 页。

就像是以中药原料制成,但应该还是被定义为"西药";另外像是"化学药品"类别,其学名则确定全为西药。① 抗战时期若由化工业者生产之国产药品,应该多是指"西药",例如四海化学工业社所出产的国产药品就是一例。② 一位在湖南干城卫生院服务的读者徐剑青在《抗战第五年告医药界同志书》一文中大声呼吁,随着抗战进行,医药器材愈发不足,他指出几点,包括"发起广泛之国药改造运动,以代替舶来品"。③ 这里的"国药",指的也是国产药料制成的西药,而非纯中药。

在纯粹的中药方面,当时药厂已吸收科学化的制药法,制造成药以因应战时需求,而非我们想象的用饮片直接煮成汤液来服用。早在战争前,1937 年 4 月 1 日,重庆国医院开幕,院长为龚一维、龚志贤,医务主任为李寿昌;该院即已展开中西医合作,并设有熬药部,提供为民众熬煮中药之服务。④ 战争开始后,中央委员焦易堂等人发起在重庆设立国药制造厂,锅炉已装置妥当,⑤中药之运用与制造依旧兴盛。复以战争中有不少对中药奇效的报道,例如《医药之声》记载:

> 报载此次大战爆发后,西医生多已赴前方执救护之役,医生亦有投袂而起者。中医跌打之技原自不弱,宜乎其当仁不

① 不著撰者:《卫生署公布战时医疗药品售销登记管理办法》,《西南医学杂志》1942 年第 2 卷第 2 期,第 33—35 页。

② 不著撰者:《四海化学工业社制造国产药品》,《西南实业通讯》1941 年第 3 卷第 1 期,第 59 页。

③ 徐剑青:《抗战第五年告医药界同志书》,《西南医学杂志》1942 年第 2 卷第 3 期,第 37—38 页。

④ 不著撰者:《重庆国医院四月一日开幕》,《光华医药杂志》1937 年第 4 卷第 6 期,第 68 页。

⑤ 不著撰者:《重庆设立中西制药厂》,《国际劳工通讯》1938 年第 5 卷第 6 期,第 309 页。

让也，闻之前线归客谈，军委会近发有救伤圣药，为诸健儿所
极端信赖。药为云南产，大如胡椒，有白色者，凡有血无痛则
以水服，有痛无血以酒服；另有红色者一种，虽痛极服壹丸则
血痛均立止，军中呼为仙丹，军委会虽备有大批，犹不数分配，
药为何物所制不详，以我国幅员之大，物产之奇，中医用药之
神妙，如此类者，料尚不少，盖有发扬之必要也。①

这段报道极有可能讲的是云南白药，②而军方还备有不少，可见当
时军队中药运用是很普遍的。至1941年，中央国医馆、振务委员
会、卫生署、中医委员会等单位更合作创立"中国制药厂"，希望能
沟通中西医药。《西南实业通讯》刊载：

> 各种出品，材取国产，法用科学，效宏价廉。其出品种类
> 如次：注射剂类：静脉注射：如二重散、时疫灵、痒治林碘盐、柳
> 盐糖钙等十余种；肌肉注射：如永梅星、安必来丁、时疫灵等十
> 余种；皮下注射：如士的年、樟脑液、吗啡、规宁等八九种。片
> 剂类：如头痛片、止咳片、止痢片、解疟片、伤风片、消食片等十
> 余种。丸剂类：如防疫丹、行军丹、气痛丸、宁坤丸、长寿丸、补
> 肾大造丸、宝生丸等十余种。液剂类：如救急水、家庭感冒水、
> 眼药水、红药水及各种酊剂等十余种。膏剂类：如疮疡膏、硫
> 碘膏、硼酸膏、灰汞膏、排脓生肌膏、渴毒立愈膏等二十余种。
> 附带类：如药棉花、药纱布、救急包、蒸馏水、牛痘苗等，一概俱

---

① 不著撰者：《军中救死有仙丹：中医药之神妙》，《医药之声》1938年第4期，第35页。
② 据药品许可证记载，该成药具有：藏红花、川七、乌药、鹿胎。功效正是治疗跌打损伤、
　 风湿等。出自行政院卫生署编印《卫生署医药证照公告月刊》1936年第3期，第65
　 页。蒋介石还曾化验该药，参见皮国立《国族、国医与病人：近代中国视野下"病人"的
　 医疗与身体》，台北：五南出版社2016年版，第241—242页。

全。当时中国制药厂出品的药物，也有市售。第一经销处为
重庆一牌坊韩逢奇药房；第二经销处为重庆陕西街益洲参号，
成都也有总经销处，还附有该厂详细说明书及价目表可供
索取。①

可见该厂不但生产中药成药，也生产西药，有原料则妥善运用，不
分中西。报刊上的医药知识，有时会同时刊出中西药两种治法，例
如火（烫）伤，除了用西医的外用软膏涂抹，也可使用珍珠散、滋膏
等，其组成之中药，常一起刊出。②

　　战时中药的发展，不仅止于生产而已，还在丁进一步研究。
《西南医学杂志》上刊载一个以西医为主的"中国药物自给研究
会"，于1942年开第一次年会。主席团包括金宝善、卢致德、连瑞
琦、罗霞天等人。众人认为今后之会务，为推动各药厂制造"中国
特效药"，并统一成立一制药厂以解决药荒问题。国民党大佬陈果
夫出席时指出：最先研究的药物应该放在疟疾和痢疾，"学科学的
人应协助中药之发展"，教育部更令所属各校积极努力，从事中药
之研究。卫生署署长金宝善于致辞时向各药厂致谢，并指出：中国
各种用药之多乃世界之冠，今后应该拟定标准将用药降至100种
左右，其中3/4要能自产较好，除舶来品之外，皆需设法生产代用
品；卫生署副署长俞松筠（1898—1951）也称，中国医生不应只成为
舶来药品的调剂员，要能自产。会上，担任过战前中央卫生实验处
下设的化学药物系中化学实验室主任的孟目的（1897—1983），也
指出各药厂应互相合作才能有成就。当时参加药品展览会的有中
法药厂、光华药厂、信谊药厂、民康药厂、国药药专、中国药产提炼

---

① 不著撰者：《中国制药厂伟大贡献》，《西南实业通讯》1941年第3卷第1期，第59页。
② 胡文蔚：《抗战与医药》，《中和医刊》1938年第1卷第9期，第10—11页。

公司、西安华西制药厂等四川境内大小药厂50家以上。[1]

陈果夫推动"常山"的研究，其实就在说一个故事：当时报道揭露，经过一年来的临床实验和病理研究，证实常山的效用与奎宁一样，而且没有奎宁之副作用，有助于军中防治疟疾。[2] 这段故事，雷祥麟有过精彩的分析，亦即所谓的"发现（中药）常山"，事实上是多层次的"再网络化"的过程；透过这个过程，西医将常山自中医的传统网络中剥离开来，继而转化吸收至他们自身的社会—技术网络中。[3] 真正的问题，还在于当时传统中医无法参与这样的历程。正如孔梦周指出的，除了推动给予国药专利的鼓励，虽政府已逐渐重视中药的功效，但能人多挟其技术匿居乡井、私相授受，很难对中药研究作出贡献，只有靠政府广征特殊国医药研究人才，不论有技术而无学问或有学问无技术者，全部集于一堂，互相研究发明之。再设班训练后进，以挖掘固有宝藏。[4] 以下，我们要再继续说这个故事，不仅是常山而已，还有更多的中药于战时被研发，它源于一个更大的可能，在此次战争的压迫下才得以施行，而那已几乎造成中药的某些革命了。

## 四、军医与"国药"种植

若没有战争用药的急迫性，中药可能永远被忽略，中药科学化更永远是个口号。当时化学制药技术尚未成熟，中西药原料的模

---

① 不著撰者：《药物自给研究会》，《西南医学杂志》1942年第2卷第3期，第32页。

② 不著撰者：《抗战期间医药上之新发现》，《科学与技术》1943年创刊号，第80页。

③ 雷祥麟：《常山：一个新抗疟药的诞生》，李建民编：《由医疗看中国史》，台北：联经出版事业公司2008年版，第331—372页。

④ 孔梦周：《战时的医药问题》，《四友月刊》1940年第5期，第7页。

糊,给了当时传统中药不少可能的发展空间,特别是对战争用药急需之军事医疗单位。1939年时,军政部颁行《奖励国药兽医有效良方暂行规则》,送军事委员会和行政院核准备案。有鉴于中医多不肯公开秘方,加上西药难以取得,故以此法征集与兽医有关之中药,还附有《某病有效良方声请试验书》供读者参考;[①]若对于西医难治之症,有配成特效药品,经实验有效者,还可发给奖金或申请专利,完全针对中药而行。[②]

　　在抗日战争全面爆发前,军医中不少人甚至不识医药,伤员的处理仅是更换绷带,而且缺乏严格之消毒。内科疾病的处理都是服用暑药、行军十滴水、人丹、行军散、避疫丸、卫生水、霍乱预防液等中药。[③] 南京国民政府成立后,政府锐意整治军医,与本章较有关的药学科,起步较慢,较少研究者加以重视。军医学校的药学科于光绪三十四年(1908)成立,至1928年北伐成功后,增设药科科长于教务长之下,首任科长为郑寿(1896—1982)。1933年,军校奉命迁至南京,刘瑞恒改药学科科长为主任,先后由孟目的和陈璞担任主任,当时军医学校重医轻药,培养人才不多。[④] 至1937年,张建(1902—1966)接任教育长后,任用张鹏翀担任本科主任,锐意革新。可惜战争全面爆发,辗转迁徙,到了1938年迁至桂林,1939年再迁往安顺。此间于1937年12月时,地方上如广西军医也曾招募

① 韩德勤、顾锡九、王公玙:《准军政部咨送奖励国药兽医有效良方暂行规则抄发原件转饬遵照》,《江苏省政府公报》1940年第10卷第32期,第9—14页。

② 不著撰者:《军政部奖励国药兽医有效良方暂行规则(廿八年十二月卅日呈奉军事委员会备案案军政部公布)》,《云南省政府公报》1940年第12卷13期,第5—9页。

③ 施彦:《林可胜与民国现代医学的发展(1924—1949)》,新加坡国立大学中文系2014年版,第129页。

④ 不著撰者:《军医学校药科概况》,《药友》1937年第2卷第1期,第4页。

药科速成班学生,录取了 42 人,皆为因应战时需求。[1] 张建非常重视药科,药科教师阵容非常庞大,张认为中国太依赖外国药物,必须培养属于本国的制药研发人才。[2] 而张建在战争全面爆发后至 1939 这几年,也派员前往香港、上海等处采购设备,维持较内迁大学更好的科研水平。至 1940 年,军医学校持续建筑房舍、实验室,并分设基本化学、药剂学、生药学、制药化学、检验化学、化学兵器六系。至 1941 年,该校的药品制造研究所正式奉准成立,由张鹏翀担任所长,林公际(1896—1980,原名蟠)任本科主任,后由张建直接掌科务,显示其爱护药学之热忱,张建之开创之功不可没。[3] 1944 年军医药品制造研究所张鹏翀培养训练制药佐理员,还设立短期训练班训练药学人才,[4] 而孟目的、张鹏翀等人则为当时发展药学之代表人物。

根据张鹏翀指出,抗战前因为医药便利,所以一般人未注意制药之重要,但战争全面爆发后,教育长张建有鉴于制药事业之重要,遂呈准成立"军医药品制造研究所",使药科教员与师生,都有实地制药之经验。药学家于达准曾在《医事公论》上写道,军队的医疗卫生事项,论述已多,但对于药学卫生上的重要任务,却很少有人谈及。在于氏的想法中,药学人才是非常具有专业性的,不只是单纯配药而已,还要能管理卫生材料、预防传染病,编制药典与调配营养品,管理后方医院、军用品、食品、罐头,甚至防毒工作都

---

① 雷:《本校添招药科速成班生》,《广西健社医学月刊》1937 年第 3 卷第 5 期,第 89 页。

② 张丽安:《张建与军医学校:兼述抗战时期军医教育》,香港:天地图书 2000 年版,第 218—223 页。

③ 芹波:《军医学校药科简史》,《药学季刊》1943 年第 2 期,第 105 页。

④ 不著撰者:《重庆陆军医院开幕》,《药学季刊》1944 年第 7—8 期,第 304 页。

要能担任,并言"未来之世界大战,药学应用,大于医学,诚意中事也"。① 他将药学人才视为专业医者,可见战争的压力使得药学人才的培育受到重视。1940年夏季,张鹏翀赴上海购买器材,因经费只有5万多元,故先成立第一部于安顺,初期先制造酒精。后来陆续兴建的第四部最为特别,"第四部原与药科生药学系合作,现因本所拟自种植生药,另辟苗圃,故已改为锭丸酊液浆等剂之制造"。第五部原制造玻璃仪器,在1942年后也在盈余项下拨款预计筹设"国药研究部",将国产之药物加以科学研究,原以5万元开办,但至1942年已有300多万的结余。组织方面,该所下设研究部与总务、制造二课,其中制造课的工作就在"尽量利用国产原料,制成医疗药品或化学品"。前述苗圃则以栽种中西药用植物为主。②

自缅甸沦陷后,医药来源更形困难,军政部军医署为了药物的自给自足,在1942年4月奉命于重庆北碚近郊沙坪坝辟地400余亩,开设药苗种植场,遴选药学专家于达准担任厂长,除种植欧美药用植物外,并运用地道国产药材以替代西药,进一步研究与开发。于达准认为,军队药学人才要负责编制《陆军药典》,因为药品种类繁多,例如解热剂有数种,若皆采购,不易携带,不合战时需求。药典的功能就是能够选取一两种重要的载于药典,务求简要并减少种类,以便于携带。又如"各种普通处方,由数药配调者,似觉不便,或改为特别制剂,使处方中各药,合制为锭剂、丸剂、散剂,以便携带,则事简而效多"。③ 主要就是开发以复方成药为制药之准则,免去调配的麻烦。又,北碚药苗种植场的厂区工作人员有高

① 于达准:《药学人才对于军阵之重要任务》,《医事公论》1937年第4卷第7期,第1—4页。
② 张鹏翀:《军医学校药品制造研究所概况》,《药学季刊》1942年第1期,第2—4页。
③ 于达准:《药学人才对于军阵之重要任务》,《医事公论》1937年第4卷第7期,第2页。

级研究员、技术员、助理技术员、管理员、练习生、员工等共约百余人；共分为化学、生物、农作三组，从事调查、采集、试种、修治、储藏、分科鉴定、化学分析、提炼、药理实验、临床、制造、推销等工作，已栽种三四百种，大量种植的有毛地黄、除虫菊、印度大麻、曼陀罗、巴豆、大黄、小茴香、金志、陈皮、肉桂、蓖麻、常山、白头翁、延胡索、乌头、使君子、苦木、白芷、吴茱萸、牛蒡子、胡荽；并生产各种生药制剂和利圣灵锭，还在南川金佛山协助中央政治学校种植常山1 000亩，年年增加，以作为奎宁之替代原料。[1]

药用植物圃的种植在当时颇为兴盛。早在1940年，军医署成立卫生用具制造厂，专门生产义肢，服务残障军人；旁边即附设药物苗圃，种植不少药苗，但产量不多。私人的制药公司，例如民康制药公司，也有棉花纱布厂和制药厂、药用植物苗圃等。[2] 至于在安顺的军医学校药圃，乃直接供给军医药品制造研究所材料之源头。《药学季刊》上记载：

> 本校由京辗转迁来安顺，因鉴于研究国产药材的重要；且云贵高原，为药材著名产地，气候土壤，都很适宜药物的栽培和繁殖，故于是年夏季，即由生药学系着手筹设药圃，租定安顺城北武胜山麓，本校兴建武胜山实验室周围田地三百余公亩，划分本区、实验材料区、及药物试植区三区，一面计划开垦种植，一面向国内外采购种子及药苗。当时因为经济人力两告困难，如果完全雇用人工去开垦，如此一大片荒地，所费实在太大；正在筹谋之间，本校药科廿一、廿二等期同学，因为希

① 不著撰者：《药学专家于达淮氏向本刊记者畅谈军政部药苗种植场概况》，《西南医学杂志》1943年第3卷第5期，第39页。

② 不著撰者：《重庆市制药业一斑》，《财政评论》1942年第7卷第6期，第100页。

望早见药圃的成功，都自告奋勇去干垦荒拓植的工作。由于
他们开辟之功，复经当局的惨淡经营，迭次扩充，得能树立现
在规模。今全场共植有药物四百五十余种，各种美丽花卉一
百七十余种，四周植树成行，林荫蔽空，百花竞放，四时不辍，
堪称山城中的一个美丽风景区域。①

由此可见当时中西药用植物种植之盛况。刊载此讯息的《药学季
刊》，乃由军医学校药品制造研究所在安顺发行。当时军医学校的
药品制造研究所，除出产药品外，在贵州安顺也兼门市营业。② 一
位作者赵仲云，写了一篇《湘粤桂黔四省药化工厂巡礼记》，考察
当时药厂的生产情况。例如湖南衡山市的"南岳实验药圃"，规模
不大，但已向国内各处有关机关搜集苗种，以便种植及进行各种
研究工作。广西省立制药厂，同样准备开辟药圃，栽种药用植物。
其他几所如湖南省炼铅场、炼锌场、岭南大学农学院，则都有所
描述。③

再举当时军医药品制造研究所第四部出品的药物为例，同样
是中西药合璧，例如酵母锭、芦荟铁锭、安替披林锭、阿司匹林锭、
盐酸麻黄素锭、复方甘草锭、蓖麻油、薄荷油、八角茴香油、复方大
黄锭、大黄重曹锭、重曹薄荷锭、维生素乙、丙锭、复方樟脑酊、吐根

---

① 作者指出："安顺军医药圃，附设于生药学系，由系主任负责主持，下设管理员一人，协
　理一切事务；并与本校检验学系、药理学系、药品制造研究所、及附属医院密切合作，
　所出产生药，均经鉴定合格，并临床试验后，方供本校各系学生实习材料，及其他卫生
　机关之用。"引自美枢：《五年来军医学校的药圃》，《药学季刊》1943 年第 4 期，第
　171 页。
② 不著撰者：《军医学校—药品制造研究所》，《药学季刊》1943 年第 4 期，第 177 页。
③ 赵仲云：《在成长中之西南药化工业（湘粤桂黔四省药化工厂巡礼记）》，《药学季刊》
　1943 年第 2 期，第 91—93 页。

酊、番木鳖酊、远志酊、阿片酊、除虫菊花酊、曼陀罗酊等等。① 但这些药品严格定义应该算以国产中草药为主来生产的西药。一如政府鼓励药学专科学校兴设制药厂,以扩大生产及研究中药代替品,内政部也预备拨款百万元,订购必需药品,以应急需,②大体以"代用药"研究为主,而非生产科学化的中药成药。而安顺军医学校药圃的"标本区"有植物标本 400 余种,同时向国内外采购各地特产药苗及种子,其分类方式依据西方植物的知识。③ 在提倡药物"自给自足"声中,该圃"试植区"中主要种植适于高原温带气候的药物,例如亚麻仁、曼陀罗、洋地黄、美鼠李、黄蜀葵、白芥子、黑芥子、小茴香、除虫菊、牛蒡、红花、大麻等十余种药物;除紫花曼陀罗叶和白花曼陀罗叶中的生物碱含量过少,尚待改良外,其他十余种药物在质量、产量上都甚佳,并加工制成除虫菊散剂、酊剂、洋地黄散剂及其他制剂,显见都是西药制品。还有安顺在地数种药物,如蓖麻、薄荷等,并加工制成药品,如薄荷油、药用蓖麻油等,以供应市场。④ 虽然这些药用植物最后都被制成西药,即使是于达准厂长,可能也将中西成药混在一起,认定为是西药。例如他说:有些重要药品若非普通药房所有,则可由材料厂选料自制,以备急需。于达准在"暑药与消毒材料"中举例:"如人丹、行军散、十滴水、漂白粉、漂白精锭、石炭酸等,如向各处药房购备,万一敌方间谍,勾通药商,混入毒物,或不顾信用,缺少成分,伪物出售,此种隐害,诚非浅

---

① 张鹏翀:《军医学校药品制造研究所(附表)》,《军医杂志》1942 年第 2 卷第 3、4 期,第 349—353 页。

② 不著撰者:《平定药价内政部拨款购药》,《经济动员》1939 年第 3 卷第 9—10 期,第 1245 页。

③ 植物标本四百余种的分类方式为:双子叶植物、单子叶植物、裸子植物及羊齿植物。

④ 美枢:《五年来军医学校的药圃》,《药学季刊》1943 年第 4 期,第 171 页。

鲜,各国均由材料厂自制,既可多行制造,又可免敌人之侦悉。"①人丹、行军散的组成皆为复方中药;十滴水、石炭酸等则是西药。亦即,可能于达准认为这些都是西药代用品或西药,而非传统的中药。

在1949年前后都致力于研究药用植物的谭炳杰,在抗战时对中药有很多看法。他认为:"迩来前方抗战将士,需要诸多医药,西药固较完美,但流行疾病、接骨疗伤,中药中亦有不少奇方怪药,可以代替之;而后方民众之保健,同一重要,万一西药不能入口,则将如何以处? 是以军政部军医署第二期战时行政计划实施方案中,有筹设药用植物苗圃之计划也。"②在军医体系中开展的"代用药"之外,谭氏还思考更多可能:不单是药用植物的种植,也将眼光转移到中药的研究上,代表另一种药用植物的思维。

## 五、战时中药的研究

四川是中药的大产地,许多中医努力炼制中药,③当时把中药视为重要利权,认为不能外溢,不单着眼于解决战时药品缺乏问题。④ 药学专校孟目的校长指出:他钦佩中医努力提炼丸散膏丹之努力,但现实是"军医"终究是西医,他们只能照着成方配药,不会使用所谓的代用品,故如何使西药自给,仍是当前最重要的问题。⑤

---

① 于达准:《药学人才对于军阵之重要任务》,《医事公论》1937年第4卷第7期,第3页。
② 谭炳杰:《论药材与四川之出口贸易及国防建设》,《新新新闻每旬增刊》1940年第2卷第25期,第16页。
③ 皮国立:《"非常时期"(1937—1945)中医涉入战争与国难的相关论述》。
④ 于达准:《党参之研究:借为提倡国产药品即为挽救经济漏卮》,《复兴医药杂志》1942年第2卷3—4期,第33页。
⑤ 为民:《增产医药》,长沙《战时经济》1937年第2卷第3期,第17页。

反之，谭炳杰不以"中药代用"为满足，他认为战时西药来源被封锁，西医常感束手无策，"是以国药之代用办法应运而生"，虽然有很多优良的西药，国药并无法代替，但也有不少具有相同疗效之国药可以代替西药；更何况当时单独依靠国药来维持健康的人不在少数，他的思考是以"国药"为出发点。他自陈于 1939 年冬天，看到曾义宇在重庆青年会演讲《抗战中国药代替西药办法》的手稿，指出许多西药其实是国药所固有的，可直接代用，例如大黄、甘松、樟脑、斑蝥、豆蔻、丁香、生姜等。另有许多西药为国药所提炼以应用之，如当归露、贝母精、麻黄精、半夏精、松节油、单宁酸、肉桂油、薄荷精、杏仁油、芥子油。许多西药以国药为基础而配制，例如陈皮酊、豆蔻酊、龙胆酊、大黄酊等。还有西药可以用成分不相同，但引发生理性质相似功用的国药以代替，例如阿司匹林属于解热剂，可用国药发汗解热剂之麻黄、桂枝、荆芥、羌活等代用之；①（金）鸡纳之解热剂可用国药之解热剂如柴胡、银花、栀子、连翘等代替。其他像是西药的催吐剂、健胃剂、消化剂、泻下剂、强壮剂、强心剂、驱虫剂、麻醉剂，都有代用之中药。最后就是与西药化学成分和生理作用都不相似，但是其间接治疗效果相同之国药以代替，例如用附片、桂枝等国药兴奋心脏，可助利尿消肿，或用牵牛、大黄等药泻下，间接可以消除疮疡之发炎和肿胀等症状。②

　　本章并非认为"代用"不对，反而是因为"代用"这个概念的兴起，

---

① 这种疗效的中西对照，在抗战前就已经开始，参见皮国立《"气"与"细菌"的近代中国医疗史——外感热病的知识转型与日常生活》，台北：中国医药研究所 2012 年版，第 138—196 页。

② 谭炳杰：《论药材与四川之出口贸易及国防建设》，《新新新闻每旬增刊》1940 年第 2 卷第 25 期，第 15 页。

使得很多中药的科学研究变得可能。于达准言："年来研究生药，毕生精力，尽瘁于斯，据经验与阅历，深觉中药功效，殊足珍贵。征之新医理论，亦多暗合之处，惜中医用之，仅知其然而不知其所以然也，若以科学方法整理，中国医药学术之勃兴，岂有涯涘！"[①]只是在这个时间点，中医甚少加入研究，潘勉之就指出，在人才方面"罗致散处各方之新中医界之硕学名流，俾集于一处，以主持医校、及化验国药、及集体探讨，更获得新的发明而增加其贡献。因现代医界人才，能贯通中西医学之精华分子，自抗战后，多已内迁散播于四川、云南、贵州、江西、湖南、广西各地，都只过着执业医生的生活，为了各著名的医学校，如上海新中医学院、国医学院、中国医学院等，统统没有迁回后方，以致各院之主持人或教授之新中医界巨子，不得不退而为服务一方的个别工作，对中医教育的进程，因而暂告停顿，这一损失当不容忽视"[②]。即当时的中医大多流散各地，人才不济，很难再进一步有深入的研究，这个历程要到 50 年代后才有进一步发展。[③] 此时的中药研究，多在植物学和生药化学上开展，值得注意。

国药要能有系统整理与研究，先要普及植物学知识。庄兆祥指出："夫植物学（尤其分类学）虽非本草学之全部，犹不失为研究国药之一大利器。无此知识而欲整理国药，与无飞机大炮而谈战争何异？顾人皆对此不甚注意者，则以其徒记草木之名，干燥无味耳，吾人日常之案头花卉，馔中蔬菜以及庭前草木，能一一识其名称，明其功用，亦植物学之初步知识也。"最好能有健全的药草研究

---

① 于达准：《党参之研究：借为提倡国产药品即为挽救经济漏卮》，《复兴医药杂志》1942年第 2 卷第 3—4 期，第 33 页。

② 潘勉之：《太平洋战火光中之国防医药》，《广东医药旬刊》1941 年第 1 卷第 5 期，第 3 页。

③ 皮国立：《上海中医药的发展（1950—1965）——以〈人民日报〉为中心的考察》。

会和实用的植物图谱。① 中央药研所的研究人员,在一份研究报告
中指出:滇产一种植物名白枪杆或根根药,他们发现其皮具有治疗
疟疾和消灭疟原虫之作用,简称新灵树(Sinine tree)。作者除对其
外观、生长特性进行描述外,并对提炼方式进行解说,根皮可作为
疟疾之特效药,根与茎也具有明显的解热作用;此外,安顺军医学
校药圃除试植外,还着手试验土壤肥料,研究药物有效成分之含量
与产量的关系,以谋改良品种,增加产量,②这些都是先掌握植物学
性质,再探索疗效。③ 谭炳杰还提过关于四川省药材种植分布与开
垦建议,认为可依据产地特性来提高中药材产量,以作为药用化学
上的制造原料。④ 庄兆祥则认为要重视清查药草产地与用法,过去
外国学者来中国调查植物,多忽视其功效。他在报刊上分析,过去
中国已有李时珍《本草纲目》、赵学敏《纲目拾遗》和吴其浚的《植物
名实图考》等书,各有偏重和缺失,但已对药物疗效有基础的认识。
现代交通发达,又有这些基础,应该要好好展开药用植物的调查。⑤

　　植物学之外,接着就是生药化学的研究,这样的例子在当时不
少。举例来说,很多的药圃都不单是种植而已。例如"南岳实验药

---

① 庄兆祥:《抗战三年来关于二三医药问题之检讨》,《东方杂志》1940 年第 37 卷第 14
　期,第 23—24 页。

② 美枢:《五年来军医学校的药圃》,《药学季刊》1943 年第 4 期,第 171 页。

③ 刘绍光、张耀德、全慈光、谭世杰:《西南抗战药材之研究》,《全国农林试验研究报告辑
　要》1941 年第 1 卷第 3 期,第 78 页。刘绍光即战前中央卫生实验处下设的化学药物系
　中药物实验室主任。战争开始后,中央卫生实验处药物研究所迁至昆明,依旧由刘领
　导,也对一些中草药进行研究。参见邓铁涛、程之范主编《中国医学通史・近代卷》,第
　454 页。

④ 谭炳杰:《谈谈药材与四川之垦殖》,《新新新闻每旬增刊》1939 年第 2 卷第 18 期,第
　33—35 页。

⑤ 庄兆祥:《抗战三年来关于二三医药问题之检讨》,《东方杂志》1940 年第 37 卷第 14
　期,第 23 页。

圃"内,先用植物学先加以鉴定,再制成生药,先确定真伪后,再提取其中有效化学成分,做定性与定量分析,定其化合物之实验式、分子式及构造式,再制为药剂,补救西药来源之匮乏。① 前述军医学校药品制造研究所报告中就有《关于五倍子制品之制法与其他》,五倍子具有鞣酸蛋白可以作为西药。该报告分析了五倍子的化学成分、浸制法,当时德日等国多用"醚浸法",美国则是用酒精浸制法,浸出液体蒸干后,就可以得到鞣酸,可供药用。② 这与传统中医认为中药要用古法炮制,顺从中药理论的想法有很大的不同。③ 谭炳杰则有《川产大黄之研究》一文,刊载于中央农业试验所的刊物上,对大黄制药的各种可能与疗效,先进行传统中医典籍疗效之探讨,并参酌美日之研究,介绍其化学分析项目,还介绍各种已有的大黄制剂,包括大黄浸膏、复方大黄散、小儿散、大黄糖浆、复方大黄酊,可见当时中药成药种类之多。较有特色的是谭氏重视中医典籍的疗效,不完全以化学成分来看生药。④ 不止研究化学成分,也开发新药,齐鲁大学的薛愚等教授研究木鳖子、川芎、使君子等国药,在使君子水浸膏中获得一种非晶形物,用蚯蚓试之,效力最强,可能是一种外用杀虫药。⑤ 国立英士大学药学系教授许植方因着《国产治痛风药防己乙素构造之研究》一文,还获得当时教育部奖金,报刊报道这是第一次有关中药学著作获得教

① 赵仲云:《在成长中之西南药化工业(湘粤桂黔四省药化工厂巡礼记)》,《药学季刊》1943年第2期,第91—93页。
② 陈新谦:《军医学校药品制造研究所报告:四、关于五倍子制品之制法与其他》,《药学季刊》1943年第2期,第87—89页。
③ 邓铁涛、程之范主编:《中国医学通史·近代卷》,第77页。
④ 谭炳杰:《川产大黄之研究》,《农报》1941年第6卷第25—27期合刊,第509—514页。
⑤ 不著撰者:《新闻动向》,《药学季刊》1943年第4期,第178页。

育部奖项。①

　　还有于达准对于党参之研究，他综合植物学、生药化学和中医典籍三者进行论述，在期刊上发表。他指出药品上党参，学名是Radix Tangshen，有植物学之基本内容介绍，如别名、科名（桔梗科）、药用部（根部）、产地、形态等描述。这些知识很重要，因为市上赝伪甚多，还需辨别真伪。成分方面，该药含有 Saponin 类化合体，"尚无详细化学研究报告"。性味则是味淡泊、缓和、微甘。主治方面更有意思，仿佛是中西医结合之话语，他写道："本品连续服用，能使血液浓厚，红血球与血色素最增加，为补血药，应用于各种贫血症、萎黄病、白血证、恶液质等之血液病，与铁剂、砒剂等参用有良效。本品之用于各种慢性衰弱症，如结核、久疟、脊髓劳、神经衰弱症，及病后产后等，藉以改良营养强壮体力，此外对慢性肠胃病之消化不良、呕吐、下痢等亦奏效。"②该报告还解释党参可治病的医学道理："按贫血之原因，常起于血液性质之变化，即血液之减量并不着明，而赤血球之数及血色素之量则高度减少，多续发并发于各种慢性之疾患，如恶液质、营养不良及慢性衰弱主要症候，仅现贫血症而无其他之症状者，谓之萎黄病，此种贫血之主要原因，为赤血球与血色素之形成不足，其疗法必须包括血色素必要材料之供给与血色素形成之促进。"本品能使血色素形成促进，故为补血剂。

　　在药学证据上，根据动物试验结果：党参能使食肉动物红血球之数目增加，白血球之中性者增多，而淋巴小体者减少，还能使血

---

① 不著撰者：《新闻动向》，《药学季刊》1943 年第 4 期，第 177 页。

② 于达准：《党参之研究：借为提倡国产药品即为挽救经济漏卮》，《复兴医药杂志》1942年第 2 卷第 3—4 期，第 33—34 页。

色素增加。总结党参能以科学的方法制成浸膏，Extratum 酊剂 Tincture 等功效，比一般补药更佳，且征之旧说："党参主补中，益气、生津、和脾胃、除烦渴、中气微虚，用以调补等亦颇暗合。"①在这个例子中，虽然研究方法主体是西方的，但最后也征之传统文献，疗效之相合，仍是一种中西药理的对照。

　　同样，一些研究在进行植物学探讨时，还注意到传统本草典籍的重要性。谭炳杰曾以研究与调查川芎的植物生长特性与疗效来说明。这样的研究通常分成几个部分。首先考证其中西植物学名称与外观形态，并描述其生长特性与气候条件，细致之处还在于描述药用植物的种植方法和管理植物生长之方式。最重要者，即药用植物的成分与提制，根据的报告如：中华医学会和日本、美国等地分析的川芎成分报告，包括挥发油、蔗粉等，还包括黄劳逸和赵橘黄的研究，并分析出川芎的化学成分。报告最重要的一部分是"药理与用途"，作者分析了历代传统本草文献之记载，也统整现代研究，②例如小泉荣次郎《和汉药考》、杜亚泉的《植物学大辞典》、中尾万三的《汉药写真辑成》、沈恩祉的《药物制造调查报告》、谭炳杰的《四川省之药材》和赵橘黄的《现代本草生药学》等二手研究，分析川芎的刺激、兴奋作用；黄劳逸则反将川芎列入镇静剂等，结语当然是肯定川芎之药效，作者认为还可以持续研究其药理学和化学结构，希望能推广于全世界。③ 谭炳杰还作过细致的四川省药材种植分布与开垦建议，认为可以依据产地特性来提高中药材产量，以作为药用化学上

①　于达准：《党参之研究：借为提倡国产药品即为挽救经济漏卮》，《复兴医药杂志》1942 年第 2 卷第 3—4 期，第 34 页。
②　郑曼清、林品石：《中华医药学史》，台北：台湾商务印书馆 2000 年版，第 322—324 页。
③　谭炳杰：《川产芎藭之研究》，《农报》1943 年第 8 卷第 19—24 期合刊，第 233—238 页。

制造之原料。① 这种重视生药分析、二手研究、典籍记载的办法,成为后来中药研究很重要的模式。

庄兆祥指出,中医本草典籍需要好好整理,在战前有关国药之论著甚多,但大部分侧重褒贬两极之词,不深究如何使国药进步与实用。自抗战以来,西药短缺,"国药既为数千年来国人所惯用,苟经加以试验证明其无害人体而有治效者,正宜尽量采用,以维持国民健康而塞漏卮"。他认为西药中的金鸡纳霜和柯加因,原本也不过是野蛮民族常用之原始药品,几经化学提炼后,才变成西药中的珍品;例如驱逐蛔虫的山道年,也是从草药中提炼,如此多的例子,更何况中国本草内的丰富资源,"本草书籍所不载之民间常用药草亦复不少"。总之,国医之所以受忽视,是由于文献知识缺乏整理,国药书籍缺乏系统,载录药物又不为常人所习见,有志学习者,入门时只看到浩如烟海之古书,"古来书籍之难于治理者,如出一辙"。② 他已注意到从典籍中搜寻有关本草的知识,作为研究国产药物的基础,要先经过整理。

不单是想到代用,还要能积极研发各种中药的成分与疗效。《医药改进月刊》一篇文章指出:只要能确实知道中药内部所含之主要和有效成分,就可以提炼出来替代西药。但更进一步,若每遇疾病必用西药或中式西药代用药,就成了一位西药推销员。③ 若用很多仪器去分析出中药的化学成分,不过是"土产洋化"。中药的

---

① 谭炳杰:《谈谈药材与四川之垦殖》,《新新新闻每旬增刊》1939 年第 2 卷第 18 期,第 33—35 页。

② 庄兆祥:《抗战三年来关于二三医药问题之检讨》,《东方杂志》1940 年第 37 卷第 14 期,第 22—24 页。

③ 斯炽:《药学人才对于军阵之重要任务》,《医药改进月刊》1941 年第 1 卷第 2 期,第 3 页。

特点是随地皆产、无须设厂制造、无须包装,有病即有方、有方就有药,不需花一大堆时间、金钱来研究,反而可以替国家省钱。① 这位作者提出的径用中药典籍内方剂处方的想法,在当时的药物研究中仍甚少,大多是中医抱持的想法,而非西医或药师的想法。反而是像对中药研究较为开放,不以代用药为满足的谭炳杰所言,他与中医友善。重庆中国制药厂经理冯志东博士谈话,冯也担任过前中央卫生实验处下设化学药物系中药品实验室主任。冯氏指该厂以制作川产中药为主,其办法是:

> 一方面采取精制,此所谓科学化之制品,将植物药与动物药之精素提出,如麻黄精、大枫子油精、当归油素、贝母、黄连、川芎、虫草、半夏、羌活等药之要素及动物体腺之要素。或将含量过少,而体量过于庞大之药材或方剂,依照化学方法浓缩之,使其效力增大,药性不改,而便于施用。②

由此可见该药厂制药不在生产代用药,而是将原有中药的成分浓缩与精炼出来。更特别的是在复方药部分,"将无机药与有机药之原药材,依照化学方法以提净之"。依照当时《中华药典》或征集其他古今各方、家传秘方,可资根据者,虽未经科学化之证实,确能对于一切疾病卓有特效者,以制成各种剂品。③ 前述军医药圃的制药,多为提取单味中药的成分以代西药,此例进一步以复方的概念,"未经科学化之证实",但又确实在典

---

① 斯炽:《战云笼罩下中国医药的重要性(续)》,《医药改进月刊》1941 年第 1 卷第 3 期,第 3—4 页。

② 谭炳杰:《论药材与四川之出口贸易及国防建设》,《新新新闻每旬增刊》1940 年第 2 卷第 25 期,第 15—16 页。

③ 谭炳杰:《论药材与四川之出口贸易及国防建设》,《新新新闻每旬增刊》1940 年第 2 卷第 25 期,第 16 页。

籍内或民间使用有效者,制成成药,开创了另一种中药复方制剂的可能。

总结以上成果,虽有不少进展,但战争时期还是有一定的限制,当时制药厂普遍只重视成药,其他正常药物的研发少予重视。重庆的中央卫生实验处药理室,由张昌绍主持,他指出:抗战以来对于国产药物的研究,中央政府提倡不遗余力,研究机关纷纷设立,然数年来成效甚微,细察其故,第一是人才和器械因政府西迁而流失,各方研究的重心,多放在国产治疟和治痢的药物,但各机关统属不一、很少联系,以至于有些药物研究已无效,而另一机构还在全力开发的怪象,他建议应由中央统筹药品研究单位,而非各自为政,但是在当时很难达到。[①] 并且,民间的研究仍在持续,但整个中药圃的种植与研究,在国家支持的力道上,随着政府政策的改变而暂告一段落。

自林可胜领导军医学校后,林氏主要的想法是废弃专科和药科。军医学校药科初建于 1908 年,是中国最早的药学专科,已如前述。到 1943 年为止共计培养了 500 多人,但林氏并没有因为这是军医学校的传统科目而加以重视,他忽视张建等人建构药科的努力,让不少人感到反感。在林可胜看来,野战区并不需要药房和药剂师,护士即可担负药剂师的工作,除大型医院的药房外,每个军队没有必要再配备一名药剂师;美国的药物价廉物美,直接购买即可,不需要自己生产药品。[②] 他的想法是,药物生产可以利用民间资源,鼓励民营,因为他们有商业竞争,会全力研究新的方法和技术,易于改进产品而臻于现代化;若为国营研发制药,反而容易

---

① 张昌绍:《战时药物问题》,《实验卫生季刊》1943 年第 1 卷第 1 期,第 12—16 页。
② 张丽安:《张建与军医学校:兼述抗战时期军医教育》,第 421—423 页。

管理失调、弊端百出。① 但这对刚兴起的,可能需要国家支持、规划的国药研究,绝对不利,所以当时即使日本战败,林氏也不愿接收民间药厂给军医、政府单位作为研发基地。并且,美援也不支持设立药厂,直接买美国药物就好,何必自制或寻找代用药? 再加上林氏运用他在美国之号召力与声望,促使美国医药援华会提供大量医药给中国,②到抗战后期,药品已不虞匮乏,各式新药品如磺胺片、疟涤平、扑疟母星大批运至中国,③皆导致政府研究代用药的动力降低,当然会影响最基本的中药研究。此外,在美国的军医系统内没有专门的药科,林可胜仿照美国系统打造的"国防医学院",自然也就没有给予药科相当的重视。1945 年教育部医药研究所及军医署制药研究所,已奉命裁撤,④1947 年药学本科更被降等为专科,全国药科学生联合会和军医学校药科学生开始请愿、罢课。在庞大的声势之下,最终到 1949 年,"国防医学院"药科与医、护、牙科并立,师资才绝大部分恢复原班人马。不过高层中,原军医学校校长张建的左右如张鹏翀也离职,原来药学发展的基础难以延续。⑤ 战后这样的理想更难实践,因为随即内战爆发,创新的国药研究也暂时蛰伏,等待国家的重新整合。

---

① 陈韬:《记林可胜先生二三事》,何邦立主编:《林可胜:民国医学史上第一人》,台北:梁序穆暨许织云教授基金会 2017 年版,第 307—308 页。
② 张朋园访问,罗久蓉纪录:《周美玉先生访问纪录》,台北:"中央研究院"近代史研究所 1993 年版,第 100 页。
③ 熊秉真访问:《杨文达先生访问纪录》,台北:"中央研究院"近代史研究所 1991 年版,第 34—35 页。
④ 不著撰者:《消息一束》,《药学季刊》1945 年第 9—10 期,第 333 页。
⑤ 施彦:《林可胜与民国现代医学的发展(1924—1949)》,新加坡国立大学中文系 2014 年版,第 214—215 页。

# 六、结论

本章先透过抗日战争时期制药业情况的鸟瞰,再谈到整个国产制药、代用药和国药概念的复杂性,再论到相关中草药的种植、研究等等。总体而言,可以说战争促成了国药种植与研究的开展,但随着战争结束,这样的尝试也因着各种主客观条件而终止了。战争的压力,使得制药人员和研究者注意到外国如美日都不断研究中药,若可于大后方川康荒区设法种植药物,既增加垦殖,又可利于经济、补医药之不足,增加研究材料,[①]传统中药一跃而上科学制药的舞台。而究其性质,其研究不是立基于传统中医理论,而是开创一种植物学、化学研究中药的可能;"国产药物"和"国药"两个既有融合却又冲突的概念,在中西医论争相对激烈的 30 年代后展开,仍给了传统中医史研究一个很不一样的视野。

这些研究中药的非中医学者,并非没有重视传统典籍,事实上正文中也有不少例子说明他们已重视本草典籍的整理,只是当时典籍浩如烟海,战时用药的急迫性又迎面而来,实在无法深究。这一点于达准也注意到了。他在一篇文章后面写到该文落笔于"灵山伯劳新中医药研究室",为了提倡中药,特于西医杂志内转载全文。他谈道:"提倡国产药品,正为挽救经济之漏卮,不特能救民众于贫病交逼之中,复能发掘国家固有之宝藏。"于达准认为,当时对于中医药的研究侧重科学,科学方法最适合探讨生理病症,但对于"气化上之变化疾患",尤其是传统中医"气"的推理,则又非所谓科

---

① 谭炳杰:《论药材与四川之出口贸易及国防建设》,《新新新闻每旬增刊》1940 年第 2 卷第 25 期,第 16 页。

学方法所可测度。故当时药理研究报告中对医理之陈述,"无非俱为形质上立论,而于化学之变化中之气化,不易兼提并论也。是欲藉科学以药物对病理之化学变化以折衷,又为难矣!"①于氏之言,没有贬抑中医医理之意,只是认为用科学方法来研究中药和中医医理之整合,仍有困难,正如对当时生产与研究的军医单位而言,所谓研发替代西药仍是"西药",而非中医的中药,背后中医的医理并没有在此时被重视,"国产药物"仍是一种经过西化后的制药概念。而犹为可惜之事,乃中医方书内大量的复方药剂之研究还未开展,虽有被注意到,但这段时期还是以单味中药的研究比较广泛。

虽然如此,这段历程对现代中医之发展仍有极大的启发。大量中药开始被透过植物学的再检视、化学的实验分析,进而被提炼、创造成各种新成药,即便它仅是"代用",却也证实了一定的"有效",对中草药本身的研究或对中医治疗者而言,无疑是项突破与创新。虽然,这个历程亟须国家级单位或经费的协助,而军医系统内的药科与药学研究在 1945 年时被短暂停了下来,令人扼腕,但整个研究方法已持续开展。此时忽视中医理论与民间用药经验的搜集,在后来的中医史研究中,皆已被逐渐克服、逐一实践;而药圃本身就是根据地理特性种植的当地药材,这个基础使得中国大陆中医五六十年代的中药科学研究得以持续并创新,而走出一条与"代用药"不一样的"国产药物"思维。本章不宜再多谈,以待后续更深入之研究。

---

① 于达准:《党参之研究:借为提倡国产药品即为挽救经济漏卮》,《复兴医药杂志》1942年第 2 卷第 3—4 期,第 34 页。

# 第六章　抗战时的群众卫生与政治动员：以陕甘宁和晋察冀抗日根据地的中医药政策为例

## 一、前言

抗日战争全面爆发以来，全国各地陷入苦战，军民生活陷入痛苦，物资尤其缺乏。所谓国统区的情况，已是如此，若在共产党统辖下的边区，原本经济与开发就不如四川大后方，加上日军的胁迫，国民政府物资支持不到位，情形更是雪上加霜。笔者关切中医与战争的关系，以及抗日战争中卫生和医药之发展，已有一段时间。[①]笔者还希望关注边区的中医药状况，一方面作为对照，另一方面也完整笔者有关中西医历史和政治动员的相关研究。本章以陕甘宁和晋察冀抗日根据地为讨论中心，以边区核心和游击战前线两方的对照，大体可以完整剖析当时共产党方面中医药发展的历史轨迹。

在如此缺医少药的环境内，人民面对疾病和战争伤害的威胁相当巨大。据统计，抗战中晋察冀军区，因传染疾病死亡人数比作

---

[①] 皮国立：《"国药"或"代用西药"？战时国产药物的制造与研究》，《中医药杂志》2019年第30卷第2期。

战死亡人数高出五倍。① 据 1944 年统计，当时边区最流行的疾病是由于饮食的不卫生而带来的伤寒、痢疾、吐黄水等病。后者是相当有特色的地方病，根据 1944 年 6 月 3 日《解放日报》记载，当时延安县一带爆发"吐黄水症"，据各医疗队调查显示，妇女较男子要多出两倍，且 20 岁至 30 岁之青壮年男女为数最多。考其得病原因，主要由于饮食不慎，特别是吃生冷的酸菜和炒得不熟的死猪肉最易发生。一般统计，未经过治疗的病人死亡率占 98%（60 人中仅 1 人未死），而经过医疗者死亡率则降至 20%。② 可见边区的死亡率高，不是因为疾病难治，而是因为根本没有像样的医疗。一般产儿多得四六风而死，或因百日咳、感冒而转成的肺炎和卖扫帚（痢疾）。1944 年 4 月延安市第二次卫生委员会上各区长的报告中，妇女大半死于跌身子、产后风、产后淌血不止；大人是死于急性发热的传染病（伤寒、斑疹伤寒、回归热、感冒肺炎），还有慢性病如肺结核。百姓还有一个大问题，就是常常无后，婴幼儿养不活，妇女不是不育，就是有妇科病。她们生产时要坐灰土，坐三天，不许躺下，不许睡，不吃鸡蛋和其他营养品，光喝米汤；这些封建迷信和不卫生的现象与习惯还残留在民间，如平时不洗澡、不洗脸、不常换衣服；有了病，也不找医生看，而是求神拜佛，以致人口的生殖率虽然并不低，但死亡率也很大。③ 许多婴儿的脐带是用嘴咬断的，或是用桃秫（高粱）秆皮或碎瓦片割断的，小孩老是闷在窑里不敢晒太阳，常

① 胡宁：《晋察冀军区抗日战争中药材工作部分回忆》，《晋察冀军区抗战时期后勤工作史料选编》，第 732—733 页。

② 不著撰者：《边区防疫委员会集会总结医疗队下乡工作》，甘肃省社会科学院历史研究室编：《陕甘宁革命根据地史料选辑》第五辑，兰州：甘肃人民出版社 1986 年版，第 342 页。

③ 不著撰者：《从速开展边区卫生工作》，甘肃省社会科学院历史研究室编：《陕甘宁革命根据地史料选辑》第四辑，兰州：甘肃人民出版社 1985 年版，第 357 页。

有营养不良、痢疾、寄生虫和肺炎等病。还有许多难民,在旧社会里,过着饥寒交迫的生活太久了,早已种下病根。很多是得了慢性病死的,例如肺结核、心脏病。① 综合可见,主要是防疫、妇婴卫生等问题;边区甚至还有不少地方依旧人畜同居,要吃苍蝇爬过黏附的"黑饭",种种卫生落后惨况,②都显示推展现代卫生与医疗对该地之重要性。③ 学者已注意到这些现象,并已有一些二手研究可以参考:王元周探讨抗战时期根据地的疫病和群众医疗卫生工作的各个面向,已给本章一个大方向的指引,④温金童也已针对陕甘宁边区中西医合作进行梳理。⑤ 本章在这些基础上,加入了晋察冀边区的数据,进一步想要探讨当时边区在"人员"—中医与"物资"—中药的动员上,呈现哪些特色?⑥ 除从不同角度切入,了解中共地方动员的特色外,也探讨中医药史在整个抗战中所扮演的角色。

## 二、中药材的政治动员

中药之所以会成为政治动员中的重要物资,其背景就是边区

① 傅连暲:《群众卫生工作的一些初步材料》,《陕甘宁革命根据地史料选辑》第五辑,第284—286页。

② 裴毅然:《红色生活史:革命岁月那些事(1921—1949)》,台北:独立作家2015年版,第308—316页。

③ 不著撰者:《文教会上刘景范同志总结报告普遍发展卫生医药》,《陕甘宁革命根据地史料选辑》第五辑,第473页。

④ 王元周:《抗战时期根据地的疫病:流行与群众医疗卫生工作的展开》,《抗日战争研究》2009年第1期,第59—76页。

⑤ 温金童:《试析抗战时期陕甘宁边区的中西医合作》,《抗日战争研究》2010年第4期,第114—121页。

⑥ 另一可以参考但略为简略的是朱建平、张伯礼、王国强:《百年中医史》上册,第327—337页。

的交通不便,运输困难。这是在物资缺乏的情况下,加上日本、国民党的封锁所致。抗日战争一开始,边区政府还会到外面购买药品,但经常受到扣留。在人员方面,国际人士如马海德(George Hatem),是第一个来到陕北苏区的外籍医生。1936 年春,宋庆龄依照中共中央的嘱托,委派马海德和斯诺一同前往苏区,马氏并于1937 年加入中国共产党。他经常向宋庆龄汇报边区的医疗卫生状况,由宋努力设法为边区争取医疗卫生物资援助,马氏还担任边区的卫生顾问。[①] 不过,就以捐助的物品而言,根据参与边区卫生部工作的马寒冰(1916—1957)回忆,1938 年之际还可顺利收到正义人士捐助的物品,但当"反共"浪潮高涨时,捐助就很难到位。例如香港"保卫中国大同盟",曾捐助和平医院及其分院一年医用品高达 6 吨以上,几经交涉,蒋介石批准放行,但药品抵达宝鸡之时,地方政府又扣留。正因为如此,关于药品补给问题,还是必须思考自力更生为主,采购及国内外慈善团体之捐助,仅能作为辅助而已。[②]有时除军区配发之外,也会设法至北平、保定等敌占区购买一部分,但日军对医疗器材控管严格,相当危险;或是委托商人大户去县城买药,因有钱人购置大量药品,可能比较不会遭受怀疑。[③] 据胡宁回忆,晋察冀边区的药品,一开始都是从延安过来的部队携带,1940 年赵磊然随叶青山部长赴延安领来一批,还有少量是国际友人支持的。如白求恩大夫带来的美制批克小型 X 光机,是晋察

---

[①] 有关这些前来边区的人士,可参考崔玉军《抗战时期到访延安的美国人及其"延安叙事"》,《齐鲁学刊》2017 年第 5 期,第 33—50 页。

[②] 马寒冰:《陕甘宁边区军事系统卫生工作概况》,《陕甘宁革命根据地史料选辑》第四辑,第 637—641 页。

[③] 马伦、孙希同:《回忆冀中军区第七军分区"五一"反"扫荡"斗争中的医疗收容工作》,《晋察冀军区抗战时期后勤工作史料选编》,第 621 页。

冀边区仅有的一架,但远远不能满足部队的需求,仍只能选择自力更生。[①] 1941 年 11 月 16 日《解放日报》甚至批评:国民政府从抗战军兴后,就未曾发给任何药物(一丸一片),因此药物困难是当前最严重的问题。自力更生之道就在于如何采取中药,加以科学的制造,使其适合于今日药物困难中的需要,当时化学制药厂就在这样的环境中建立起来的。[②]

在日军的封锁方面,最严重的状况发生在 1941—1942 年,日军在晋察冀边区展开扫荡、围困。白求恩卫生学校的一部分教员和学生被迫转移至延安,于 1943 年 3、4 月间,学校缩编并迁移到阜平县大台村;令筹建神仙山(河北省保定市阜平县)小根据地,以便有危急情况时可以迅速转移。在这种情况下,人员与药品常常被分散,为躲避日军搜山,必须学习临机应变。当时统计各种内科病大概以痢疾、疟疾、伤寒、斑疹伤寒、回归热、流感、各种结核病为大宗,[③]在如此困难的环境下,西药和一些器材都感到缺乏,故须强调中西医药结合,甚至在无法补给的情况下,只能就地取材,运用中药或军区制药厂生产之中药,降低对西药的需求。[④] 当然,我们不能忽略,在华北、西北地区本来就有不少地道中药材,例如刑竹林等人回忆:"神仙山里有不少中草药,如常山、柴胡、茯苓、大黄等,大家经常在战斗空隙自采自用。因来源较广,除当时使用外,还积

① 胡宁:《晋察冀军区抗日战争中药材工作部分回忆》,《晋察冀军区抗战时期后勤工作史料选编》,第 733 页。
② 马寒冰:《陕甘宁边区军事系统卫生工作概况》,《陕甘宁革命根据地史料选辑》第四辑,第 637—638 页。
③ 刑竹林、程间:《一九四三年秋反"扫荡"中的白求恩国际和平医院》,《晋察冀军区抗战时期后勤工作史料选编》,第 630 页。
④ 裴慈云:《中西医合作的几个问题》,《陕甘宁革命根据地史料选辑》第五辑,第 421 页。

存了许多,下山后还用了很久。"①也就是说,就地取材利用中药材,还可以供应其他地区。从 1943 年 5 月 27 日边区政府颁布的《陕甘宁边区战时管理进出口货物及过境物品暂行办法》内可以发现,该办法规定"凡进口货物分为允许、特许、禁止三种"。西药属于特许进口,而允许出口的货物主要是边区特产如食盐、皮毛、中药及其制品,可见中药材相当充足,可销售至边区之外。②

　　基于这样的环境和外在压力,逐步形成了中药开源、西药节流的医药政策。举例来说,据叶青山回忆,晋察冀军区卫生部成立时,除司令部设有卫生所以外,军区机关及所属单位都没有医院和其他医疗机构。在组建军区机关时,八路军总医院第二所,整建为该军区后方医院,直属卫生部指挥,以廖明亮为院长。当时未解决药材问题,采用开源节流法,一方面号召大家节约使用,纱布、绷带、脱脂棉要反复消毒洗净后反复使用。军区首长则拨款派人到敌占区购买药品,还通过五台县抗日动员委员会主任宋邵文和秘书长娄宁先介绍,于 1937 年 11 月和 1938 年 9 月两次到国民党第二战区指挥阎锡山故乡河北村爱卿医院购买药品敷料。西药缺乏时,就上山采集中药,成立制药所,自制中药,并于医院内开展一些针灸、拔火罐等疗法。③ 1943 年秋反日军扫荡中的白求恩国际和平医院内,治疗疟疾、痢疾常用常山疟疾丸、痢疾丸;治疗回归热除极少数用 606 注射外,大多数用红汞静脉注射;

① 刑竹林、程间:《一九四三年秋反"扫荡"中的白求恩国际和平医院》,《晋察冀军区抗战时期后勤工作史料选编》,第 630 页。

② 黄正林:《陕甘宁边区社会经济史(1937—1945)》,北京:人民出版社 2006 年版,第 463—467 页。

③ 叶青山:《晋察冀军区卫生工作组建经过》,《晋察冀军区抗战时期后勤工作史料选编》,第 581—583 页。

关节炎除服阿司匹林等解热镇痛药外，普遍采用简单的理疗，如沙袋热敷、热水浴、针刺等，以降低对西药的依赖；对营养不良的伤病员，除尽量改善伙食外，普遍服用大补丸，即可能是中药制成。[①]

高度应变能力也在这样的环境中被养成，卫生人员在面临日军清剿、扫荡过程中锻炼了各种临机应变的能力，并寻找各种可以取得、分配药材的方法。据言，"当时用以抗炎、消毒的药品，既没有磺胺，更没有抗菌素，就是雷夫奴尔也很少见。主要是用些碘酒、食盐水、漂白粉水擦洗伤口。发烧感冒咳嗽，主要是用阿司匹林、非纳西丁、皮拉米洞、拖氏散等。敷料、裹伤包、三角巾、多头带、防毒口罩、夹板等都是自己制作。手术器械多是旧品，有时用剃头刀消毒后代替手术刀，木工锯、钢锯代替骨锯，有的看护员用竹子制作镊子，用牛皮纸刷上一层胶水代替胶布。那时我们还成立了一个中药社，从安国县城和农村私人开业的小药铺、诊所内买些中药和其他药材来作补充"。后来，为方便各卫生医疗单位的药材补给，卫生处成立了四个药材供应小组和数十几个补给点，大部分都设在野外；药材的储存、保管要注意防潮、防盗，分发的工作则都在夜间进行，每个卫生药物工作人员都练出一套基本功，在夜间没有灯光的情况下，不能出错。[②]

而这些开源节流的策略，广为人知的故事之一就是杜伯华的故事。杜氏青年时随父亲学中医治病，1931年于吉林榆树县开办一所"华昌药房"，在当地小有名气，并帮助吉林义勇军抗日。1935

---

① 刑竹林、程间：《一九四三年秋反"扫荡"中的白求恩国际和平医院》，《晋察冀军区抗战时期后勤工作史料选编》，第630页。

② 马伦、孙希同：《回忆冀中军区第七军分区"五一"反"扫荡"斗争中的医疗收容工作》，《晋察冀军区抗战时期后勤工作史料选编》，第619—621页。

年为躲避特务追捕离家前往北平,不久加入共产党,他在1940年
被任命为晋察冀军区的卫生部副部长。杜氏对自制药品很有兴
趣,他主导制造的药品,甚至远销平津、晋冀鲁豫、晋西北等地,一
方面支持友区,也用敌伪的钞票购买化学药品和医疗仪器。① 根据
游胜华(1913—1996)回忆:杜氏运用边区的土产原料,制造出廉价
的药品。他教育当时医务工作者使用中药之技术与理论,走自力
更生与中药"西化"之途径,要瓦解敌人的封锁。② 他对医务事业的
贡献还有:扩大军区材料厂,改善制药方法,使药材场步入科学与
组织化,享有"卫生部门弹药库"的美名;他还协助指导各分区材料
厂之建立,统整购买与制造工作;提升药品质与量,严审处方与成
分,力求药效确实。在他努力的故事中,运用中药本身就是一种政
治动员:"发动群众创造了许多良方——他把自己过去诊病的丰富
经验,完全应用到实际工作中。"并且大量采用中药,治好病员,致
力于研发中药防疟疾、痢疾的药物,"使中药在病员中发生极大的
效力和应有的信仰。而且,这样做更克服了严重的西药来源不易
的困难"。③ 1941年8月,杜伯华病逝,6月23日《抗敌三日刊》刊
载杜氏的文章《科学地大量运用中药》,论述了中医药的价值与革
命的态度,发扬中医药成为一种正确的态度。④ "学习伯华同志的
作风",成为一种政治宣传,他被认为是一位"军政兼优"的模范干

---

① 游胜华:《百战驰骋扶伤恤、勠力同心军民间——忆抗战时期晋察冀军区卫生工作片
　　段》,《晋察冀军区抗战时期后勤工作史料选编》,第594—595页。

② 游胜华:《向杜伯华同志学习(1941.7.22)》,《晋察冀军区抗战时期后勤工作史料选
　　编》,第470页。

③ 游胜华:《向杜伯华同志学习(1941.7.22)》,《晋察冀军区抗战时期后勤工作史料选
　　编》,第471—472页。

④ 北京军区党后勤部党史资料征集办公室编:《晋察冀军区抗战时期后勤工作史料选编》,
　　第400—401页。

部,被大力宣传,还有他独特的作风,包括倾听病人意见、诊断确实、解释详细、和蔼可亲,而且"对于中医是有着高深的理论修养和诊断经验的,但他绝不保守,绝不固步自封,他对西药也下了一番研究的功夫,他接受了西药的长处以补中医之不足,并把中医不合理的部分扬弃了。他说:'我们接受祖先遗产,是要批判地取其精粹合理的部分。'他是最能崇拜科学接受真理的"。① 可见研究中药的态度,但又结合科学观,甚至中西医结合等概念,都在这个时候被赋予强大的正确性。

有关运用中药的具体训令方面,主要就是开发代用药品之策略。1940 年底,中共陕甘宁边区第二次代表大会计划有步骤地研究中药、开办中医训练班、发展制药厂。② 1941 年 2 月 20 日,聂荣臻和游胜华在《关于自制代用药品问题的训令》内指出,西药购买已成问题,必须自力更生。当时军区作出的决策为:"凡有自制代用药品者,则不再购买西药。"更重要的是"各级干部、医务人员克服'非西药不能治病'的错误观点,提倡自制、使用代用药品"。③ 同样的,关于与开展民众医疗卫生工作有关的"药品问题"指示内有"各级干部思想上应提高用中药医治疾病的信心"。通过商店、合作社,发动与组织群众开展采药运动,把边区土产药材加以炮制,除供给内地使用外,并可组织出口,换回川、广药材,解决药品困难

---

① 游胜华:《向杜伯华同志学习(1941.7.22)》,《晋察冀军区抗战时期后勤工作史料选编》,第 473—474 页。

② 不著撰者:《中国共产党陕甘宁边区第二次代表大会关于开展卫生保健工作的决议(一九三九年十二月)》,中央档案馆编:《陕甘宁边区抗日民主根据地》文献卷下,北京:中共党史资料出版社 1990 年版,第 470 页。

③ 北京军区后勤部党史资料征集办公室编:《晋察冀军区抗战时期后勤工作史料选编》,第 400 页。

问题,降低向外购买药品的比例。[1] 此外,在《关于自制代用药品问题的训令》一文中,还可以看出当时已有的代用药,包括以边区土产原料炮制之各种药品,例如黄芩碱、安替菲尔林、解暑散、退热灵等解热药,附桂理中丸等强心药,利尿速、消水灵等利尿药,乌罗托品等防腐药,通下丸、蓖麻油、硫苦、硫酸钠等通下药,骨灰末、单那尔宾、肠斯宁、肠乐儿、抵痢散等收敛药,大黄酊、龙胆酊、陈皮酊等健胃药,乐眠那尔等镇静药,镇咳宁、杏仁水、远志酊、痰咳净、肺灵机、托氏散等镇咳祛痰药,痛必停、痛必灵等镇痛药,保尔命、生命素、大补丸等强壮药,经便通、芦荟铁丸等妇科药,补疟定、疟特灵等止疟药,虽以技术设备所限,提炼尚不纯良,外观不若舶来西药之精致,但所采用之原料亦多含有西药成分之原料,或按中医验方所配成,且屡经试用均极有效。此外,像是有自制代用药,不再购买西药者,如阿司匹林、撒里披林、杨曹、撒酸、安息香酸、狄午雷汀、乌罗托品、人工盐、加斯加拉、硫苦、硫酸钠、蓖麻油、单那尔宾、次盐酸、稀硫酸以及各种所谓“万能的补药”等均禁止购买,否则不予报销。若无代用药者,则应积极设法购买。整份训令说明,代用药虽外观不佳,甚至有人拒服,认为不是西药,应纠正此偏见,医务人员须从研究自制药品之用法上提高自己对于使用自制药品的信心。[2]

在确立了这些制药方针后,1941 年 9 月时,边区医药界人士数百人还成立“陕甘宁边区医药学会”,推选林伯渠为会长,金茂岳为副会长,傅连暲、鲁之俊、马荔、马海德、黄树则、龙在云、李志仲、利瓦伊

---

[1] 不著撰者:《晋察冀边区行政委员会关于开展民众卫生医疗工作的指示(民字第二十九号)》,《晋察冀军区抗战时期后勤工作史料选编》,第 547 页。

[2] 不著撰者:《关于自制代用药品问题的训令》,《晋察冀军区抗战时期后勤工作史料选编》,第 453 页。

桢、王斌等人则为干事，虽主要以西医药学家为主体，但当月即讨论要加强边区地方性疾病之研究，进行边区医务人员之调查，加强卫生宣传，并积极开展营养和中药等相关研究。① 至于晋察冀边区的"自然科学界协会"则于 1942 年 6 月成立，1943 年举办第一次代表大会报告中提出"自制药品，逐渐走向自给自足"，"建议政府颁布法令，广征民间有效验方"；该会有关决议案部分，则提出了"团结本地医生，推广土药制造法"。② 相关学术团体之成立与研究方向，也都揭橥了研究、开发中药的政策。连国际人士马海德也以他广博的医学知识和临床实践经验，提倡自力更生建药厂，推广中医药疗法，探究当地土方、土药的疗效，弥补西医、西药之不足，③甚至对边区护士也教育"应该积极研究采用中药"。④ 1941 年 6 月，中央军委指示卫生部门工作的原则中指出，关于药品之购买与分配，需要统一管理，注意节省与代用。其他如"中药代西药要求提高质量，不要只注意数量""不要购买无益的药品（补品），例如维他赐保命等"⑤则是购买、制造药品之原则，而制药的质量，必须检验，各公私药店所配制的药品，必须呈交卫生处，经由卫生处检验核准，方得发卖。⑥ 并呼

① 不著撰者：《边区医药学会研究地方性疾病》，《陕甘宁革命根据地史料选辑》第四辑，第 609 页。

② 不著撰者：《晋察冀边区自然科学界协会第一次代表大会纪录》，《晋察冀军区抗战时期后勤工作史料选编》，第 536—537 页。

③ 中共中央统战部、陕西省委统战部、延安市委统战部编著：《延安与中国统一战线》，北京：华文出版社 2004 年版，第 280—285 页。

④ 北京军区后勤部党史资料征集办公室编：《护士节与我们的护士（1941.5.15）》，《晋察冀军区抗战时期后勤工作史料选编》，第 467 页。

⑤ 不著撰者：《聂荣臻司令员在军区卫生会议上的讲话（结论）》，《晋察冀军区抗战时期后勤工作史料选编》，第 493 页。

⑥ 不著撰者：《边区政府委员会议讨论卫生工作》，《陕甘宁革命根据地史料选辑》第四辑，第 432 页。

吁：“药品困难，除设法自制外，在购买药品时应大批购买特效的与普通的药品，过去时常买补药及稀贵药品的习惯应纠正之。”①故总体而言，对于中药的利用和改造，逐渐可以用边区土产的原料，制成种种中西药品；“必须有计划的研究、培植、采挖和制造边区土药及制造其它外来中西药的代用品，在可能条件下组织群众的医药合作”②，使比较普通的药品都有了自给的可能。③

在生产的同时，边区政府也希望使中医、中药逐渐科学化，这是采用中药的另一个目的。在这些政策下，边区药厂生产的药品，可以借由一些统计与介绍看出端倪。在广州、武汉相继失守后，共产党军队对外取得药品更加困难，还有与国民党之间的摩擦，加上敌后游击战日益激烈，伤员大量增加，药品的需求量也大大增加。幸好边区有出产上百种中药材，例如麻黄、大黄、党参、甘草等等，其中甘草的年产量甚至达 1 000 万斤以上，故边区得以组织专家研制成药，补西药之不足。④

在这样的背景下，各种新药厂成立。1938 年筹办之八路军制药厂，由国际友人兰道尔大夫捐助，开办时曾指派李强桢赴西安购买器材原料，来年即于关中赤水县建立制药厂（对内称十八集团军化学制药厂）。在厂长之下，设西药部、中药部、材料部、教育部。草创时设备简陋，仅有技师 2 名、工人 10 名、学徒 16 名，后来药厂

① 不著撰者：《中央军委关于卫生部门工作的原则指示(1941.06)》，中央档案馆编：《中共中央档案选集(1941—1942)》，北京：中共中央党校出版社 1991 年版，第 142 页。

② 不著撰者：《关于开展群众卫生医药工作的决议》，《陕甘宁革命根据地史料选辑》第五辑，第 511—513 页。

③ 艾思奇：《抗战以来陕甘宁边区文化运动的成绩和缺点(一九四〇年一月六日)——(二)》，中央档案馆编：《陕甘宁边区抗日民主根据地》文献卷下，第 433—434 页。

④ 房成祥、黄兆安主编：《陕甘宁边区革命史》，西安：陕西师范大学出版社 1991 年版，第 89—90 页。

迁至延安两河口,规模逐渐扩大,又在定边开设制药分厂。主制药厂内先后购置压片机 6 架,搅拌机、振荡机、压榨机各 1 部,大型蒸馏锅 1 个,弹棉机 1 部,化学测试仪器 1 套,还购买医药书籍和其他图书 300 余册,并添购大量的中药原料。1941 年,八路军制药厂迅速发展,仅秋季完成的生产量包括丸片剂壮尔神、汗必灵、咳利痰尽等药品 20 余种、6 000 余磅;[①]尚有注射剂葡萄糖、盐化钙、福白龙、安那加等 1.4 万支;其他药品如酊剂杏仁水、小苏打、碳酸镁、沉降碳酸钙、人造自来血 1 600 磅,脱脂棉 2 000 余磅。1942 年因制药原料受封锁,开始以边区植物制药,成立研究室及药科学校,招生两班,带有学校性质。试验从边区中药中提制西药成功,如樟脑溶液、葡萄糖、大小苏打等,其他如肝制剂、碘化钠、流肝肠线等仿制亦成效。[②] 而在人员与器械方面,该年已有各类人员(包括技师、管理人员、工人和学徒)120 人;设备包括丸筛 6 副、注射剂制造工具 1 套、弹花机 1 架、压片机 4 架、酊剂漏桶 2 个;全年可生产注射剂 1 万盒(每盒 10 支或 5 支),中药 2 万磅,其他酊剂、散剂 50 磅,脱脂棉 2 000 磅。[③]

1943 年春,中共中央军委卫生部将该厂移交给陕甘宁边区联防司令部,厂名改为"陕甘宁晋绥联防军卫生材料厂"。1944 年制成的新药有:(1) 葡萄糖,用洋芋淀粉制成,以前只能做粗制

---

[①] "壮尔神"是一种中药的滋补强壮剂,成分有:黄芩、当归、人参、白术、柏子仁、远志等等,功效安神、健胃、补血。引自武衡:《延安时代科技史》,北京:中国学术出版社 1988 年版,第 349 页。

[②] 西北局调查研究室:《陕甘宁边区经济情况简述(节选)(1948)》,陕西省总工会工运史研究室编:《陕甘宁边区工人运动史料选编》上册,北京:工人出版社 1988 年版,第 49—68 页。

[③] 黄正林:《陕甘宁边区社会经济史(1937—1945)》,第 400—401 页。

品内服用,当年已可供注射用;(2)小苏打,用马牙碱作原料制成;(3)肝脏制剂,注射补血液,经医院检验效果良好;(4)肠线,由羊肠抽出的纤维素,作外科缝合线用;(5)碘化钠,为解凝剂;另外制有治皮肤、疥疮等新药。到 1944 年 5 月,制造药品已达200 余种,根据当时的统计,部队中使用该厂的药品平均占 86%。八路军总司令朱德曾给予高度评价,他说:"你们的药厂已建立起来社会主义前途的基础,是科学做基础的,又采取了陕北落后的地点和条件,利用新旧兼用,中西并用的发展,是最实际和最有前途的。"①

　　其他各地都有相关的制药厂成立,大抵皆有运用中药来制成成药,本质多是"中药西制"。② 例如 1940 年 2 月另有边区"卫生材料厂"之创办,③主持人是药学专家令狐野,该厂归民政厅卫生处支持经费和领导,主要任务是利用中药材制成丸散,④及制造部分卫生器材。还生产有药用纱布、防毒口罩,以及剪子、刀子等。⑤ 新四军也有自己的制药场,设备不足就秘密到上海购置,原料不足则发动军民采集中药。⑥ 晋察冀军区首任卫生部部长叶青山回忆,1939年 7 月,该军区也成立制药厂(开始叫材料厂),时任抗日军政大学

① 黄正林:《陕甘宁边区社会经济史(1937—1945)》,第 399—402 页。

② 陈孝文主编:《中国人民解放军后勤史资料选编·抗日战争时期》第六册,北京:金盾出版社 1992 年版,第 332 页。

③ 1940 年建成的边区卫生材料厂,于 1941 年与光华制药厂(合作社)(1939 成立)合并,其管理部门是建设厅。黄正林:《陕甘宁边区社会经济史(1937—1945)》,第 399 页。

④ 房成祥、黄兆安主编:《陕甘宁边区革命史》,第 89—97 页。

⑤ 雷云峰:《陕甘宁边区史·抗日战争时期》上,西安:西安地图出版社 1993 年版,第 164—170 页。

⑥ 吴中和主编:《中国人民解放军后勤史简编本》,北京:金盾出版社 1993 年版,第 91 页。

卫生处司药长的胡宁回忆：晋察冀军区卫生部在山西省五台县耿镇河北村组建，各大单位及各分区均设有药材机构或药工人员。1941 年至 1943 年间，军区卫生部材料科改称药材科，科长郭晓霆，科员有张曼君、胡宁、李健，司药长蔡云宵。1943 年秋季，冀中"五一"反扫荡以后，冀中军区与晋察冀军区合并，药材科科长段勋令。① 至 1940 年秋，制药厂发展到 130 余人，能生产丸、散、膏、丹和一般常用西药、酒精、敷料等，初步保障了伤员救护医疗工作的需要。② 1939 年 3 月，一位年轻的归国华桥梁金生（1906—1946），曾为职业中医、开药店，对中医药有研究。他在边区提议设立中药生产合作社，受命成立延安光华制药厂，并任厂长。梁氏致力于开发边区药材精制成各种药品，运用科学方法研究改进中医。③ 光华制药厂运用边区原料炮制而成的药品主要有：止咳丸、补脑丸、八路行军散、保婴丸、痢疾丸、平胃散、退热散、调经丸等十几种中西药，④而其经营的药厂，乃合作社形式，则是当时药厂、药材与军事、人民生活之中介。又根据马伦、孙希同的回忆，1943 年环境逐步好转，为了保证药品的供应，在冀中军区第七军分区卫生处的领导下，由司药长王洁斋负责，重新组织该区制药组。初建地点在安平县杨各庄，组长王化卿，工人 15—20 人。开始由于人少、设备不全、原料又困难，只能生产一些蒸馏水、救急水、部分中药酊水剂、丸散制剂等 15—20 个品种，产量也不大。但是在当时来说，还是

① 胡宁：《晋察冀军区抗日战争中药材工作部分回忆》，《晋察冀军区抗战时期后勤工作史料选编》，第 732 页。
② 叶青山：《晋察冀军区卫生工作组建经过》，《晋察冀军区抗战时期后勤工作史料选编》，第 590 页。
③ 雷云峰：《陕甘宁边区史·抗日战争时期》上，第 168—170 页。
④ 房成祥、黄兆安主编：《陕甘宁边区革命史》，第 90—92 页。

解决了一些问题。到了 1944 年,环境进一步好转和稳定,制药队伍逐步扩大,中药制剂的工具也逐步齐备。购买了 1 台单冲压片机,人员扩充到 14 人左右,地点由杨各庄转到深泽县南营、东西固罗村。当时的制药组设有三个班:(1) 西药制剂班:8—10 人,主要产品和年产量是:单复方阿司匹林 6 万片、苏打明片 4 万片、大黄苏打片 2 万片、健胃片 7 万片、炭片 5 万片。(2) 中药制剂班:12—15人,主要产品和年产量是:仁丹 4 万包,行军丹(八卦丹)2 万包,冻伤药 300 磅,小膏药 3 万帖,马前子酊 60 磅,远志酊、樟脑酊、颠茄酊、杏仁水各 100 磅,泻下丸、止泻丸各 200 磅,大黄丸 100 磅,红色大补丸 5 000 丸,芦荟丸 2 万丸,止痛丸 1 万丸,还有附桂理中丸、塑明丸等。(3) 卫生材料班:10 余人,年产脱脂棉 5 000 磅、纱布3 000 磅。①

　　段勋令在回顾冀中军区药材工作时指出,该军区制药厂自制之药材,在卫生材料中有脱脂棉、脱脂纱布、绷带卷、救急包和防毒口罩;在外用药大类中大量生产了精制食盐、升华硫磺、煅石膏等;在防暑药大类中大量生产了仁丹、避瘟散、十滴水和八卦丹等;在抗疟药大类中大量生产了捕疟母灵片和盐酸奎宁注射液等;在解热药大类中大量生产了解热片等;在强壮补药中生产了亚砒酸铁丸等;在消化系统药物大类中大量生产了硫酸钠、健胃丸、健胃散、氧化镁、单那尔宾等;在止咳药中生产了各种止咳丸、片和托氏散等;在止痛药中生产了阿片酊和止痛片等;此外,还自制了大量的各种托马氏夹板和副木,这些对保证部队药材的供应起了重大作用。如捕疟母灵片是由胡黄连、柴胡、广木香浸膏加冰片制成的片

① 马伦、孙希同:《回忆冀中军区第七军分区"五一"反"扫荡"斗争中的医疗收容工作》,《晋察冀军区抗战时期后勤工作史料选编》,第 623 页。

剂,处方为中药技师马士斌所提供。当时部队疟疾流行,许多部队几乎整连患病而失去战斗力,这时捕疟母灵片的制成,使疟疾深得有效的治疗。[①]

另一个知名制药厂,乃1939年7月晋察冀军区于河北省唐县成立,郭晓霆任厂长。从前方调来10名战士为制药工人,开始只生产脱脂棉和脱脂纱布,日产量为40磅,3个月共产3 000余磅。采购组4—5人,采集中草药原材料,收集民间验方,制成治疗疟疾、痢疾、咳嗽、胃病等常发病的丸、散、膏、丹、酊、水剂。起初制药设备很简陋,主要是利用民间大锅大缸、盆盆罐罐,用人力、畜力或水力在石碾上把中药碾成粉末,以小米为坯打成丸药,用大锅煎熬成浸膏等土办法进行生产。当时工厂为粉碎敌人的扫荡经常化整为零,白天打游击,夜间进行生产。敌人来了进行坚壁清野,敌人走了把设备安置起来继续生产。除晋察冀军区建有制药总厂外,各军分区都设有制药分厂(组)。1940年春,制药厂迁到完县刘家营村,工人发展到40多人,日产脱脂纱布、棉花100磅。同年秋,工厂又迁到完县神北村,工人发展到130多人(女工占半),设有漂洗、制药、工具三个组。这时除能生产丸散膏和卫生敷料外,自己开始酿造白酒,再制成酒精。1941年夏,工厂又搬到阜平县柏崖村。同年7月,为了纪念关心制药事业成长的杜伯华副部长逝世,晋察冀军区决定将制药厂定名为"伯华制药厂"。这时是制药厂兴旺发展时期,药学人才也比较集中。当时药厂下设中药、西药、材料三个组(分厂),厂长范实斋,副厂长刘登英,[②]

---

[①] 段勋令:《冀中军区药材工作回顾》,《晋察冀军区抗战时期后勤工作史料选编》,第765页。

[②] 胡宁:《晋察冀军区抗日战争中药材工作部分回忆》,《晋察冀军区抗战时期后勤工作史料选编》,第733页。

制造多种药品。① 中药厂组长南清江(第二任石丹),指导员梁寿山,1942年石丹为队长。为了提高产量和质量,利用神仙山峡溪水的水力,装置成大型水碾水磨来粉碎中药草。用10多口大锅砌成一长排煎熬中药的锅灶台,把上游来的清澈溪水引到滤沙池过滤,再用竹子代替自来水管,直接把水引到锅台上和其他需要用水的地方,成为土造自来水煎药。西药分厂的组长是赵磊然(第二任是江萍),指导员罗格。制药设备也是利用民间的大锅、大缸、大盆,进行手工业生产。把黄芩煎熬后用硫酸沉淀为黄芩碱,作为解热剂;把黄连煎熬成膏,治疗痢疾;从炭灰铺煤矿拾来铁矿石,水浸泡浓缩结晶为硫酸亚铁;用白信石升华成亚砒酸,再加硫酸亚铁成丸,为疟疾后贫血患者的补血剂;将酒精加浓酸缩水制成乙醚,为

---

① 伯华制药厂生产药材的品种,包括药品118种:解热丸、大补丸、肥皂、疟疾丸、健胃散、大黄末、抵痢散、硫酸钠、精盐、止嗽片、远志酊、陈皮酊、苦味酊、樟脑酊、救急水、重盐酸规宁注液、古开地钠注液、仁丹、安替非尔林、清道丸、附桂理中丸、利尿素、通下丸、镇咳宁、百克定、生命素、保尔命、乐眠那尔、蓖麻油、肠线、亚砒酸铁丸、肠乐尔、淀粉、单拿尔宾、外用食盐、苏打片、马前子酊、龙胆酊、阿片酊、酒精、陀氏散、虎骨酒、麦芽糖、复方樟脑酊、硫酸低铁、黄芩素、升华硫磺、骨炭末、冻疮膏、痰克净、单软膏、芦荟铁丸、朴疟定、煅制镁、大补糖浆、大补酒、生姜酊、结草酊、白酒、重碳酸钠、那靠旺尔神、复方大黄丸、苏打明片、痢必停、杨曹片、芳香健胃散、参芩补片、补症母灵、止痛片、阿司匹林片、肺之母、歼疟灵、几阿苏丸、氯化亚、灭疥膏、奎宁片、防腐膏、皮肤灵、橘梅糖浆、盐酸伊斯登丸、亚茴香酯、四宝丹、归美素、驱暑丹、清凉油、行军丹、哥罗颠、生丹、煅石膏、乙醚、沉降碳酸钙、阿片末、桔梗片、吗啡片、吗啡注液、硝酸士的年注液、普鲁卡因注液、重蒸馏水、卵磷素、甘汞、亚砒酸、升汞、氯仿、葡萄糖注液、生理食盐水注、葡萄糖盐水注、消热龙注、安那加注、强消热龙注液、咖啡因注液、樟脑注液、硫酸镁、毛地黄注液、麻黄素注液、磺胺噻唑注液、硼酸、黄芩素片、副肾素注液。卫生敷料7种:脱脂纱布、脱脂棉花、救急包、三角巾、绷带卷、防毒口罩、消毒敷料包。医疗器材21种:药匙、换药镊子、消毒器、吊桶、托马氏夹、玻璃量杯、玻璃漏斗、洗眼杯、洗眼壶、假肢、假腿、扶木、上肢夹板、下肢夹板、行军床、木拐、煮沸消毒器、轻便蒸馏器、大便器、小便器、脓盘。引自不著撰者:《附表一:伯华制药厂生产药材的品种》,《晋察冀军区抗战时期后勤工作史料选编》,第745页。

全麻剂;用五倍子加植物蛋白制成单拿尔宾为肠防腐剂;此外还自制煅石膏、升华硫磺、卵磷脂等,以及用羊肠子制成肠线,解决内脏手术缝合问题。[①] 经过以上这些发展,整个根据地可用之医疗物资,较之抗战初期缺医少药时的状况已大幅改善了。[②]

## 三、另一种结合:中医合作社

中医药除在药厂中扮演重要角色外,在医药或卫生合作社(当时也有称药社者)内,也是另一种发展的形势。它们是全面抗战爆发后在中国共产党统辖之边区出现的医疗卫生组织,采取民间合股合办经营或民办公助的形式,为边区群众提供送医上门、免费看病、药价低廉的医疗服务。这些深受群众欢迎的做法和形式,成为1949年后农村合作医疗的雏形。总体而言,当时边区的社会福利和医疗机构分三大块:中共中央系统、中央军委系统和边区系统,除各自侧重本系统的医疗卫生工作外,都免费为所在地的民众防疫和治病,经常组织巡回医疗队下乡。此外,边区在官方的系统之外,还有民办公助性质的保健药社、卫生合作社等组织。在延安设有总社,在各县、乡设有分社,由上而下组成了一套医疗网。[③] 最早于1940年底,中共陕甘宁边区第二次代表大会即决定,设立医药合作社,增设各地卫生所,以发展医疗工作。[④] 同年,延安南区合作

---

[①] 胡宁:《晋察冀军区抗日战争中药材工作部分回忆》,《晋察冀军区抗战时期后勤工作史料选编》,第734页。

[②] 裴毅然:《红色生活史:革命岁月那些事(1921—1949)》,第342—345页。

[③] 梁星亮、杨洪、姚文琦主编:《陕甘宁边区史纲》,西安:陕西出版集团、陕西人民出版社2012年版,第399—405页。

[④] 不著撰者:《中国共产党陕甘宁边区第二次代表大会关于开展卫生保健工作的决议(一九三九年十二月)》,中央档案馆编:《陕甘宁边区抗日民主根据地》文献卷下,第470页。

社成立,区社内办了医药社,设有 1 名护士、2 名西医、2 名中医和 1
名兽医,这支看来人数不多的医疗队伍,在当时缺医少药,群众迷
信神鬼十分严重的南区却很有代表性。[1] 1941 年春天,龙华的一
位医生张明远接受军区政府捐助 1 800 元,召集民众成立一所民办
官助的诊疗所。经两年努力,发展成合作医疗社,团结中西医 76
名,研究医术并为民治病,能生产 20 多种药品,每年治疗病人
8 000 人,1945 年边区还召开群英大会,表彰其贡献。[2]

　　公助私办的医药社,广泛存在于合作社系统内,但边区最具代
表性的卫生合作社,具备一种社会保险性质的初步组织,其实是到
1944 年后才于陕甘宁边区新市乡成立,进一步发展了乡村的卫生
建设。林间在 1944 年 6 月 5 日的《解放日报》指出:自从西北局提
出展开群众医疗卫生运动后,延安商会会长王克温和当地乡长就
倡议创办卫生合作社,并得到群众的赞成,形成了入股的热潮,因
此合作社很快就成立了。全边区第一个卫生合作社的门上悬着一
幅横匾,写着"大众卫生合作社",底下则是"中西医联合诊疗所",
两边并排写着为群众服务的事项。[3] 合作社内有中医崔大成,西医
邵达,另有看护 1 人、司药 2 人,后来边区医院还支援助产妇 1 人。
开幕期间,并聘有中医毕光斗等名医为群众治病。药材方面,中药
有 800 多种,丸散四五十种,西药及器械则较少。卫生合作社已设

---

[1] 王耀明:《群众拥护的合作社》,延安市供销合作社联合社编:《南区合作社史料选》,西
　　安:陕西人民出版社 1992 年版,第 349—362 页。南区合作社所在的南区,位于古城
　　延安的南面,是当年陕甘宁边区延安县的 8 个行政区之一,全区共辖 6 个乡、100 个自
　　然村。据 1943 年统计,共居住 1 835 户、7 340 人。

[2] 北京军区后勤部党史资料征集办公室编:《晋察冀军区抗战时期后勤工作史料选编》,
　　第 400—401 页。

[3] 不著撰者:《救人的合作社》,延安市供销合作社联合社编:《南区合作社史料选》,第
　　447—448 页。

立门市部,后面有诊断室,将来中西医诊断室还可分开,以便利群众。① 合作社采取中西医合作的形式,无论中医和西医,在诊病时,都要询问一下病者是否日前看过病,如是同类病症就请他原来主治的医生,没有看过的就由群众任意挑选。病者买药也可随意到他们认为可靠的药铺去,不一定要在卫生合作社买。②

　　该社创办的目的,在于解决民众就医之困难,同时凡向卫生合作社入股的,都是该社社员,社员除按股份分红外,并享有下列之权利和义务:(1) 社员得享受特别诊疗疾病之权利;(2) 社员买药给以九折优待,赤贫的社员,可酌量给以赊账或免费;(3) 社员如患重病不能前往门诊的,该社医生当按聘请时间之先后予以出诊;(4) 社员如需住院者,该社负责介绍。以上是社员的权利;社员的义务则为对外宣传解释及吸收社员,扩大卫生合作社的事业,并经常提供意见以改进该社工作。合作社的经常业务除为群众治病外,并宣传卫生常识,代办各种药品,代售卫生用品。③ 更重要的是,还可以在合作社内培养卫生干部,补充地方医疗人员之不足,让一般护士及司药等,均可在医生指导下从事简单医疗及卫生工作。④ 1944 年 8 月,延安的西区群众卫生合作社也开幕,可看出卫

① 器械、药品与物资,还是有赖政府支持。卫生合作社在创办过程中得到李富春、高岗的协助,中央卫生处、边区卫生处、联司卫生部、边区医院、西北局等机关皆以医疗器械及药品相助,使工作能顺利推行。引自不著撰者:《延安市卫生合作社开幕》,延安市供销合作社联合社编:《南区合作社史料选》,第 445—446 页。

② 不著撰者:《救人的合作社》,延安市供销合作社联合社编:《南区合作社史料选》,第 447—450 页。

③ 不著撰者:《救人的合作社》,延安市供销合作社联合社编:《南区合作社史料选》,第 448—449 页。

④ 傅连暲:《群众卫生工作的一些初步材料》,《陕甘宁革命根据地史料选辑》第五辑,第 291 页。

生合作社除民众自己的力量外，都有政府挹注。中央总卫生处除保障供给西区卫生合作社西药至年底外，既有之大众卫生合作社、边区总卫生处、妇女合作社、三局卫生科、战卫团、交通药店等，都有赞助其资金或药品。[①] 合作社的成立，其设立基础就是要活化医疗市场，让地方民众可以自给自足，既要组织群众互助，又要遏抑资本主义的发财思想，将地方中西医纳入管理，也让群众的商业经营纳入管理，乃当时医疗行为公共化的具体措施，而长期为民间信任的中医、中药也被纳入这个系统之中，[②]可以说中医也在这样的机制下被动员起来。

　　细究这些医疗卫生合作社的功能，除较为公平地提供医药服务外，还具有研发的性质。以中医药为例，合作社虽非研究单位，也不像纯药店，它本身就被赋予开发边区的中药、土药之任务。例如张明远、张瑞、张明甫的医药合作社，除设立药店外，还有重点地选择验方，配制特效药。[③] 而边区成立的群众性的医药研究会，负责指导下级组织研究卫生医疗工作，也可直接经营医药合作社或药店，并被鼓励开展张明远式的医药合作运动。[④] 延安西区群众卫生合作社除培养接生妇女外，还要发动挖中药，并帮助政府在两三

---

[①] 不著撰者：《延安市西区成立卫生合作社》，延安市供销合作社联合社编：《南区合作社史料选》，第 454—455 页。

[②] 不著撰者：《中共中央北方分局关于合作与贸易的决定（1942.04.5）》，河北省社会科学院历史研究所等编：《晋察冀抗日根据地史料选编》下册，石家庄：河北人民出版社1983 年版，第 182—185 页。

[③] 不著撰者：《晋察冀边区行政委员会关于开展民众卫生医疗工作的指示（民字第二十九号）》，《晋察冀军区抗战时期后勤工作史料选编》，第 547—548 页。

[④] 不著撰者：《晋察冀边区行政委员会关于开展民众卫生医疗工作的指示（民字第二十九号）》，《晋察冀军区抗战时期后勤工作史料选编》，第 547 页。

年内完成厕所、水井等各项卫生建设。① 1941 年 12 月,龙华四区
(今河北省保定市易县)分布在各村的 32 名医生组成一个医药研
究会和医药合作社。研究会的 32 名医生分成 7 个小组,平均每组
每周开会一次,进行医药知识的研究和交流。1942 年 2、3 月间,当
地流行一种瘟疹,2 780 人罹病,长岭一地就有 500 多位病人。这
时医药研究会组织医生分批到各村诊治,治好绝大多数的病患。
而医药合作社虽不隶属于研究会,但是它和医药研究会共同负责
扫除市区疾病,同时合作社的两位医生也是研究会的负责人。在
研究会和合作社的共同努力下,当时炮制了十几种治时疫丸散,以
应急需,还把边区土产的药材加以收集、炮制,代替了南药(广州、
四川、云南、贵州等出产的药)或者是运送到敌区交换南药,使得河
北这区的医药不至于缺乏或过分昂贵。② 由此可以看出医药合作
社在运用中医药和开展地方卫生工作中之重要角色。

　　研发中药就是为了治疗疾病,解决一般人的日常困扰。③ 卫生
合作社之所以能得到群众的拥护,除因与群众有切身利益关系,也
是由于民众与医生透过看诊而建立起深厚的情谊。例如边区医院
的内科主任邵达医生,在担任了卫生合作社的医生后,更对群众疾
病十分关心。有一次,他到西沟去看病,一小孩罹患心脏性水肿,
家里人相当着急,他给小孩注射了一针,还守候了他一整夜。合作
社开幕那天,他借了一架显微镜来,撕了一条苍蝇腿放在镜下,群

---

① 不著撰者:《延安市西区成立卫生合作社》,延安市供销合作社联合社编:《南区合作社
　史料选》,第 455 页。
② 不著撰者:《龙华四区医药研究会治好病人二千五(摘要)》,《晋察冀军区抗战时期后
　勤工作史料选编》,第 515 页。
③ 不著撰者:《蟠龙合作社结合救灾生产,联系国营经济组织农村供销》,延安市供销合
　作社联合社编:《南区合作社史料选》,第 413—415 页。

众都围着一一看过，十分惊异，邵医生说："你们平时不是说蝇子不怕吗？"大家就相信了科学。60多岁的老中医崔大成和同为中医的边府委员毕光斗，也都全力诊治病患，成为当时被宣传的榜样。[1]而顺着这个意义，其实医生不再是赚取利润的商业个体户，他们开始被国家征召动员起来为人民服务，而其所作所为，常被当成一种政治动员的典范，这是近代中国医业相当大的转变。例如清凉山卫生所模范医生阮雪华、白浪认真为民众服务、治病的故事，被大肆报道：他们热心下乡，而非只专注自己营利的医业，1944年1月至4月份，共诊治群众977人。[2]　合作社的功用，还在于利用基层组织，透过集会、竞赛等模式，号召到会的群众积极推广卫生工作，并提倡科学、反迷信，[3]反对巫神欺骗和敲诈群众钱财。[4]　1948年12月28日，边区政府还呼吁恢复与发展整顿各地人民保健药社，纠正单纯营利观点，贯彻为人民服务的方针，可视为卫生合作社模式之延续，[5]对新中国后来的农村医疗，皆有不少启发。[6]

---

[1] 不著撰者：《救人的合作社》，延安市供销合作社联合社编：《南区合作社史料选》，第449—450页。

[2] 不著撰者：《延安市卫生合作社开幕》，延安市供销合作社联合社编：《南区合作社史料选》，第445页。

[3] 不著撰者：《救人的合作社》，延安市供销合作社联合社编：《南区合作社史料选》，第448页。

[4] 王耀明：《群众拥护的合作社》，《南区合作社史料选》，第360—362页。

[5] 不著撰者：《陕甘宁边区政府关于开展一九四九年防疫卫生工作的指示（产字第一五号）》，甘肃省社会科学院历史研究室编：《陕甘宁革命根据地史料选辑》第三辑，兰州：甘肃人民出版社1983年版，第308—309页。

[6] 《陕甘宁边区第一个中西医联合诊疗所：大众卫生合作社》，张效霞、王振国：《效法与嬗变：近代中医创新掠影》，济南：山东科学技术出版社2017年版，第203—204页。

## 四、中医与群众运动

　　合作社模式是一个实例，中医药在其中扮演了其所应有的角色，这些都是国统区所没有的。更有意思的是，中医药在社会中的功能，还在于边区将之纳入群众运动，成为其中的一环，使得中医有进一步发展之可能。这一大趋势的背景，还是边区的卫生工作亟待建立的迫切需求。1939 年，中共陕甘宁边区第二次代表大会有鉴于边区设施落后以及对卫生工作推动的不力，"清洁卫生"并没有成为广泛的群众运动，因此决定要积极在边区人民中普遍推展对身体、衣着、住宅、饮食、便溺之清洁卫生运动。[1] 1941 年 5 月，边区政府委员会第六十三次会议专门讨论卫生工作，将其定位为"是政治的、同时是文化的建设工作，它需要长时间的斗争过程"。卫生工作应从机关、部队、学校做起，建立模范的例子，作定期的卫生大检查，用实际的影响，逐渐推广到一般居民。[2] 至 1944 年，清洁卫生运动更成为边区文教工作的一环。据中医李鼎铭该年 12 月 6 日在陕甘边区第二届参议会第二次会议上的报告，群众的物质生活改善后，文化需要也被提出，扫除封建遗毒，提高干部为人民大众服务的意识，这些都需要政治动员和相关人士参与，[3] 显示卫

---

[1] 不著撰者：《中国共产党陕甘宁边区第二次代表大会关于开展卫生保健工作的决议（一九三九年十二月）》，中央档案馆编：《陕甘宁边区抗日民主根据地》文献卷下，第 470 页。

[2] 不著撰者：《边区政府委员会议讨论卫生工作》，《陕甘宁革命根据地史料选辑》第四辑，第 432 页。

[3] 李鼎铭：《关于文教工作的方向》，《陕甘宁边区抗日民主根据地》文献卷下，第 388—389 页。

生之建构需要一场全面的政治和群众运动。

　　依据这样的需要,政府需要动员一切力量。上层的党、政、军及群众干部,皆须懂得群众医药卫生工作的意义,破除漠不关心的态度。① 1940 年 7 月 12 日《新中华报》记载:"各级党政机关与干部,对卫生工作都比较不注意,边府卫生处曾拟于五月间召集各县中医开会组织中医研究会,但拖延到六月才举行,可见各县党政机关没有进行深入的动员。"当时已希望动员中医,但成效不彰,地方干部尚不清楚怎么动员中医,也不太积极。当时边区政府还开设了卫生训练班,并拟把边区的中医组织起来,教授科学的卫生知识,以补救目前医疗人才的缺乏。② 自此而后,更边区更重视动员,1941 年 6 月,中央宣传部指出,"深入的群众鼓动工作",除打击敌人的欺骗与迫害外,还可以动员、蓄积人力、物力、财力,不只为了战争动员,也为建设事业。③ 中央总卫生处也在当月指导各县县政府及各县中西医推行卫生工作时指出:最好在进行卫生工作时,就代替群众打扫,代他们挖茅厕等,甚至要派一些干部去代老百姓打扫卫生,老百姓见了也就很难为情,间接就促成其自己动手的习惯。而且,指导地方卫生时,有时要地方中西医反过来检查、批判干部,这叫"从下而上的检查",加速卫生工作之推展。④

　　在晋察冀军区,中医也被列于动员之列。1941 年 1 月 15 日晋

---

① 不著撰者:《开展全边区卫生运动的三个基本问题》,《陕甘宁革命根据地史料选辑》第五辑,第 385—386 页。

② 不著撰者:《从速开展边区卫生工作》,《陕甘宁革命根据地史料选辑》第四辑,第357—358 页。

③ 不著撰者:《中央宣传部关于各抗日根据地群众鼓动工作的指示》,中央档案馆编:《中共中央档案选集(1941—1942)》,第 160—163 页。

④ 不著撰者:《怎样推进乡村卫生工作》,《陕甘宁革命根据地史料选辑》第五辑,第333—334 页。

察冀军区也指出,开展群众的卫生保健运动,严防敌探汉奸投毒撒菌的阴谋诡计,要号召把全边区的臭水池全部加以清除,把全边区的猪圈、粪堆全部加以整理掩埋,并号召广泛采制中药,推广中医,尊敬医生,医生应为广大人民服务。① 1941 年 10 月,军区政治部指出:"组织流动的临时医疗队,在驻地及附近给群众治病,尽可能地动员当地的中西医人才和中西药品,参加医疗队。"②中医与中药皆为动员之人与物,全面投入卫生工作。游胜华于 1942 年 1 月报告,在"健全各级卫生部门之组织"条目下记载:"吸收外面技术高明医务界参加工作,利用现职医务干部的开会机会,写信邀请他们,开展医药界的统一战线工作","提高医务干部的工作热情,创造大批的模范医务干部,发扬创造性与优良的工作作风"等条文,除动员包括中医在内的地方医疗人员外,也要抓紧卫生工作,作为政治运动之一环,还要加强管理和相关的考核,落实卫生工作之开展。③

到了 1944 年 4 月,延安市政府成立了延安市总卫生委员会,进一步把各卫生单位组织到各区、乡政府之下,使群众卫生工作与行政工作结合起来。只要有医务所,就要进行群众医疗工作,各医务所要开座谈会讨论,医务干部做群众工作,是党的既定方针。④ 1944 年 5 月,西北局召集各机关开会,杨清指出,为群众服务的卫

① 不著撰者:《晋察冀边区行政委员会成立三周年告全边区同胞书》,河北省社会科学院历史研究所等编:《晋察冀抗日根据地史料选编》下册,第 11 页。

② 不著撰者:《关于开展卫生运动的指示》,《晋察冀军区抗战时期后勤工作史料选编》,第 475 页。

③ 不著撰者:《今后我们卫生工作应努力的方向——游部长(代理)在卫生会议上的报告》,《晋察冀军区抗战时期后勤工作史料选编》,第 497 页。

④ 傅连暲:《群众卫生工作的一些初步材料》,《陕甘宁革命根据地史料选辑》第五辑,第284—285 页。

生工作,就是具体的政治工作,它不只是卫生单位的事,而是"党政军民全体同志"的事,所以全体干部与民众在卫生政治中都是被动员的一分子。包括中西医生必须合作,不能有派系问题,要一起来研究边区的药材与制造药品。① 中西医生在边区,被定位为"群众"。在抗战开始之时,卫生工作只限于卫生干部,没有对中西医生加以动员,这样的思想在1944年后都被纠正。李富春就指责了在某些医务干部中存在的落后思想,医者若认为自己只是一个自由职业者,就会阻碍自己接近群众的心。② 1945年,晋察冀边区行政委员会对于开展民众的医疗卫生有所指示:过去地方只从组织和机构上增加人力,"经验证明不发动和组织群众,卫生工作就搞不起来",因此要根据民办公助的方针,发动和组织群众。关于卫生组织方面,"应在现有的群众医药组织(如医救会、医药研究会等)的基础上,加以提高,以领导卫生医药事业的开展"。③ 所以前述的合作社形式和各种医药团体、药社都被建立起来,此即依靠群众同时训练群众之意义。④

中医在这场边区卫生运动中被动员,有其大背景的存在,在国民政府统治的地区,中医总是被认为没有能力负担公共卫生的任务。⑤ 早

---

① 不著撰者:《西北局召集各机关开会决定推进群众医药卫生》,《陕甘宁革命根据地史料选辑》第五辑,第295—298页。

② 不著撰者:《文教会上中西兽医座谈积极合作为群众服务》,《陕甘宁革命根据地史料选辑》第五辑,第462—463页。

③ 不著撰者:《晋察冀边区行政委员会关于开展民众卫生医疗工作的指示(民字第二十九号)》,《晋察冀军区抗战时期后勤工作史料选编》,第546—547页。

④ 吴中和主编:《中国人民解放军后勤史简编本》,北京:金盾出版社1993年版,第97—100页。

⑤ 傅斯年:《所谓国医》,《傅斯年全集》第6册,台北:联经出版事业公司1980年版,第305—306页。

在 1934 年 2 月 18 日，《经济建设》上就刊载："为增进苏区的卫生事业，改善群众生活，我们现在需要大批医生。请客地招募中西医生，只要忠心革命，愿为工农服务，按技术高下，特别优待。"[1]抗日战争全面爆发后，西医人数更显不足。据统计，截至 1944 年 10 月，陕甘宁边区有医院 11 所，在医疗院所内的西医有 270 人；但在群众中的医生，中医竟有 1 074 人，西医只有 6 人，中药铺 930 家，可见在医院中都是西医，而在民间广大的中医人员，还未加以组织。[2]聂荣臻在传染病预防工作条目下指出："配合地方政权普遍开展公共卫生活动，并由部队示范，以事实来影响提倡推动，群众了解，而且自动参加。地方开办中药合作社，吸收中医参加，只要耐心的坚决的去做，是可以做到的。"[3]当时在社会上被认为是旧的、落伍的，已该被时代淘汰的人物，特别在 1944 年后，都被"重新启用"，如中医、旧艺人、旧秧歌、旧剧、旧知识分子等，要能"利用一切可能利用的力量提高了一部分工农干部的文化水平，培养了一部分边区的中等知识分子"，提升整个边区文化的水平，进而推展卫生工作。[4]当年 4 月 24 日《解放日报》社论指出："在医药界，则由于执行了毛泽东文教工作统一战线的指示，中西医务工作者团结起来了。边区中西医药研究会的成立，和中西医共同组织医疗队下乡，即其明证。许多医务工作者为群众服务的精神尤堪嘉许，不少著名的医生，甚至五六十岁的中医先生，皆自带药品，徒步奔走，为群众治

---

[1] 不著撰者：《招聘医生（1934.2.18）》，叶昌福、叶绪惠编：《川陕苏区报刊资料选编》，成都：四川省社会科学院出版社 1987 年版，第 377 页。

[2] 梁星亮、杨洪、姚文琦主编：《陕甘宁边区史纲》，第 333—340 页。

[3] 不著撰者：《聂荣臻司令员在军区卫生会议上的讲话（结论）》，《晋察冀军区抗战时期后勤工作史料选编》，第 493 页。

[4] 雷云峰主编：《陕甘宁边区大事记述》，西安：三秦出版社 1990 年版，第 5—11 页。

病,和帮助开展卫生工作,受到群众的欢迎。"还报道延安甘泉的干部刘志瑞在地方发生疫病后,马上找当地老人研究和收集中药验方的故事,不但成为卫生运动之表率,也着重其挖掘中医药的特色。① 当年5月27日,《解放日报》刊载了参与边区文教会议的人员与资格,医药卫生人员内,包括了中医和兽医,可作为中医地位上升之代表。② 在实际运作上,1944年6月1日《解放日报》刊载中央总卫生处答吴堡保健药社的来信,还发给各县县政府及各县中西医作参考。要进行一个地方的卫生工作,必须与当地政府联系与商议,地方最好能由保健社向县长建议,成立一个以县长为首的卫生委员会,由当地党、政、军、民、文化教育各界人士,及地方中医、西医(如驻军的)参加,但主要是由行政及医生负责,地方中西医提供专业意见,相辅相成而非互相制约。③

　　边区多疫病的状况,也加速了中医被纳入卫生体系的可能。1944年,延安县一带爆发"吐黄水症",为紧急扑灭民间急性传染病而深入农村的各防疫医疗队,经二十多日奔波终于控制疫情。他们提出预防办法,例如教导群众不喝生水,不吃死猪肉,酸菜内必须大量加盐或炒过再吃,同时医疗队亲自动手为群众打扫卫生、修建水井。防疫过程中,医疗队也在进行卫生教育,④用西医的病源说和预防法,导正民众知识。过去,民众多认为疫病是鬼神作祟或

---

① 引自不著撰者:《继续开展卫生医药运动》,《陕甘宁革命根据地史料选辑》第五辑,第577页。

② 不著撰者:《西北局宣传部、教育厅、边区文协关于召开边区文教会议的决定》,《陕甘宁革命根据地史料选辑》第五辑,第321—322页。

③ 不著撰者:《怎样推进乡村卫生工作》,《陕甘宁革命根据地史料选辑》第五辑,第330—332页。

④ 这部分还可参见温金童、李飞龙《抗战时期陕甘宁边区的卫生防疫》,《抗日战争研究》2005年第3期,第153—173页。

深山沟壑中的阴气大所导致，这些迷信观念必须被打破，而代之以卫生和细菌传染之知识。地方医疗队为证明此点，曾把有病菌的食物和生水放在显微镜下，让民众观看，民众后来就不敢喝生水。[①]用显微镜下的病菌来教育民众，当时被认为是极好的群众卫生教育法。[②] 中医在参与防疫的过程中，一方面贡献自己的知识，另一方面也吸收了西方的卫生知识。[③]

　　在教育民众和宣传技巧上，卫生运动完全被纳入一种政治宣传中，而中西医则一起融入其中，形成一种特别的合作模式。因为卫生人员普遍不足，所以八路军和新四军，皆通过上课、办展览、出板报、开展文娱活动等多种形式，向指战员倡导防病知识，进行卫生教育。有这样的基础后，再往下推展卫生运动。做好驻地人民群众的卫生防病工作，开展军民联合防病，并试图破除群众的封建迷信，树立讲究卫生的新风尚。[④] 1941 年，边区政府指出，要加强卫生方面的教育宣传工作，卫生小报和卫生画报要更广泛地传布。[⑤] 当时虽已开展卫生运动，但整体成效却要到 1944 年后才有更大的进展，因为那时动员的层面更广泛、宣传的技巧也更强化。

　　1944 年 4 月的《解放日报》除报道阮雪华和白浪的故事外，战卫团金玉成、罗壮丹两位医生，除治病外还帮忙地方订了一个卫生

---

① 不著撰者：《边区防疫委员会集总结医疗队下乡工作》，《陕甘宁革命根据地史料选辑》第五辑，第 342—343 页。

② 不著撰者：《边区防疫委员会集总结医疗队下乡工作》，《陕甘宁革命根据地史料选辑》第五辑，第 342—344 页。

③ 不著撰者：《延安各区疫病流行边府紧急动员防疫》，《陕甘宁革命根据地史料选辑》第五辑，第 293—294 页。

④ 吴中和主编：《中国人民解放军后勤史简编本》，第 90 页。

⑤ 不著撰者：《边区政府委员会议讨论卫生工作》，《陕甘宁革命根据地史料选辑》第四辑，第 432 页。

公约,包括:每年拆洗被子两次,常洗衬衣,勤扫地,每两家挖一个茅厕,灭蝇,养猫杀鼠,不喝凉水,并成立识字组,宣传卫生;不吃苍蝇叮过的东西,每家要定期大扫除,尽可能做到马有马棚,牛有牛圈,猪有猪圈,鸡有鸡窝,不要人畜同居;每人要做到每天或隔两天洗脸。① 地方还要举办竞赛,奖励奉行、努力于卫生工作者。傅连暲提到,这些经验指出,民众最怕干部用"办公事"的态度来做事,他抨击有的医生不好的行为,包括"按办公时间门诊,讲手续,检查病绷着面孔一满不解释,就叫脱衣服,检查完了,一满也不说明什么病。请出诊也不去","个别的医生没有详细的检查,甚至没有看见病人就开药。或是老百姓不愿叫医治,偏勉强留住医治,都会使他们不满"。他希望医生放下"臭架子",才能和民众打成一片。② 透过报刊,好的卫生动员与服务,成了不断被报道的故事,其善用的技巧,也被化作文字,灌输至边区干部、民众的心中,而在这其中,中西医也被教育和动员。同年11月,刘景范厅长在报告中,强调党政领导干部需亲自动手,进行调查研究,团结医务机关、医生、学校、劳动英雄、秧歌队、认字读报组等各种力量来教育群众,根据群众的意愿去进行,不要过度强迫。③ 应利用民间所有组织形式(如庙会、教堂等),进行各种社教活动。④ 其他相关宣传技巧还有很多。例如1944年12月,中医李鼎铭指出,边区还召集区乡干部、

---

① 不著撰者:《怎样推进乡村卫生工作》,《陕甘宁革命根据地史料选辑》第五辑,第332—333页。
② 傅连暲:《群众卫生工作的一些初步材料》,《陕甘宁革命根据地史料选辑》第五辑,第286—288页。
③ 不著撰者:《文教会上刘景范同志总结报告普遍发展卫生医药》,《陕甘宁革命根据地史料选辑》第五辑,第475页。
④ 李鼎铭:《关于文教工作的方向(一九四四年十二月六日)》,中央档案馆编:《陕甘宁边区抗日民主根据地》文献卷下,第393页。

积极分子,包括中医、民众、教员,召开各种形式的座谈会,帮助群众订立卫生公约。同时通过组织秧歌队、剧团,以"卫生歌""勤婆姨"等群众喜闻乐见的题材和形式,在赶集的时候演出,开展卫生常识宣传。广泛的群众运动,有力地推动了边区卫生面貌的改观。① 秧歌剧被认为是最能表现群众生活和最能达教育目的的形式,是执行新文艺政策,开展边区文教工作的重点。② 其他宣传方式,如利用积极分子向群众宣传卫生工作的口号,应力求简单,都是实用的宣传技巧。③ 此外,建置 600 多块大众黑板报,接受群众办报,让民众享受出版自由的权利。还有设置工农通讯员,加强与群众的联系,丰富了报纸的内容;因为他们又都是各种工作的实际执行者,要写稿就得调查研究,自然就可以创造出许多好办法。还组织边区的读报组,要让"农民不出门,能知天下事",把闭塞的农民改造为先进的农民。④

1944 年 6 月初,边区防疫委员会指出,要思考搜集研究历次防疫工作中的经验和各种疫病的病源、症状、预防治疗法等,以准备来年的提早预防。例如出版各种卫生防疫的小册子广为宣传,同时将下乡的全部材料和经验,发一指示信供各地参考执行。另一重要问题,则为必须立即培养大批医务工作者、助理员、民兵,建立各地之防疫医疗组织,增加医药设备,广泛开展群众卫生运动,特

① 卢希谦、李忠全:《陕甘宁边区医药卫生史稿》,西安:陕西人民出版社 1994 年版,第140 页。

② 李鼎铭:《关于文教工作的方向》,中央档案馆编:《陕甘宁边区抗日民主根据地》文献卷下,第 394 页。

③ 不著撰者:《怎样推进乡村卫生工作》,《陕甘宁革命根据地史料选辑》第五辑,第332—333 页。

④ 李鼎铭:《关于文教工作的方向(一九四四年十二月六日)》,中央档案馆编:《陕甘宁边区抗日民主根据地》文献卷下,第 391—392 页。

别是调剂群众营养,整顿环境卫生,以及妇孺健康的保护等工作,①
皆可看出当时卫生工作宣传之重点。连带的,为了施行卫生,连不
起眼的方法都要拿来使用,而且为了普及,必须降低某些标准。
1944 年 8 月 13 日的《解放日报》刊载:要降低医药卫生的条件,使
群众能力容易达到。例如产妇坐褥,用土或用灰,这种不洁的土和
灰,有使细菌侵入子宫的危险。若把灰加以火炒消毒,就老百姓既
有的材料加以改造,就解决了问题。炕上的虱子,把温度加高来消
灭,头上的虱子,用醋和洋油来消灭,都是老百姓容易了解并容易
做到的。"边区物质缺乏,代用品的发现和发明,无论如何微小,都
值得赞扬"。② 这也将扩展到中医中药。

　　中医逐渐被纳入卫生体系的过程中,从防疫到卫生运动中的
对抗巫神、打倒迷信的呼吁中,可以看到清楚的历程。1944 年春
节,延安部分属县瘟疫流行,可能是伤寒、回归热疫情,仅市区附近
就死亡 240 多人。群众陷入恐慌,因迷信习惯,以为是神鬼作祟,
或求神问卦,或设坛招魂,巫婆神棍又趁机猖獗起来,招摇撞骗,误
人性命。③ 基于此,毛泽东在 4 月时再次强调要大力加强中西医合
作,开展群众性的卫生运动。除动员中西医生下乡外,还分别召开
了卫生防疫会议,举行了卫生展览会。④ 为了不断推进边区的医药
卫生事业,在边区陆续成立了各种医药学术团体。如:陕甘宁国医

---

① 不著撰者:《边区防疫委员会集会总结医疗队下乡工作》,《陕甘宁革命根据地史料选
　　辑》第五辑,第344 页。
② 徐特立:《卫生展览会的重要意义》,《陕甘宁革命根据地史料选辑》第五辑,第 398—
　　403 页。
③ 张效霞:《陕甘宁边区第一个中西医联合诊疗所:大众卫生合作社》,《效法与嬗变:近
　　代中医创新掠影》,第 200 页。
④ 李鼎铭:《关于文教工作的方向(一九四四年十二月六日)》,中央档案馆编:《陕甘宁边区
　　抗日民主根据地》文献卷下,第 389—390 页。

研究会、中华护士学会延安分会、陕甘宁边区医药学会、中西医药研究会等。组织了三边、关中、富县、延川等地的医药研究会和座谈会,交流经验,提高技术,公开了许多秘方、验方,打破了门户之见,实现中西医合作,①此为整个中医发展的大背景之一。其次,当时统一战线的实质,就是"联合一切可以联合的中间力量,向封建文化的残余进军,是为要在文化上解放群众的旧脑子,从带有若干封建残余的脑子变为完全民主的脑子"。② 当时认为要反对"打倒一切"的口号,为了改造,先要团结,所以"团结中医是为改进中医",团结农村中的中医和接生婆,教育他们走中西医结合道路,贡献中医秘方,改变旧式接生方法,开展破除迷信和医药卫生运动,降低人口死亡率。③ 1941 年 11 月 23 日《解放日报》的社论指出:"大胆地采取了人民传统中一切确实可用的部分,并因注入新的内容而使之获得新的生命,同时也同样大胆地采取和创造了为人民传统所没有而又为人民所需用的各种新形式。经过选择的中药、新村学和新秧歌属于前者,而西医西药、话剧电影、读报识字组和黑板报,则属于后者。这样,边区人民在文化发展上就得到一个极为广阔自由的园地,既不受东方的也不受西方的教条主义所限制,而只受人民的利益所限制——如果也叫做限制的话。"④也就是说,为了最高的民众利益,过去不愿、看不起的中医药,也都要被重新

---

① 房成祥、黄兆安主编:《陕甘宁边区革命史》,第 311—312 页。
② 罗迈:《开展大规模的群众文教运动(一九四四年十一月十五日)》,中央档案馆编:《陕甘宁边区抗日民主根据地》文献卷下,第 380—385 页。
③ 中共延安市委统战部组编:《延安时期统一战线研究》,北京:华文出版社 2010 年版,第 325—332 页。
④ 不著撰者:《此次文教大会的意义何在?》,《陕甘宁革命根据地史料选辑》第五辑,第 492—493 页。

重视。民政厅厅长刘景范指出:"中、西、兽医与药铺进行亲密合作,学习三边中西医药研究会的经验,中医科学化,西医中国化,培养医生发展药社,使在三、五年内达到每区有一个药社一个医生。"①已指出当时发展的大趋势。1944年11月1日,李富春进一步在中西兽医座谈会上指出,要帮助中医整理其经验,使之科学化,能以现代科学知识为基础,以及丰富西医经验,使之中国化(能吸收中国医疗成果),概而言之,"中医要科学化,西医要中国化",故中西医需要合作团结,改造中医,方向不仅适用于边区现状,也是未来要持续开展的文化革命。②

　　1944年以后开展的反巫神和扑灭民众无知的群众运动中,卫生工作也扮演非常重要的角色。延安《解放日报》1945年在《开展反对巫神的斗争》一文中指出:新社会里不能容许巫神这种职业公开地或秘密地存在,要反巫神,就要改造他们,首先就是要提倡科学的宣传活动,普及卫生运动和加强医药工作。具体做法如:"各界人士,必须针对各地具体情况,利用一切机会和方法(如小学校、干训班、自卫军、读报识字组、黑板报、歌谣、戏剧、秧歌、书报、画图、庙会、展览会等)进行对人民的卫生教育","必须动员一切部队机关中的西医,除为部队机关服务外,兼为群众服务,尽量给老百姓看病或住院,并经常组织巡回医疗队下乡。必须动员和帮助一切中医和一切药铺认真为群众服务。西医应主动的与中医亲密合作,用科学方法研究中药,帮助中医科学化,共同反对疾病死亡和改造巫神"。可见中医在消灭巫神运动中,也取得纳入公众卫生体

---

① 不著撰者:《文教会上刘景范同志总结报告普遍发展卫生医药》,《陕甘宁革命根据地史料选辑》第五辑,第473—474页。

② 不著撰者:《文教会上中西兽医座谈积极合作为群众服务》,《陕甘宁革命根据地史料选辑》第五辑,第462—463页。

系中的机会。① 希望边区民众有病不请巫神,而是转向请中西医,中医被纳入政府认定可信赖的医疗技术中。② 而且当时民众对西医还是惧怕的,他们怀疑公家药没好药,觉得西医的针很恐怖,对"从腿上打进去肚子里出来"等恐慌。政府呼吁西医可参考"利用中医看病办法,号脉,看舌头,用药引,忌口等最为群众信任和欢迎"。③ 当时为了推展乡村卫生工作,对地方中医的态度,就是要调查登记,并予以甄别试验,发动中医担任区域内的医疗工作。④

　　1940 年 6 月延安第一个中医研究组织"延安国医研究会"成立,曾被选为陕甘宁边区参议会议员的中医毕光斗(1879—1970)提出,巫神所开的药方任何药店都不能付给药品,只有中西医的可以,中医被认为是提倡科学、反迷信的一分子。⑤ 毕还特别研究治疗疫病药方,简便而有效,经会议上大家研究,作为下乡医疗方法,边区政府并拨款炮制大宗药品,救治病员。⑥ 即便当时官方认为西医较为进步,但中医为更多人相信,本质上两者都利于病人疗病,

---

① 梁星亮、杨洪、姚文琦主编:《陕甘宁边区史纲》,第 385—392 页。

② 不著撰者:《怎样推进乡村卫生工作》,《陕甘宁革命根据地史料选辑》第五辑,第 333 页。

③ 不著撰者:《边区防疫委员会集会总结医疗队下乡工作》,《陕甘宁革命根据地史料选辑》第五辑,第 343—344 页。

④ 傅连暲:《群众卫生工作的一些初步材料》,《陕甘宁革命根据地史料选辑》第五辑,第 290—291 页。

⑤ 不著撰者:《救人的合作社》,延安市供销合作社联合社编:《南区合作社史选》,第 447—450 页。

⑥ 不著撰者:《延安各区疫病流行边府紧急动员防疫》,《陕甘宁革命根据地史料选辑》第五辑,第 293—294 页。

这是中西医生与巫神的根本的重大区别。① 此外,中西医并重的政策,其实是希望大批培养边区医药卫生工作干部,以便在三五年内,实现毛泽东的指示,做到每个乡都有医务所和医生,用前述"民办公助"的方法,从基层建立起民众运动的力量。所以纳入民间的中医就显得相当迫切,还包括各种地方群众集股开设的中药铺等等,都是这场群众卫生运动的一环。② 甚至中医的故事,不断被提出来宣传,例如中医崔岳瑞(1896—1965),因为深入群众,调查了解,以事实耐心说服群众,破除巫神迷信,成为边区卫生运动中的模范,被称为"崔岳瑞运动",③他也被誉为"反迷信英雄",④在整个边区被形塑成群众运动中的医生楷模。⑤

中医身份与境遇之改变,可能也是促使这个时期中医被纳入卫生系统的机缘之一。毛泽东在 1939 年听取傅连暲汇报时就指出,要把地方的中医、土医生组织利用,填补不足的医疗人员,毛泽东说:"要和中医老先生多来往来往,交交朋友。"随后,不少西医院中都有中医门诊部或中医科,这些都是相当大的转变。⑥ 这其中还有李鼎铭的故事,可能是最为人所熟知的。李是一位中医,在工作

---

① 不著撰者:《开展反对巫神的斗争》,《陕甘宁革命根据地史料选辑》第五辑,第 281—283 页。

② 不著撰者:《开展全边区卫生运动的三个基本问题》,《陕甘宁革命根据地史料选辑》第五辑,第 385—387 页。

③ 雷云峰:《陕甘宁边区史·抗日战争时期》中、下篇,西安:西安地图出版社 1993 年版,第 285 页。

④ 不著撰者:《文教会上刘景范同志总结报告普遍发展卫生医药》,《陕甘宁革命根据地史料选辑》第五辑,第 474 页。

⑤ 李鼎铭:《关于文教工作的方向(一九四四年十二月六日)》,中央档案馆编:《陕甘宁边区抗日民主根据地》文献卷下,第 394 页。

⑥ 钟兆云、王盛泽:《毛泽东最信任的医生傅连暲》,北京:中国青年出版社 2006 年版,第 115 页。

之余,经常为毛泽东、徐特立、林伯渠等人治病,并建立了深厚的友谊。毛泽东患有风湿性关节炎,胳膊疼痛,吃了西药仍不见效。李替毛泽东看病切脉,开了几副中药就治好。当时中西医不合、冲突,毛泽东身边的西医不同意他用中药,但毛泽东早在井冈山时期就提出中西医合作治病的想法,这次恰好中药治好了他的病。后来毛泽东的胃病和风湿性关节炎同时发作,李继续用中药加按摩治疗,效果都不错。每次看病时免不了要谈些中药的性能、治病之理,甚至还讨论中医学发展之道路。有一次毛泽东对李鼎铭说:现在延安西医看不起中医,你看边区的医学应如何发展? 李鼎铭认为,中西医各有长处,只有团结才能求得进步。毛泽东说,你这个想法好,以后中西医一定要结合起来。毛泽东甚至介绍李替周恩来、朱德、王稼祥等中央领导看病。在这样的毛泽东相信且支持中医的氛围下,而且边区确实需要中医药支持,所以陕甘宁边区成立了中医研究会、中西医协会、中医保健药社。李鼎铭曾兼任中医训练班主任,为推进中医中药事业的发展作出不少贡献。[1] 李在陕甘宁边区普选中,曾被选为米脂县参议会议长、陕甘宁边区参议员,并担任陕甘宁边区政府副主席。[2] 他以中医身份位居边区政府要职,在边区政府支持中医药的政策方面功不可没。

## 五、打破藩篱:边区的中西医结合

实际上,谈中医药的问题,也不能忽略边区中西医互动的视

---

① 商豫:《李鼎铭:深受毛泽东赞扬的开明人士》,《世纪风采》2015 年第 9 期,第 40—41 页。
② 中共中央统战部、陕西省委统战部、延安市委统战部编著:《延安与中国统一战线》,第 168 页。

角。在抗日战争之前，中西医彼此对立，战争全面爆发后，为了现实的需求，必须合作的态势已如前述。本节再补充中西医互动的视角。

首先，中医与西医皆被纳入了非常多的政治决策与科学团体之中。1940年6月10日，边区政府民政厅和卫生处召开国医代表大会，到会各县国医代表及边府各卫生机关代表数十人，讨论如何改进中医药以促进卫生工作，并将成立中医研究会，以求中医中药的改良趋向科学化，并加强中西医联系，共求进步，以为先声。① 第一届边区国医代表大会会后，正式成立"边区国医研究会"，出席代表有40余人。边区政府卫生处处长欧阳竞报告："由于过去几千年长期的封建统治，使国医同其它科学一样，不能长足进展，但正由于有这样悠久的历史，曾积累了丰富的经验，这点我们不能完全把它抹煞，相反的要承继祖先的遗产，扬弃它，改进它。这就需要我们有组织的进行研究，使它向着进步的科学化的方向前进。"边府民政厅副厅长李景林则指出："抗战时期，医药困难，我们成立国医研究会是必要的。希望本此精神，同全国医界取得联系，把国医也变成一个完整的科学。现在中西医在医病的方法上好像不一致，但基本上都是瞄准着一个共同敌人——细菌。我想这种现象，在不久的将来，一定是会克服的。"会议上提案决定，开办国医训练班，出版国医丛书及刊物，呈请政府登记全边区国医及国药商店，大量开采及炮制土产药材，国医研究会应与各卫生行政机关取得密切联系等等方向，基本上就是要将国医药纳入政府管理与发展

---

① 劲荣：《国医代表大会开幕》，《陕甘宁革命根据地史料选辑》第四辑，第291页。

科学之一环。① 1942 年 7 月，平山县的医生组织成立抗日救国会，到会中西医共有 42 人，中西医因战争而站在同一战线上。② 1942 年 6 月成立的晋察冀边区"自然科学界协会"，以军区医药指导委员会为核心，各种医药卫生行政的实施则通过军区卫生部和政府来进行。换句话说，所谓科学研究是受政府和军队控管的，而该会就是强调要发展中医药，以求自给自足之政策，显见是边区政府要将中医药纳入科学事业。③ 另外，中央军委会还下达指示，医务老干部往往不懂医，医疗卫生要信任专家，各级机关的领导人不应干涉专门专家之工作，自作聪明。④ 在这样的氛围下，地方医生，多数是中医，更能依照自己的组织和意愿自主、自由地来发展中医药。

当然，并不是说采用中医药的政策就足以改变传统的中医，中医药能发挥最大的功用，还是必须加以改造。例如早期医务工作者，冀中军区第十军分区（原为冀中人民自卫军独立第一团）最早的军医处处长，可能就是一位中医。根据回忆，他是一位 50 多岁蓄着胡子兼通中医的老人，但他从未替伤员治病，他任用的都是原来旧军队的军医或同乡、亲友，有许多人是不通医术的。纳入懂医术的专人，再逐渐训练下属，完善设备和药品，需要时间，特别是在

---

① 不著撰者：《国医代表大会闭幕国医研究会正式成立》，《陕甘宁革命根据地史料选辑》第四辑，第 356 页。

② 不著撰者：《平山成立医生抗日救国会（摘要）》，《晋察冀军区抗战时期后勤工作史料选编》，第 515 页。

③ 不著撰者：《晋察冀边区自然科学界协会第一次代表大会纪录》，《晋察冀军区抗战时期后勤工作史料选编》，第 535—537 页。

④ 不著撰者：《中央军委关于卫生部门工作的原则指示》（1941.06），中央档案馆编：《中共中央档案选集（1941—1942）》，第 142—143 页。

战争的头两年。① 即便是地方的中医，若未经动员、训练和改造，也很难为政府、群众服务的，所以 1942 年 1 月聂荣臻司令指出："医务工作是一种革命工作，它是进步的科学，它向旧的非科学作斗争，特别是在中国这个经济文化落后的国家中，我们必须用进步的科学去消灭人民卫生和医务落后的野蛮的东西。"②中医还是需要被科学地改造，改造的最初的策略与 50 年代后的思维很不一样。由于当时大部分水平较高、具有理论基础的中医多留在上海或迁移至内地重庆，在边区的中医水平参差不齐，所以改造中医的方法，就是打破中西藩篱，透过中西医互相学习，使中医药迈入科学化，来拉高中医的素质。

为了提高生产，改善民众卫生状况及培养职业教育的师资，边区政府其实一开始就希望设立中医学校，③但缓不济急，当卫生成为一种动员与运动时，中西医合作的声音自然就被提出来，甚至过去中西医门户之见，也被提出来批判，报刊指出中医有不少宝贵经验，西医应团结他们向他们学习，并帮助中医迈向科学化，中医当然也要学习科学的医疗。④《解放日报》于 1944 年 9 月 30 日刊载中医裴慈云的建议：(1) 组织定期或不定期的中西医公开的学术研究会议：如果各县凡有中西医的地方，都能利用会议的办法，来经

---

① 刘民英：《冀中军区第十军分区卫生工作最初两年的情况》，《晋察冀军区抗战时期后勤工作史料选编》，第 611—614 页。

② 不著撰者：《聂荣臻司令员在军区卫生会议上的讲话（结论）》，《晋察冀军区抗战时期后勤工作史料选编》，第 491 页。

③ 不著撰者：《中共中央宣传部关于提高陕甘宁边区国民教育给边区党委及边区政府的信（1940 年 8 月 28 日）》，中央档案馆编：《陕甘宁边区抗日民主根据地》文献卷下，第 398—399 页。

④ 不著撰者：《继续开展卫生医药运动》，《陕甘宁革命根据地史料选辑》第五辑，第 579 页。

常研究探讨,或讨论一个具体的病例,或研究学理,讨论如何合作进行卫生运动。各地的保健药社、西医研究会及各机关、部队的卫生机关,都应奉行。(2)实行中西医会诊:在可能的情况下,可以实行中西医会诊的方法,例如在卫生合作社就可以这样做。事后还可以共同检讨一番,看是否有错误的地方,或谁的诊断正确。如果要共同治疗,应该特别慎重,要注意药物配合禁忌的问题。(3)各门诊部可添设中医,药店可兼设西医、西药,以相互研究与取长补短。(4)各地国医研究会或医务机关可请有名的中西医生,来作专门的报告。(5)组织中医到西医院去参观。① 其实有相当多的建议,都是 30 年代在国统区无法达到的,在中西医论争的年代里想都想不到的进展。到同年 11 月,《解放日报》更报道,边区文教会医药卫生组开座谈会讨论,特别着重中西医合作问题。从 10 月 30 日毛泽东在大会上演说,强调对中西医合作的促进,一直到 10 月 31 日及 11 月 1 日,召开了两天的中西兽医座谈会,到会者除文教大会之全体医疗代表外,尚有延安各医务机关负责同志,及全体中西医生等共近百人。国际友人阿洛夫、马海德、傅莱、米勒四位医生亦应邀参加。②

在这场座谈会上,中央卫生处李志中检讨过去相关部门虽响应了中西医合作的号召,但其中还是多少含有形式主义的毛病。他提出,愿请中医代表至中央医院参观,以便互相研究。和平医院院长鲁之俊亦表示欢迎中医共同交换经验。中医毕光斗、张存法、裴慈云等人也提出中医愿向西医学习,裴慈云还说,如果开办中医

① 裴慈云:《中西医合作的几个问题》,《陕甘宁革命根据地史料选辑》第五辑,第 423 页。
② 不著撰者:《文教会上中西兽医座谈积极合作为群众服务》,《陕甘宁革命根据地史料选辑》第五辑,第 459—460 页。

训练班,他第一个报名参加。① 另外还有众医瞩目之焦点,即傅莱
(Richard Frey)报告晋察冀边区医药卫生运动及中西医合作情况。
晋察冀边区各级政府设置了专门领导医药卫生工作的机关和干
部,利用展览会及各种集会进行卫生宣传,开展卫生运动周,建立
了防疫情报,各机关、学校组织医疗组下乡为群众治病,各县成立
中西医研究会,边区先后举办两期中医训练班。② 傅莱运用许多具
体事实说明了中西医合作之必要和可能,并指出中西医合作应是
长期的,不仅仅是暂时的办法。对中医既不应完全否定,也不是完
全肯定,而应加以批判地吸收。他提议在延安成立研究会或训练
班,并逐渐统一中西医药名词,以便中西医药沟通。③ 关于边区卫
生运动与中西医合作之方针,在座谈会上李富春还指出类似的观
点:(1)双方应打破门户之见,西医在合作中应负主要责任,要帮
助、研究与提高中医并从而充实提高自己,还要帮助培养边区西医
人才,用科学方法解决边区的医疗问题。(2)必须掌握教育群众使
之自愿的原则,不能强迫民众。(3)要抓住重点,不要一下子提出
太多规范,反对平均主义和形式主义,不要只图数目字,不要只图
表面好看。在具体工作方面,李氏在会议上指出:(1)成立延安中
西医药研究会,吸收中、西、兽医参加,经此会推动产生全边区医药
联合会,该会进行医理、药理之研究工作,并成为边区群众医疗技
术之领导机关。透过各种座谈会,沟通意见,是当时认为中西医结

---

① 不著撰者:《文教会上中西兽医座谈积极合作为群众服务》,《陕甘宁革命根据地史料
选辑》第五辑,第 464 页。
② 不著撰者:《关于开展群众卫生医药工作的决议》,《陕甘宁革命根据地史料选辑》第五
辑,第 513—514 页。
③ 不著撰者:《文教会上中西兽医座谈积极合作为群众服务》,《陕甘宁革命根据地史料
选辑》第五辑,第 460—461 页。

合的好办法。①　中央总卫生处所编之《解放日报》卫生副刊可改为该会之会刊。（2）解决医生问题，以县为单位训练中医（先在延安试办），提倡医生带徒弟。各地名医生生活困难，由政府帮助解决。（3）解决药材问题，改良中药铺之营业性质，公营中药铺应以服务为主，以影响全边区私人中药铺。中药铺并应研究制药的办法，大量提倡挖药和栽药。关于西药之制造，由边府说明扩大留司（笔者按：可能是指河南省洛阳市）之制药厂，同时提倡中西医研究发展外来中西药的代用品。会议上，待李氏宣读完党的施政方向后，当场推刘景范、苏井观、傅连暲、毕光斗、李治、陈凌风、裴慈云七人筹备组织延安"中西医药研究会"。②　如此，中医可以参观西医的手术，中医遇到重症，也可以转介到西医院，③中西医各自自我批评，放下成见，具体合作。④　其他如"一切部队机关的西医必须兼为群众服务；帮助、研究、改造中医中药。对一切中医劝其公开秘方与经验，劝他们努力学习科学，改进自己的业务。扩大医大的边区名额外，还须开办中医训练班"。⑤　在这场会议之后，地方也开始举办中西医座谈会。1945 年 1 月，庆阳市召开了中西医座谈会，会上决定成立中西医合作研究会，由中药铺经济堂的倪医生负责，还举行

---

① 不著撰者：《开展群众卫生工作》，《晋察冀军区抗战时期后勤工作史料选编》，第540 页。

② 不著撰者：《文教会上中西兽医座谈积极合作为群众服务》，《陕甘宁革命根据地史料选辑》第五辑，第 463—464 页。

③ 编者不详：《文教工作的新方向》，延安：冀鲁豫书店 1945 年版，第 17 页。

④ 编者不详：《文教工作的新方向》，第 18 页。

⑤ 李鼎铭：《关于文教工作的方向（一九四四年十二月六日）》，中央档案馆编：《陕甘宁边区抗日民主根据地》文献卷下，第 393—394 页。

小型的市民卫生展览会，展品内容着重妇女及家庭卫生。①

　　1945 年 4 月 5 日，"晋察冀边区各界抗日救国联合会"持续发表的群众运动方针与指示一文中提及施政重点：团结大批的乡村土医、中医，加强群众疾病诊疗的工作。这个工作应该吸取龙华模范医生张明远的经验，把改造思想和他们的经济利益结合起来，成立中西医合作研究会，成立药铺。因此，要大量介绍土偏方，施行扎针术。此外就是发动群众大量采药，有条件的设立药市，并在一个区域内争取成立一座中药铺或是一个医药合作社，力行"民办公助为民服务"。中西医合作是非常必要的，西医"思想下乡"，耐心地帮助和改造中医，团结一切乡村土著医生，自动为群众治病。②1945 年 6 月，晋察冀边区行政委员会也指出：西医虽更科学，当然要负责团结中医，负担更多责任。各级政府负责干部，对医生（特别对中医）应重视和优予礼遇，值得称述的事迹如："曲阳龙华县县长，亲自接待医生，请他们吃饭和讲话，慰勉有加，并关心他们的生活，减免他们的抗勤，这在鼓励医生工作情绪，提高其责任心，改造其思想上起了不小的作用，这种很好的经验及关心民众的精神，值得各地采用和学习。培养新医生，办学校和训练班是一种办法，发动医生带徒弟，召开医生座谈会，也是可以经常采用的轻而易举的办法。"③

　　在中西医技术交流方面，1944 年 9 月 30 日《解放日报》刊载中

---

① 不著撰者：《陇东培养地方医卫工作干部》，《陕甘宁革命根据地史料选辑》第五辑，第 524—525 页。

② 不著撰者：《开展群众卫生工作》，《晋察冀军区抗战时期后勤工作史料选编》，第 539—540 页。

③ 不著撰者：《晋察冀边区行政委员会关于开展民众卫生医疗工作的指示（民字第二十九号）》，《晋察冀军区抗战时期后勤工作史料选编》，第 548 页。

医裴慈云的见解,他认为:中医有几千年的历史,直到现在,还具有广大群众基础,说明在中医中药有许多值得研究的东西,只是欠缺科学系统的研究,不论是中医或西医都应该来研究。而中医系统内不合理的地方和缺点,也应向西医学习。重要的是,有一种言论是担忧学习西医就会变成西医,失去中医的本体,裴氏认为,中医懂得科学理论,不但不会使中医变质,而且更可以发挥中医几千年的丰富经验,将中医提高。他认为,中医要学习西医的诊断、生理、病理知识、消毒法并利用简易西药。具体的学习如:"学解剖可先学心脏与肺脏,明了心肺的构造与生理和病理的知识,就可以利用听诊器来听诊,和诊脉相结合,对于诊断是有帮助的。再如知道了疾病和体温的关系时,也不妨用体温计来试试体温;倘使懂得打诊,那么当你发现了心脏的'阴气外溢'时,你就打一打看,是否心脏大了? 如果在诊脉上认为肝脏有病,那么,也可以打一打肝脏,看有没有变化?"学习的时候,由浅入深,有了成效,就会引起学习的兴趣与信心来。①

中医的某些特效药,也被提出讨论。1941 年 6 月 23 日,杜伯华的《科学地大量运用中药》中指出:要想战胜敌人封锁之困难,就要自力更生,接受中国历史遗产,把数千年经验得来的中药大量采用,以代替西药治疗疾病,来保护我根据地内抗日军民的健康,把"中药不合于科学""中药不能治病"的不正确观点纠正过来。他抨击有的干部对中药使用缺乏经验和信心,认为植物科生药在治疗应用上没有作用;还有些单位医务人员,把卫生部发下的中药"束之高阁",或弃之垃圾堆中,不但不来提高中药信仰,反而完全埋没

———————————

① 裴慈云:《中西医合作的几个问题》,《陕甘宁革命根据地史料选辑》第五辑,第 421—422 页。

了中药的功用。这充分证明,这些医务人员对中药的认识还不够,忽视了中药在治疗上的伟大作用,没有虚心地去研究学习运用中药,来克服当前的困难,所以杜氏认为要强烈批判这种偏差的思维。[①] 而且通过实践证明,中西医结合治病,疗效显著提高。例如魏善钊是一位肺结核患者,服用西药疗效不佳,结果服中药 11 剂即痊愈,中西医互相结合,治愈率、成功率皆大大提高。[②] 徐特立就指出:"许多中药为中医的经验试用有效,尚未被西医所采用的还很多。四十年前我的老婆患乳结核一年,大于鸡蛋,服草药一种,名七叶一枝花,中医也很少人知道这药,竟治好了。近日我在中药字典上,看见有七叶草治结核病,可见这药还是有人知道,不过知者很少。中医对于解剖和生理的无知,因而对于病理必然发生理论上的错误。但中医几千年来的经验,还有不少的贡献。我认为西医有读中医的医案的必要。张仲景的处方,有研究的必要。经过中医的经验,去发现新的药物。中西医合作,以解决目前的困难问题,并创造新的药物。"[③]杜伯华同样指出,发展中药不是主张"开倒车",把非科学的法子硬搬出来,而是要根据科学的眼光与方法去研究,逐步地提高它的科学水平,才能适应长期抗战的环境和形势发展的客观需要。[④]

与此相关者,即对中医所谓秘方的开发,早在 1941 年 9 月 17

---

[①] 杜伯华:《科学地大量运用中药》,《晋察冀军区抗战时期后勤工作史料选编》,第
468 页。

[②] 雷云峰:《陕甘宁边区史·抗日战争时期》中、下,第 283—284 页。

[③] 徐特立:《卫生展览会的重要意义》,《陕甘宁革命根据地史料选辑》第五辑,第 404—
405 页。

[④] 杜伯华:《科学地大量运用中药》,《晋察冀军区抗战时期后勤工作史料选编》,第
469 页。

日《解放日报》刊载，已成立一年的国医研究会第二届代表大会开会时讨论国医科学化，其中就有破除国医中过去之保守观念等不良习惯和倾向，在讨论中各会员代表常将自己的"祖传秘方"讲了出来，如治夜盲眼、腹痛、心痛、花柳等病的特效方 10 多种。打破了几千年保守"祖传秘方"的恶习，毅然说出供大家讨论研究。会中选出了李长在为会长，闫劲荣为副会长，毕光斗、宋学寄、梁金生、欧阳竞等人为常委。民政厅和卫生处不但设宴招待，还拨发伙食费，以示重视。① 1944 年 9 月，西北局办公厅召开兽医座谈会，提出"对中医及民间流传治牛羊瘟和牲畜疾病的有效单方，应有组织的搜集，普遍推广应用，打破保守秘方不给外人传授的现象"。② 还有当时中医如高丹如，担任中西医药研究会的会长，贡献出自己的经验丹方 30 多种，积极筹备在分区采集土产药品。该会今后的计划，也包括挖掘土产药材，炮制成常用的丸散药剂。③ 公开秘方有现实的需要，因为在民间搜集一些中医内、外科药方，各军区的药厂才能研究制作，不至于巧妇难为无米之炊。④而当时对中药之研究，包括八路军制药厂编的《抗战新药集》，光华药厂出版有《国药通讯》和《通俗药物学》，延安自然科学院乐天宇等人在实际调查研究的基础上编写而成《陕甘宁边区药用植物志》；华东，特别是胶东的制药小组则从日军手中缴获《中华西药本

---

① 不著撰者：《国医研究会二次代表会议讨论国医科学化》，《陕甘宁革命根据地史料选辑》第四辑，第599 页。

② 不著撰者：《西北局办公厅召开兽医座谈会》，《陕甘宁革命根据地史料选辑》第五辑，第 419—420 页。

③ 编者不详：《文教工作的新方向》，延安：冀鲁豫书店 1945 年版，第 18 页。

④ 尹明亮：《晋察冀军区第三军分区卫生工作建立与发展概况》，《晋察冀军区抗战时期后勤工作史料选编》，第 608 页。

草》和《药物制造化学》等书，一边自学一边自制，可以说在黑暗中摸索前进，①主要以实用为主，真正的研究才刚起步。

　　1944 年 8 月，杨家岭开展了卫生展览会，徐特立指出，展览会上就有中西药物，"许多自己制的药品原料，取自边区，有些还是未经西医普遍采用的中药。在物质困难条件下，许多医药问题摆在面前不能解决，因此一切小的发现或发明，不应过低估计其价值"。② 可以看出无论在展览还是日常生活中，政府都希望破除民众对中药的看法，甚至是扭转西医对于中医药无效、落后的印象。中医裴慈云指出：中西医对于赤痢病理的说法虽然不同，但中西药都可以治好病，这原因主要是在于药物上面，就是有些中药有杀菌能力，但是中医并不知道，因此就需要西医来研究应用。再如扎针的方法，是一种利用神经反射作用的疗法，西医也不妨来研究一下。③ 当时的思维还是西医来研究，与 50 年代后中医研究之路数不同。④ 此外，中医的特效处方也可以介绍给西医试用，如果认为确属有效，那就应该推广采用，如竹沥治疗百日咳，颇有成效，裴氏就曾介绍给中央医院小儿科王医生试用，结果有一个初患百日咳的小儿，吃了两瓶就好了。像这一类的合作方法，在有中医有西医的卫生合作社中，皆可以采用。⑤ 至于在针灸方面，也有一些开展。

---

① 武衡：《延安时代科技史》，北京：中国学术出版社 1988 年版，第 349—354 页。

② 徐特立：《卫生展览会的重要意义》，《陕甘宁革命根据地史料选辑》第五辑，第 403—404 页。

③ 裴慈云：《中西医合作的几个问题》，《陕甘宁革命根据地史料选辑》第五辑，第 421 页。

④ 皮国立：《共和国初期（1950—1965）上海中医药的发展——以〈人民日报〉为中心的考察》，《汉学研究通讯》2016 年第 35 卷第 4 期，第 1—12 页。

⑤ 裴慈云：《中西医合作的几个问题》，《陕甘宁革命根据地史料选辑》第五辑，第 422 页。

例如白求恩卫生学校的教员刘绍久,在访问阜平新华药房时,就教导卫生人员怎么样用针灸治疗疟疾、痢疾、腰腿痛等等。[①] 任作田老先生自办针灸治疗所,并使针灸术传入白求恩国际和平医院,广泛为边区群众治病,收到较好效果,皆为显例。[②]

## 六、结论

如果将中医药史看作一种长时间观察中国近代思想史、科技史的范例,战争带给边区,乃至后来新中国的中医药政策的影响,皆可看出极强的连贯性。南京国民政府虽挡下了著名的"废止中医案",但在整体发展上,并不重视中医在卫生防疫上的贡献。抗日战争全面爆发后,南京国民政府迁至重庆,对于中医之贡献虽持正面态度,但终究因为西药物资较为充足,所以仅放任中医成立医院,而研究与合作更是各唱各的调。但在中国共产党领导之边区则有很大的不同。面对迷信成风、缺医少药、疾病猖獗的艰困环境,中医药的地位被整体提升上来,地方的中医和散布在广大边区的中药材,成了最佳就地取材的资源,边区政府迫切地要推展卫生与群众运动,就要团结一切力量,将中医药提升至与西医同等的地位,这是现代意义下的第一次中西医结合概念的诞生,更是历史上第一次由政府肯定中西医结合的好处与必要性。从晚清以来就谈的"中西医汇通",学者常将之与"中西医结合"的

---

[①] 燕仲林、高洪江:《忆阜平新华药房》,《晋察冀军区抗战时期后勤工作史料选编》,第775页。

[②] 雷云峰:《陕甘宁边区史·抗日战争时期》中、下,第283页。

历史放在一起谈，[①]但其实"汇通"仅止于理论上的采纳与论争，而本章所论的这个地方、这个时代诞生的"结合"，却是先放开理论差异，直接采取有效之策略，共同治病与防疫，而且还有互相融渗和学习之处，是全新的名词，并开启 50 年代中期西医学中医的先声。

过往研究者比较缺乏的是，中医加入卫生体系不仅仅是件大事，在这当中，中医也在正规教育之外获得了学习、操作实际西方卫生技术之可能。共产党的政策并非一开始就学南京国民政府那样将中医谈成国粹、国学，反倒是将中医提到跟西医同样的地位，共同为人民服务、推展卫生运动、扑灭疫病，还斗争巫神，可以说边区政府将过往乡间毫不起眼的土郎中、卖药人、走方医，都一起收拢到边区政府动员和控管之下，带动其与民众健康共生共荣之愿景，这在南京国民政府都是做不到的。并且，中医理论内其实有不少阴阳五行和玄学的部分，在全面抗战爆发前是被视为"玄学"和"迷信"的，[②]但是共产党在动员时，把人民和中医这两个元素结合，刻意淡化或忽略了中医理论内可能会与巫神、迷信相连的各种可能，亦即动员需要整合一切力量，搁置其缺点，先取其有助于战争的部分，这种统一战线内的理念，其实是共产党在地方动员成功的重要因素。[③] 而在制药方面，全面抗战爆发后，四川大后方的医疗系统，依旧是中西各自为政，而且西医或军医，也极少采用中医开发的成药，

---

① 皮国立：《近代中医的身体与思想转型——唐宗海与中西医汇通时代》，北京：三联书店 2008 年版，绪论部分。

② 皮国立：《医疗与近代社会——试析鲁迅的反中医情结》，《中国社会历史评论》2012年第 13 卷，第 353—376 页。

③ 陈红民：《抗战时期国共两党动员能力之比较》，《二十一世纪》1996 年 2 月第 39 期，第47—58 页。

此为两地最大之不同。边区在制药方面，为因应缺医少药的背景，又要符合战争急用的特性，所以生产以成药居多，部分是过去常见的避瘟、避暑、抗疟疾等的中成药，但也有不少成药不再是传统的中药处方，而是变化方，加入了西医的制药元素——用西药有效之成分，取中药为代用，再制成新的药物，这些药物就不见于传统中医的本草书籍内。这些制药的思维，有没有影响到后来的中西成药业，其实很值得探究，但可知的是已给中药科学化之发展一些新的启示。而整个边区的中医药政策如何在战后延续与发展，也值得持续探讨，例如1946年4月1日边区第三届参议会一次大会决定，持续由中西医药研究会训练中医，各县保健药社依旧采取老师带徒弟的办法培养中医，[①]持续增加中医名额。[②] 但是，中医还是没能纳入正规教育的系统内，而边区政府也可能因抗战问题，仅先求实用，而不太谈医书、经典等学术发展之问题，边区中医的研究，比较有特色的，似乎多在针灸和贡献秘方这两者，仍有不足之处，虽有志于发展中医，但多只用中医的外缘形式。所以看历史要看其长远发展，甚至持续探究跨区域（国统区后方、沦陷区、边区）、跨时代（战前、战后、新中国）的发展，才能完成具备大历史眼光的研究，由小见大，抗战时期边区史的研究才能萌发出新意。

---

① 不著撰者：《陕甘宁边区一九四六年到一九四八年建设计画方案》，《陕甘宁革命根据地史料选辑》第三辑，第108—123页。
② 不著撰者：《边区建设的新阶段——陕甘宁边区政府主席林伯渠在第三届边区参议会第一次大会上的政府工作报告》，《陕甘宁革命根据地史料选辑》第三辑，第78—97页。

# 第七章　抗战时期的国际援华医疗事业

　　如果不局限于抗战时期的活动来看，国际援华医疗事业实可上溯自清末的传道医学（missionary medicine）；而与整体中国医疗或公共卫生现代化的努力相结合，也至少可以从 20 年代国民政府卫生部成立算起。到了 30 年代以迄抗日战争全面爆发前夕，三大国际机构：国际联盟卫生组织（The League of Nations, Health Organization, LNHO）、远东热带医学会（Far Eastern Association of Tropical Medicine），以及洛克菲勒基金会（Rockefeller Foundation）基本上构筑了对华医疗援助与现代化的基础模式。大致上来看，国际联盟卫生组织在中国展开了农村卫生事业与统一检疫制度，并整合为其远东国际卫生事业的重要环节之一。自 1921 年底开始，所有中国方面的工作任务都是由国际联盟卫生组织的医疗总监拉西曼（Ludwik Rajchman）授权。在洛克菲勒基金会的支持下，他努力安排大量示范性的公共卫生项目和农村卫生培训地点，如晏阳初的河北定县计划等，以期培养中国的农村卫生专家并建之为国际合作之基地。① 除农村卫生外，拉西曼早年在欧

---

① Theodore M. Brown, Elizabeth Fee, "Ludwik Rajchman(1881 - 1965): World leader in social medicine and Director of the League of Nations Health Organization," *American Journal of Public Health*, Vol. 104, No. 9(2014), pp. 1638 - 1639.

洲任职时即特别关注远东地区的检疫与疫情监控，遂于 1925 年推动在新加坡建立一个流行病传播监控站（epidemiological transmission station）。[1] 到 1928 年，中国卫生部成立了三位委员组成的国际咨询委员会，拉西曼自然是受邀成员之一。[2] 1929 年，国际联盟卫生组织帮助中国重新建立其检疫机构，并帮助其在技术合作计划下建立公共卫生体系。时至 1937 年，在华已成立的公共卫生机构约有 500 个，但 1937 年日本侵华战争升级，导致东南半壁的努力付诸东流。[3] 拉西曼本人深度参与了国际联盟之"中国计划（China Program）"。而对中国工作热情之强烈，竟使他于 1933 年同意自国际联盟卫生组织总监的位置上退位，以便全情担任"技术代理人"，来协调所有国联提供的，由中国政府承担开支的对中国的援助。[4] 但日本人很快开始就国联对中国的援助提出抗议，迫使拉西曼回到了 LNHO 负责人的位置。而抗战的爆发，更是深度地从物质面、机构面摧毁了国际联盟在华，尤其是东南半壁的援华医疗卫生基础。

[1] L. Manderson, "Wireless wars in the eastern arena: Epidemiological surveillance, disease prevention, and the work of the Eastern Bureau of the League of Nations Organisation, 1925 - 1942," Paul Weindling ed., *International Health Organizations and Movements, 1918 - 1939* (Cambridge, UK: Cambridge University Press, 1995), pp. 109 - 133.

[2] Iris Borowy, "Thinking big - League of Nations' efforts towards a reformed national health system in China," in *Uneasy Encounters: The Politics of Medicine and Health in China 1900 - 1937* (Franfurt am Main, Germany: Peter Lang, 2009), pp. 205 - 228.

[3] Neville M. Goodman, *International Health Organizations and Their Work* (Philadelphia, Pa.: The Blankiston Company, 1952), p. 126.

[4] Theodore M. Brown, Elizabeth Fee, "Ludwik Rajchman(1881 - 1965): World leader in social medicine and Director of the League of Nations Health Organization," p. 1639.

　　中国的医学现代化在抗战爆发前,正因为这些海外机构的资助,具有深刻的国际联合特质,此点亦展现于中国对远东热带医学会活动之参与。早在 1905 年至 1915 年期间任菲律宾总督府公共卫生主任的维多海瑟博士(Dr. Victor Heiser)即曾提出成立促进远东地区的流行病信息情报传递、预防措施规划与医学学科等方面交流的非政府机构。① 根据后来远东热带医学会的成立宗旨,该学会显然自始即有意图作为该地区医疗专家,特别是来自各殖民地的医学专家的科学平台。远东热带医学会存续期间(1908—1923)共举行了九次会议,大部分会议召开的地点都在殖民地,仅两次例外,即 1925 年的日本东京和 1934 年之中国南京会议。而之前 1923 年召开于新加坡的学会年会,即标志着远东热带医学会与国际联盟卫生组织间的合作。在拉西曼的大力支持和洛克菲勒基金会的金援下,国际联盟卫生组织派遣诺曼博士(Dr. Norman F. White)于 1922—1923 年进行远东地区的检疫视察。② 他的结案报告显示,该地区的检疫程序仍属旧的个人主义行事范畴,获取流行病情报的国际化系统还很不成熟。③ 而其具体的成果,便是在新加坡建立一个中央传染病情报局(central epidemic intelligence bureau),以便统合各地检疫信息与流程之标准化。1924 年,国际联盟卫生组织通过了远东热带医学会的合作修正案,让国际联盟

---

① A. L. Hoops and J. W. Scharff eds., *Transactions of the Fifth Bieniall Congress held at Singapore*, *vol. 1* (London: John Bale, Sons and Danielsson, LTD., 1924), p. ix.

② "Health Organization of the League of Nations," *The British Medical Journal*, Vol. 1, No. 3200(Apr. 29, 1922), p. 692.

③ Norman White, *Report on the Prevalence of Epidemic Disease and Port Health Organization and Procedure in the Far East* (Geneva: League of Nation, 1923).

卫生组织在新加坡的传染病情报局的咨询及其行动功能,与远东热带医学会的成立宗旨及运作目标相一致。[1] 于是随着诺曼报告和拉西曼的支持,自 1925 年以来,国际联盟卫生组织与远东热带医学会的活动产生了很大程度上的交融。东亚地区的公共卫生事业此后方成为一个彼此相联系的宏伟大业,而 20 年代以迄战前(1937)中国的农村卫生与检疫体制改革,基本上都是循着此一理路发展而来。

然而,正如学者已然指出,国际联盟卫生组织在经费和人力上经常陷于左支右绌的窘境,[2]而远东热带医学会除为医学会性质的组织外,实有作为美国在远东地区与洛克菲勒基金会发展东亚医学的活动窗口之角色。洛克菲勒基金会成立于 1913 年,旨在"促进全世界人类的福祉"。[3] 洛克菲勒家族成立基金会之前,已经启动了一项与此主旨相吻合的计划——成立于 1909 年的钩虫病根除卫生委员会(Sanitary Commission for the Eradication of Hookworm)。此后,抗钩虫病的成果逐渐扩散到世界其他地区,后又发展成全球范围内的抗钩虫病运动。为推行洛克菲勒基金会的国际卫生理念,几乎所有的国际卫生委员会(International Health Board,IHB),后来改称国际卫生部(International Health Division,IHD)的工作人员都开始致力于剿灭钩虫病的事业,其中多人后来更被派遣至远东地区,甚至投入医药援华相关事业。如负责波多

---

[1] Norman White, The Seventh Pan-American Sanitary Conference, Havana, November 1924, LONA, R 941/12B/39834/39834 X.

[2] Iris Borowy, *Coming to Terms with World Health: The League of Nations Health Organisation 1921 - 1946* (Frankfurt A. M.: Peter Lang Publishers, 2009), p. xx.

[3] *The Rockefeller Foundation Annual Report 1913 - 14* (New York: The Rockefeller Foundation,1915).

　　黎各和圣多明各的兰安生(John Grant)，后来不仅任教北京协和医学院且任国民政府卫生部顾问；至于负责印度和澳大利亚防治的维多海瑟除是前述远东热带医学会之倡议者外，更于 1915 年后成为洛克菲勒基金会远东事务的负责人。① 他们二人成为促进东亚地区洛克菲勒基金会医疗慈善事业的关键人物，也责令中国作为该基金会援助的主要对象。是以，洛克菲勒基金会成立一个月后，中华医药董事会(China Medical Board, CMB)便即刻归入该基金会的国际卫生部，负责监督在中国的项目，并很快成为资助东亚地区各项卫生项目的中心。② 兰安生及中华医药董事会对中国公共卫生体系现代化的贡献卓著，③1930 年时任洛克菲勒基金会副秘书长的史尔卡(Selskar Gunn)④即强调支持拉西曼的中国农村卫生项目，并视为中国全国之示范项目："全社会的宏观需求，而不是孤立的需求，如公共卫生"⑤。此外，洛克菲勒基金会的中国援助项

① "The Work of the Rockefeller Foundation," *Science*, Vol. 54, No. 1388 (Aug. 5, 1921), p. 109.

② Paul Reinsch to Wallace Buttrick, Dec. 1, 1915, box 1, series 1, RG 4, Rockefeller Foundation Archives (Rockefeller Archive Center, North Tarrytown, N. Y.); Morrell Heald and Lawrence S. Kaplan, *Culture and Diplomacy: The American Experience* (Westport, Conn.: Greenwood Press, 1977), p. 6.

③ 有关兰安生在中国的工作成果的简要概述，参见 Bu, L. and E. Fee. "John B. Grant international statesman of public health," *American Journal of Public Health*, Vol. 98, No. 4(2008), p. 628.

④ 史尔卡是洛克菲勒基金会的副秘书长，也是 1935 年至 1937 年间中国北方农村重建专案的发起人。有关他的职业生涯，参见 Litsios, Socrates, "Selskar Gunn and China: The Rockefeller Foundation's 'other' approach to public health," *Bulletin of the History of Medicine*, Vol. 97, No. 2(2005), pp. 295 - 318.

⑤ S. M. Gunn [October 28 - 30, 1930], quoted in F. A. Ninkovich, "The Rockefeller Foundation, China, and Cultural Change," *Journal of American History*, No. 70 (1984), p. 809.

目从 1935 年起,亦逐步拓展河北省定县之成果于全国实施。正如史尔卡所言,这个"'村民自治组织'一炮走红,激发了中国有才华的学生和外国专家的无比热情"①。单凭洛克菲勒基金会改善农村卫生的雄心勃勃,便不难理解美国医学界关于中国医疗现代化与公共卫生基础设施确有不少的想法及理想。这些抗战爆发之前美国医学界在华的经营与人脉基础,正是抗战时期国际医药援华事业可以不绝如缕之关键。

## 一、抗战时期的难民医疗救助与军事医疗发展

美国援华联合会(United China Relief,UCR)是抗战期间美国民间成立的一个联合组织,其宗旨是筹集经费帮助中国抵抗外来侵略。与著名的飞虎队直接参与中国抗战不同的是,援华联合会在美国本土整合全美同情中国的民间团体,出钱出力,将大量各类物资以及医药品运送到中国,为中国抗战作出了重要的贡献。

1937 年七七事变后,美国许多民间组织积极为中国的抗战捐款捐物,比如美国医药助华会(American Bureau for Medical Aid to China,ABMAC)成立于 1937 年,向中国提供急需的药品等物资,在 1937—1945 年间,光是该会就向中国提供了价值超过 1 000 万美元的药品援助。赛珍珠领导的美国对华急救委员会(China Emergency Relief Committee)也积极动员美国妇女捐款数十万美元支持中国抗战。类似美国医药助华会、美国对华急救委员会的

① S. M. Gunn, "Report on visit to China," p. 85. See also J. C. Thomson, Jr., *While China Faced West : American Reformers in Nationalist China , 1928 – 1937* (Cambridge, MA.: Harvard University Press, 1969), p. 128.

援助团体还有许多，如中华基督教大学联合董事会（Associated Boards for Christian Colleges in China，ABCCC）、中国战灾难童委员会（American Committee for Chinese War Orphans）、美国援华委员会（China Aid Council，CAC）、美国教会对华救济会（Church Committee for China Relief）、中国工业合作协会美国委员会（American Committee in Aid of Chinese Industrial Cooperatives）等。

美国援华联合会成立于1941年2月7日，总部设在纽约百老汇1790号，在全美78个城市设有分会，其宗旨是向中国提供资金物资并鼓励中国人民反抗外来侵略的勇气。其新成立的理事会成员囊括了许多当时的政商文艺界名流，包括赛珍珠、温德尔·威尔基（Wendell L. Willkie）、威廉·布利特（William Bullitt）、保罗·霍夫曼（Paul G. Hoffman）、托马斯·拉蒙特（Thomas W. Lamont）、亨利·鲁斯（Henry Luce，中文名路思义），罗伯特·斯普鲁尔（Robert Sproul）、约翰·D. 洛克菲勒三世（John D. Rockefeller Ⅲ）、小西奥多·罗斯福（Theodore Roosevelt Jr.）以及戴维·塞尔兹尼克（David O. Selznick）。时任第一夫人埃莉诺·罗斯福受邀担任名誉会长。援华联合会由詹姆斯·布莱恩（James G. Blaine）担任会长，尤金·巴尼特（Eugene E. Barnett）担任副会长，贝蒂斯·加赛德（Bettis Garside）担任执行会长。布莱恩担任会长后，全副身心投入会务，将该会建成一个强大的组织；加赛德则主要负责筹集援助战争难民所需的资金，援华联合会成立仅仅3个月筹款就超过50万美元。1942年援华联合会名誉主席、曾在1940年与小罗斯福竞选总统的著名政治人物温德尔·威尔基访问中国，他被称为是自1879年退休总统格兰特以私人身份访华以来，美国最高层级的政治家到访中国，在中国各地掀起欢迎高潮，也大大拓展了援华联合会的名声，使得其在中国的捐助更加有效。在整个抗战时期，援华联合会是援助中国最多的慈善组织，总计筹集了超过5 000万美元的捐款，2 200万中国民众得到形式不同的帮助。

　　1937年后之抗战全面爆发几乎将上述三个组织的架构毁于一旦，国民政府于东南半壁的努力也几乎付诸流水，仅剩美国为主的国际援华支持才能在战时状态的西南大后方维持下去。[①] 1938年底，一群群东南地区高校所组成的队伍抵达云南省会昆明，对于中国医界精英而言，前往昆明的路程也意味着西方医学与实作的西进。美籍华裔历史学者傅家倩即以难民难童营养研究，一个兴起于中国20年代的新兴西方医学课题为例，认为从战时流亡学生的营养调查研究中，投射出了此一人员和知识流动的现象。根据他的研究，上海市于1937年设立难童营养援助委员会，此时部分人员亦移转至大后方，协助改进流亡难童之营养摄取。1942年后，在重庆、成都、贵阳与昆明等地，组织起更具全国性架构的中国营养援助委员会。他们成功传播了作为一种体现医学专业形象的营养学，让这方面的专家可以立足于营养和照护的科学基础上贡献所长。傅家倩进一步指出，这群受过西方训练的医师和女性社会工作人员，把营养学的生物医学知识与社会现实联系起来，在西南大后方创造了一个新形态的社会行动力（social activism）。[②] 傅家倩的研究，除了细腻地呈现了抗战时期大后方难童和难民的营养救助及知识应用，也隐约点出国际援华医药如营养品、奶粉等的流向，乃至于战时医药援华机构的重组。坐落于滇缅公路最东端的

---

① Michael Shiyung Liu，"Epidemic control and wars in Republican China（1935 - 1955），" *Extrême-Orient，Extrême-Occident*，No. 37（2014），pp. 111 - 140.

② Jia-Chen Fu，"Scientising Relief：Nutritional Activism from Shanghai to the Southwest，1937 - 1945，" *European Journal of East Asian Studies*，Vol. 11，No. 2（2012），pp. 259 - 282.

昆明,同时也是汇聚许多战时援华外国机构之所在;①这些机构中即包括了美国洛克菲勒基金会赞助的中华医药董事会,以及因应中国抗日而生的美国医药助华会等主要提供援华医疗物资的机构。② 由于战事扩大产生的需要,援华国际医疗资源除提供一般平民的医疗与救助外,也开始关注军事医疗及相关之改善。

美国医药助华会成立于七七事变后的 1937 年 10 月,由美国华人医生赵不凡(Farn B. Chu)会同旅美菲律宾华侨许肇推(Frank W. Co Tui)、永泰丝美国部门经理魏菊峰(Joseph Chu-feng Wei)发起,主要由在美的中国人和曾经在中国或者对中国医学有了解的美国人组成,主要的工作是向美国人以及在美华人劝捐,为中国军队和民众提供医疗救助。③ 在该会"人道高于一切"(Humanity Above All)的格言下,其对华医疗援助始终努力维持医疗的中立性,尽可能不涉入政治或意识形态的争执当中。然而,由于在美华

---

① 有关二战时期美国对华之相关援助,请参考 John D. Plating, *The Hump: America's Strategy for Keeping China in World War II* (Austin TX.: Texas A & M University Press, 2011).

② John R. Watt, *A Friend indeed: ABMAC and the Republic of China, 1937–1987* (New York: ABMAC, 1992), pp. 2–8. 关于美国在二战期间对华医疗援助的更多细节,参见 John R. Watt, *Saving Lives in Wartime China: How Medical Reformers Built Modern Healthcare Systems Amid War and Epidemics, 1928–1945* (Leiden and Boston: Brill, 2014).

③ Donald D. Van Slyke, "Report of the Committee Appointed to Consider Relations Between UCR and ABMAC", March 14, 1944, folder "United China Relief, Inc.", box 25, Series II, ABMAC, RBML, Columbia University; Watt (ed.), *Health Care and National Development in Taiwan 1950–2000* (New York: American Bureau for Medical Advancement in China, 2008), pp. 5–8. 以及 NY-CU, ABMAC Records, b. 11, "Medicine on a Mission, A History of the American Bureau for Medical Aid to China, Inc., 1937–1954" (Hereafter: ABMAC Records, "Medicine on a Mission").

人民族主义情绪之高涨,美国医药助华会的援助项目仍旧受到此气氛的很大影响,因此援助的对象并非全然以"受民族抗日战争所苦的中国人民"为对象,而是选择了长期友好美国的国民政府为合作窗口。1937年11月一笔超过8 000美元的救济善款用于购买破伤风抗毒素、哥罗仿(chloroform)、绷带和救护车等物资,并启程送往中国救助伤兵及难民,但这批物资因为12月南京沦陷而未能成功送达。① 1938年1月底,美国医药助华会在纽约州法律许可下,与纽约的联合对华民间援助组织(United Council for Civilian Relief in China)合作,再次募得3.5万美元。② 尔后数月间,这两个组织的合作令美国医药驻华会的募资网络从纽约扩展到西岸的洛杉矶、西雅图等地,一跃成为全美代表性的国际医药援华机构。至少截至1938年6月,美国医药助华会就已经成功地为汉口难民收容所(Hankow Rest house)募得1 000美元、为南京大学医院募得(迁徙至重庆中)1 000美元,还有80万剂的霍乱血清疫苗和6辆救护车车架(ambulance chassis)。到了7月,美国医药助华会更进一步取得第一笔来自美国药厂方面的长期定额捐助:为期6个月的每周1 000美元或等值医药物资赠予。③ 该项捐赠条文及相关办法,后来还成为抗战时期国际援华医药物资的订约基础。与美国医药助华会同样在1937—1938年活动的,还有所谓的"一碗饭运动"(the Bowl of Rice)。该组织取义于中国格言"一饭值千金"(a bowl of rice is worth a thousand gold pieces),要求会员捐赠价

---

① NY-CU, ABMAC Records, "Medicine on a Mission", p. 4.

② 联合对华民间援助组织由弗兰克·梅勒尼博士(Dr. Frank Meleney)等人共同领导,小西奥多·罗斯福任主席。

③ Watt, *A Friend in Deed : ABMAC and the Republic of China*, 1937-1987, p. 4.

值于同于中餐一碗饭的金额。① 该组织与美国医药助华会的合作紧密且成功，单是在 1938 年旧金山市一地的募款活动中，就一口气募得 4.8 万美元。② 由此可见，以美国东岸纽约市为基地的美国医药助华会，在短短两年不到的时间中，就迅速与在美华界各种具有影响力的组织结合，并取得美国医药援华事业的龙头地位。

美国医药助华会的快速发展，也得益于美籍华人民族情绪的抬头，以及著名在美华籍人士的加入。举例来看，林语堂及前驻美大使王正廷等中国知名人士和政府官员的加入，并进一步成为理事会成员，③不仅让美国医药助华会在华人世界的声誉更加稳固，也确立了该会在中美合作抗日期间与重庆方面的持续合作。但须特别一提的是，美国医药助华会的成立，根据其创办人许肇堆的说法，商业原则显然是其一大运作基础：

> 美国文明（American civilization）绝对是一个商业文明，因此商业利益要比情感因素显然更能影响美国国家决策方向；特别是美国正遭遇经济萧条与广泛失业的此刻。但更为有效的做法是，我们应该让人道利益（humanitarian interest）与商业利益（business interests）趋于一致，这将会达成双倍的目标效益（doubly effective）。④

这一特征不免造成嗣后该组织在华内部调度资源时的许多纷争，但另一方面也让其广征国际医疗资源，如获得战前即已具举足轻

---

① NY-CU, ABMAC Records, "Medicine on a Mission", p. 5. 这个有关汉代韩信的谚语，出自西汉司马迁的《史记·淮阴侯列传》："信钓于城下，诸母漂，有一母见信饥，饭信，竟漂数十日。"

② NY-CU, ABMAC Records, "Medicine on a Mission", p. 5.

③ NY-CU, ABMAC Records, "Medicine on a Mission", pp. 3 - 4.

④ NY-CU, ABMAC Records, b. 22: Co Tui, "An Analysis".

重地位之洛克菲勒基金会与中华医药董事会的协助时，得以站在相近的思维基础上取得有利之位置。当然对于洛克菲勒基金会来说，美国医药助华会除总部同样设于纽约外，其立案之法律基础同样受惠于纽约州的企业合作相关法条，①这对于日后双方流通援华医药资源显得尤其重要。

如前所述，洛克菲勒基金会很早即专注对华医疗现代化事业，而北京协和医学院更是其在华相关事业的重中之重。美国医药助华会于 1937 年成立后不久，即与北京协和医学院取得联系，并延揽多位该校教授具名支持甚或出任该会理监事。而这些关键性的作为都是根据两组织的立案基础，也就是纽约州法律方得以顺利完成。举例来看，美国医药助华会成立伊始即邀请前协和医学院美籍教授参与，如弗兰克·梅勒尼（Frank Meleney）和唐纳德·冯·斯吕克（Donald D. Van Slyke）两位已然在纽约医界十分活跃的哥伦比亚大学教授，他们同时也是洛克菲勒基金会国际卫生部和中华医药董事会的成员。不仅如此，梅勒尼还在 1938 年 2 月的第一届美国医药助华会理监事会上，被选为第二任副会长；到 5 月的理监事会时，更选举前一届的洛克菲勒基金会会长兼明尼苏达大学校长乔治·文森特（George Vincent）担任会长。② 两个援华组织在理念、人员和运作上相近的程度，让 1941 年成立之美国援华联合会成员都不禁直言："我再次十分惊讶的发现，尽管北京协和医学院的毕业生事实上非常的少，但中国当前的医疗事业却被这些学生们运作得十分顺畅！"③尽管北京协和医学院师生在美国

---

① NY-CU, ABMAC Records, b. 5; Certificate of Incorporation.

② ABMAC Records, "Medicine on a Mission", p. 4.

③ UCR Records, b. 53 - fo. 10; Letter, LS to DWE, 21 Aug 1942.

医药助华会的组织内扮演相当重要的角色,尤其是在延续战前美国医药援助的方面;但也因为中国早在清末已经发展出军医体系,加上近代以来各国在华医学发展的竞合关系,都造成抗战时期美国医药助华会与中国相关救援机构的人事及组织摩擦。

　　抗战时期中华医药董事会理事也是洛克菲勒基金会驻华代表的克劳德·福克纳(Claude Forkner)表示,"协和医学的毕业生们变得太美国化了,和实际的社会状况过度疏离(PUMC grads had become too Americanized, over-isolated from social conditions)",因此导致他们"无法适应有问题的情况(unable to adapt to problem situations)"。① 这种美国化且与中国实际需求隔绝的问题,具体表现在抗战初期美国红十字会统筹国际援华善款的争议上。正是因为美国红十字会企图跟随国内的政治与社会氛围,一直到太平洋战争(1941—1945)前,对于是否应该如援助西班牙内战般,全力募款满足中国境内的战争医药与人道需求,始终表现得犹豫不决,这就让美国医药助华会得以弥补此一缺憾,满足了华人甚至是国际友华人士对于协助中国抗日的呼声。如同抗战时期担任美国医药助华会会长的罗伯特·威廉姆斯(Robert R. Williams)所说:"民主与医疗(democracy and medicine)始终都是我最主要的兴趣所在,而前者更直接导因于我在东方(the East)居住的生活经验。而我也因此乐于参加……这一个可以结合我关于民主、医疗与健康事业的工作。"②也正是这样的态度与精神,让美国医药助华会可以摆脱

---

① Mary Bullock, *An American Transplant: The Rockerfeller Foundation and Peking Union Medical College* (Berkeley, Los Angeles and London: University of California Press, 1980), p. 195.

② PP-APS, Opie Papers, b. 1 - fo. ABMAC Conference Materials # 2: Board of Directors Mtg, 26 Jan. 1942.

抗战初期与中国红十字会的各种冲突和纠纷,在 40 年代后成为统筹美国红十字会医药捐赠的在华调度者。

当 30 年代下半中日发生军事冲突之际,美国甚至是世界其实更关注的是欧洲大陆的局势,尤其是西班牙内战(1936—1939)的爆发。随着国际红十字会对西班牙内战关注加深,美国红十字会和许多人道救援组织也积极参与。相较于欧陆战场的热度,发生在中国东北和华北的战火,对许多此时的西方人士来说,美洲与欧陆的历史和移民脐带更是牢不可断的渊源。[1] 1937 年 11 月,国际红十字会代表 C. E. 德·瓦特维尔(C. E. De Watteville)上校亲赴华北,初步评估华北战场当有至少 80 万人的伤亡,[2]比同期西班牙内战还高。次年,国际红十字会又委托已在当地行医的加拿大籍传教士医师罗伯特·麦克卢尔(Robert McClure)评估当地中国游击队的医疗需求。[3] 只是这些早期来自国际红十字会的援助,多半口惠而实不至,要不就是杯水车薪无济于事;无怪乎 1941 年国际红十字会官方代表英格利希·巴杰(English Barger)等人亲临中国视察时,即明白指出:"基于其有限的能力与意愿……去自我改变以因应局势之变化,现行由海外国际红十字会直接推动(援华医疗工作),并非是最佳的渠道与选项。"[4]基于视察结果,巴杰实时推动

---

① Max Huber, *The Red Cross: Principels and Problems* (Geneva, Swtizerland: A. Kunding Press, 1950), pp. 94 - 95.

② "Chinese Casualties Estimated at 800,000", *New York Times*, 17 Nov. 1937, p. 4.

③ "Chinese Will Win, Missionaries Say", *New York Times*, 1 Sept. 1938, p. 11; NACP, ARC, Central File, 1935 - 1946(Group 3), b. 1395 - fo. 985. 3, "1942 Directory Red Cross Operations in China".

④ ABMAC Records, b. 22 - fo. "National Red Cross Society of China": Evert Barger and Philip Wright, "Summary of Reports on a Survey of Red Cross Work in the Northwest", Jul. 1941.

国际红十字会在华业务重组,其中之一就是委托美国红十字会与其在华业务代理美国医药助华会全权处理相关医药援华业务。

　　至于美国红十字会方面,当七七事变爆发时,该会一如多数西方人道救援组织般,对于这场发生在遥远亚洲的冲突毫不关心。直到11月知道战事扩大后,美国红十字会代表也才轻描淡写地宣告:该会"或有意愿接受对中国的援助工作(might accept contributions for relief work in China)"。但也明白表示"不会对华输送医疗救护人员和发动全国性的募款活动(national campaign)"①。基于美国总会的态度,包括协和医学院在内的许多美国红十字会在华分支机构,尽管也局部地伸出援手,但整体来说仍是有限且不具官方性质的。② 这些援助中,有10万美元的医疗援助直接来自美国红十字会,其中的3万美元被指定用于在华美国公民,其经费亦非来自国内普遍捐赠,而是美国外交费用占1万元及来自菲律宾红十字会(时为美国殖民地)的2万美元。③ 值得一提的是,与西班牙内战情况不同的是,美国红十字会采取了当时国际人道援助的平衡原则,亦即同时为中日双方提供援助,只是中国接受援助之际,日本却以行有余力为由拒绝其好意,以至于在表面上看来好似美国红十字会独厚中国一般。④ 1937—1940年,美国红十字会一直企图保持这种平衡原则,既不希望卷入远东地区

---

① "Red Cross to Accept Relief Funds", *Christian Science Monitor*, 3 Sept. 1937, p. 2.

② "For Relief in War Zone", *The Sun*, 5 Sept. 1937, p. 3.; "Red Cross Here to Aid Chinese", *The Atlanta Constitution*, 12 Sept. 1937, p. 2A.

③ "China Sufferers to get ＄100,000 Red Cross Aid", *The Washington Post*, 30 Sept. 1937, p. 7.

④ Foster Rhea Dulles, *The American Red Cross, a History* (New York: Harper & Brothers Publishers, 1950), p. 341.

的冲突，也认为美国人民对援助中国难民毫无兴趣。因此，这段时间美国红十字会对华的医疗援助，主要仰赖已经存在的人际网络，比较活跃的地方分会也自然以太平洋沿岸地区为主。举例来看，旧金山市的中国城在七七事变爆发后的几个月，就募集到足够建设 3 所医院，每院有 500 个床位的医疗药品物资。① 此外，与北京协和医学院形同姊妹校，同属洛克菲勒基金会大力支持的约翰·霍普金斯大学医学院（Johns Hopkins University School of Medicine），亦奔走呼吁巴尔的摩一带的华人社群踊跃捐输。② 只是这些地方分会的努力，并无助于撼动美国红十字总会的态度；作为一个全国性的国际人道救援组织，美国红十字会在 1937 年、1938 年的对华募款总额，还不及美国医药助华会这个于纽约立案的新生华人人道机构。截至 1938 年 1 月，美国红十字会仅为援华医疗物资募得 17 万美元，③到截止日期的 6 月 15 日也仅获得 20 万美元的捐款，④距预定总目标之 100 万美元还很远。⑤

　　根据福斯特·雷亚·杜勒斯（Foster Rhea Dulles）的研究，造成美国红十字会援华不济的原因，既有美国外交政策的因素，也有美国民众对亚洲事务冷漠的背景。⑥ 然而，尽管美国红十字会的医

---

① "Red Cross Orders Drugs to Aid China's Wounded", *The Washington Post*, 2 Oct. 1937, p. 4; "Red Cross Equips Chinese Hospitals", *New York Times*, 3 Oct. 1937, p. 32; "Princess Aids China Relief", *Los Angeles Times*, 20 Oct. 1937, p. 2A.

② G. Canby Robinson, "Letter to the Editor", *The Sun*, 24 Sept. 1937, p. 12; "Chinese Restaurants Here Give for Chinese Relief", *The Sun*, 17 Oct. 1937, p. 3.

③ "Red Cross to Meet in D. C. Next Year; Urges China Help", *The Washington Post*, 6 May 1938, p. X3.

④ "China Relief Drive Ended", *New York Times*, 16 Jun. 1938, p. 9.

⑤ "Davis Pleads Here for Chinese Fund", *New York Times*, 17 May 1938, p. 14.

⑥ Dulles, *The American Red Cross, a History*, p. 343.

疗援华不尽如人意,其他民间组织如美国医药助华会等却发挥了弥补作用,甚至超越了红十字会对华医疗援助的功能。光是在1938年5月美国医药助华会就收到了2.5万元的匿名赠款,6月红十字会停止接受捐款后,中国民间援助会(China Civilian Relief)仍收到了52 842元。这些金额都显示了当时美国政界与华人界对于援助中国抗战的态度差异,也解释了美国医药助华会会在抗战时期成为美国甚至是国际医疗物资援华重要窗口的原因。

## 二、外国援华医疗事业领导权的冲突:<br>美国医药助华会与中国红十字会

　　1938—1941年对华医疗援助最主要的来源是美国医药助华会,1941年夏天之后,美国红十字会开始大规模提供中国民用医护救助,但是是以实物的形式援助,[①]美国医药助华会的资金自然成为中国医疗机构争取的对象。为求统筹调度援华物资,1941年美国医药助华会加入美国援华联合会联合筹款,但是依旧专责中国医药援助项目。[②] 1941年2月,为了方便给中国募集更多资金,美国医药助华会决定与援华联合会联合。1941年12月又有其他组织加入,援华联合会于是重组,决定在中国进行长期的项目,将内容主要设定在医学和公共卫生、儿童福利、教育以及经济重建,其

① Claude E. Forkner, "General Outline of Aid Especially Medical Aid Available to China from American Sources", June 29, 1943, folder "Mr. Kohlberg, Alfred(1)", box 38, Series Ⅳ：Alfred Kohlberg File, ABMAC, RBML, Columbia University.

② Donald D. Van Slyke, "Report of the Committee Appointed to Consider Relations Between UCR and ABMAC", March 14, 1944, folder "United China Relief, Inc.", box 25, Series Ⅱ, ABMAC, RBML, Columbia University.

中医学项目占 35％,而所有医学项目中约有 77％是美国医药助华
会负责的。① 在决定合作的同时,美国医药助华会坚持自身项目的
自主性,只是取消单独劝捐。1942 年 3 月 25 日美国医药助华会与
美国援华联合会就此达成共识,即"美国医药助华会有权和/对中
国组织安排、协商、执行项目,为了防止误会,美国援华联合会代表
在没有经过美国医药助华会同意的情况下,不能对与美国医药助
华会项目相关的中国或美国组织进行干涉"。②

　　最初美国医药助华会只帮助林可胜领导的中国红十字会救护
总队部和陆军卫生勤务训练所(以下简称"卫勤所"),后来扩展到
卫生署防疫、医学教育等项目,③但是林可胜的项目一直占据着总
预算的绝大多数。自从美国红十字会在中国积极活动之后,救护
总队部的援助主要由其担负起来,而卫勤所被认为偏向军事项目,
依旧由美国医药助华会资助。在救护总队部已经被剔除出美国医
药助华会项目的情况下,1942 年 4 月至 1943 年 3 月美国医药助华
会共计分配医药援助资金 1 324 996.03 美元,卫勤所独占 791 546.03
美元,占到了总金额的约 60％。剩下的 33％拨归卫生署,教育部下

① Sweet to Lim, October 15, 1944, folder "Army Medical Administration: Robert Lim Reports 1 - 10", box 2, Series Ⅱ, ABMAC, RBML, Columbia University.

② Donald D. Van Slyke, "Report of the Committee Appointed to Consider Relations Between UCR and ABMAC", March 14, 1944, folder "United China Relief, Inc. ", box 25, Series Ⅱ, ABMAC, RBML, Columbia University; "Second Annual Report: United China Relief, Inc. ", 1942, folder "USC Annual Reports: 1941 - 1947", box 74, Series Ⅻ: United Service to China: Subject File, ABMAC, RBML, Columbia University.

③ "Needs and Disbursement Committee Report", October 21, 1941, folder "Committee on Needs and Disbursements: Dr. Co Tui, Ch. 1941 - 42", box 7, Series Ⅱ, ABMAC, RBML, Columbia University.

的多所国立医学院一共只分得了 6%。① 面对如此悬殊的比重，其他的医疗机构自然心生不满。1942 年 9 月以后，因为与救护总队部完全分家，卫勤所开始需要自己支付教员工资，而且不再能与救护总队部分享住房、交通工具等。② 卫勤所的海外华人捐款，因为南洋等地的战争纷纷断绝。国内生活费却不断上涨，对远征军的训练也急需扩大。③ 雪上加霜的是，1942 年 9 月 15 日卫勤所实习医院发生大火，12 栋楼房夷为平地。1942 年加上"六年分期教育"，林可胜最终向美国医药助华会提交的 1943 年预算高达 150 万美金，④超出了其 1942 年年度分配总和，被评价为"是中国五所最好的国立医学院年度预算总和的六倍，可以用来培训前线好几百的卫生员和急救员；开列的设备援助要求是西方最高水平的医学院才会需要的程度"⑤。如此庞大的数目和要求，一旦被批准，美国医药助华会将没有余力资源援助卫生署和国立医学院。

① "Summary of Expenditure and Appropriations from April 1st, 1942 to March 31st, 1943: American Bureau for Medical Aid to China, Inc. ", folder "ABMAC-UCR", box 38, Series Ⅳ: Alfred Kohlberg File, ABMAC, RBML, Columbia University.

② William Hu to Co Tui, November 6, 1942, folder "National Red Cross Society of China: Hu, William", box 22, Series Ⅱ, ABMAC, RBML, Columbia University.

③ "Memorandum on the training activities of the EMSTS in connection with the CEF in India and Yunnan and its relation to the general program and work of the EMSTS", July 12, 1943, folder "Emergency Service Medical Training Schools, 1940 - 1942", box 8, Series Ⅱ, ABMAC, RBML, Columbia University.

④ Phillips F. Greene to Richard Allen, February 3, 1942, folder "EMSTS: Army Medical Filed Service School, 1942—1946", box 8, Series Ⅱ, ABMAC, RBML, Columbia University.

⑤ Dwight Edwards, "Report on the Emergency Medical Service Training Schools and the Medical Relief Corps", February 3, 1943, folder "Emergency Service Medical Training Schools, 1940—1942", box 8, Series Ⅱ, ABMAC, RBML, Columbia University.

美国医药助华会驻华负责人巴克曼（R. Bachman）为了调查红十字会指责救护总队部和美国医药助华会往来账目不清的事情，1941年来到中国。他抵达卫勤所总部图云关时，林可胜在缅甸音讯渺无，谣言四起，红十字会总会强行接收救护总队部材料总库，造成救护总队和卫勤所人心浮动，因此留给巴克曼的印象很不好。[①] 红十字会对林可胜在管理和账目方面的持续批评，也让贝克曼质疑起林可胜对卫勤所的管理和账目控制能力。当看到林可胜的1943年预算如此惊人之后，巴克曼也立刻站出来反对。[②] 1942年11月5日，巴克曼和美国援华联合会的爱德华兹（Dwight W. Edwards）以及美国红十字会的格林（Phillips F. Greene）特意在军医总监卢致德不在的情况下拜访了军政部部长何应钦，询问何对林可胜"六年分期教育"的想法。因为此前军医学校的反对，以及关于林可胜的"左"倾嫌疑也没有完全排除，心有顾虑的何应钦在得到巴克曼等人承诺，不会因为林可胜而停止对中国的帮助之后，表态不支持"六年分期教育"。[③]

何应钦的表态加剧了外界对林可胜的批评，焦点不再停留在"六年分期教育"项目，而是蔓延到林可胜的整个工作。关于美国医药助华会不满意卫勤所的工作而不再支持林可胜，军事委员会和军政部都不认可卫勤所的工作，林可胜在药品存储和资金管理方面失职等等讲法传得沸沸扬扬，甚至还有人报告说美国医药助

---

① Lim to Van Slyke and Co Tui, November 10，1942，folder "Emergency Medical Service Training School：Directorate of AMS, Robert Lim"，box 9，Series Ⅱ，ABMAC，RBML，Columbia University.

②③ Phillips F. Greene to Richard Allen, February 3，1942，folder "EMSTS：Army Medical Filed Service School，1942 - 1946"，box 8，Series Ⅱ，ABMAC，RBML，Columbia University.

华会是"赤化组织"。[1] 1943 年 1 月，林可胜被军政部解职，面临三项指控：滥用经费、个人行为不当以及"左"倾。[2]

　　林可胜被解职后不久，政府高层决定对纷乱的医疗组织进行整顿，1943 年 2 月中国红十字会、军医学校、军医署都进行了调整，而这次调整实质上就是在实施刘瑞恒和林可胜一直希望实现的"战时三合一"。中国红十字会所有人员由军事委员会任命，[3]王正廷和潘小萼从实际工作中退出，蒋梦麟担任会长，前军医署署长胡兰生担任救护总队部总队长。军医学校不再直属于军政部，而是划归军医署管辖。林可胜没有被完全弃用，在新重组的中国红十字会中担任顾问，在军医署负责技术管理。1943 年 4 月林可胜带领一队卫勤所的人员前往云南帮助远征军训练医护队伍。卫勤所的长期计划也被军事委员会批准了。这样的结果主要得益于宋子文从中斡旋。[4] 卫勤所方面，美国医药助华会对其巨大投入与取得的成效不成正比：冗员低效；和军医学校因为历史矛盾而不愿合

---

[1] Lim to Van Slyke and Co Tui, November 10，1942，folder "Emergency Medical Service Training School：Directorate of AMS, Robert Lim"，box 9，Series Ⅱ，ABMAC, RBML, Columbia University.

[2] M. C. Balfour to E. C. Lobenstine, January 30，1943，folder 891，box 123，CMB Inc., RF, RAC；Phillips F. Greene to Richard Allen, February 3，1942，folder "EMSTS：Army Medical Filed Service School，1942 - 1946"，box 8，Series Ⅱ，ABMAC, RBML, Columbia University.

[3] 张建俅：《中国红十字会初期发展之研究》，台北：中华书局 2007 年版，第 255—256 页。

[4] Lim to Van Slyke, February 23，1943，folder "Army Medical Administration：Robert Lim Reports 11 - 16"，box 2；H. L. Chang to Helen Kennedy Stevens, June 25，1943，folder "Emergency Service Medical Training Schools 1940 - 1942"，box 8，Series Ⅱ；Alfred Kohlberg to Dwight W. Edwards, August 24，1943，folder "Kohlberg A.，Interview"，box 38，Series Ⅳ：Alfred Kohlberg Files, ABMAC, RBML, Columbia University.

作，浪费资源；经费、物资没有进行有效监管。以上种种的问题，已经引发了很多批评，甚至爆出了丑闻，林可胜却依仗美国医药助华会对其的援助，"绑架"军政部的"支持"。在现有工作存在巨大问题的时候，林可胜不顾军政部和卫生部的反对，单方面想要开展一个有着"可笑"预算的大规模医学教育项目，且不是当下急需的项目。这样的要求不应该得到美国医药助华会和美国援华联合会的支持，对卫勤所现有工作的支持也应该有所保留。① 直接结果是美国援华联合会大幅削减了卫勤所 1943 年度的预算，针对林可胜管理和财务上的批评随着林可胜的解职愈演愈烈，②之前称赞过林可胜的卫勤所的外国志愿者也恰在此时批评林可胜。③ 削减预算的决定由爱德华兹直接写信告知卢致德，这不符合一直以来中国医疗方面只与美国医药助华会接触的惯例。美国医药助华会觉得自

---

① Dwight Edwards，"Report on the Emergency Medical Service Training Schools and the Medical Relief Corps"，February 13，1943，folder "EMSTS：Army Medical Filed Service School，1942 - 1946"，box 8，Series Ⅱ，ABMAC，RBML，Columbia University.

② "Minutes of the Meeting of the Executive Committee of the ABMAC，Inc.，April 13，1943"，folder "ABMAC-UCR"，box 38，Series Ⅳ：Alfred Kohlberg File，ABMAC，RBML，Columbia University.

③ Adele Beyle Cohn to Bachman，March 23，1943，folder "Mr. Kohlberg，Alfred(1)"，box 38，Series Ⅳ：Alfred Kohlberg File，ABMAC，RBML，Columbia University. 阿黛尔·贝尔·科恩（Adele Beyle Cohn）是美国医药助华会第一个派来的外国志愿者，她曾经在 1942 年美国医药助华会的月刊上说"我觉得特别幸运从重庆来到这里有机会和林可胜博士一起工作"，"他是我遇到的最有远见的人之一，极其繁忙"，"我和周围的人常常受到林可胜博士的启发"，他所做的工作对于中国医学具有革命性意义。["Dr. Cohn Writes of Dr. Lim"，*ABMAC Bulletin*，Vol. 3，No. 11（1942），p. 3.]1943 年她写信给巴克曼，抱怨卫勤所给她的工资太少了，卫勤所的高级人员生活却很好，有的还有佣人。

已被质疑过于无条件支持林可胜，①要求爱德华兹进一步证明美国
医药助华会调查卫勤所资源调度不当的报告的真实性，但是迟迟
没有收到回复，执行主席柯尔波（Alfred Kohlberg）于是决定亲自
去中国调查。柯尔波历时近两个月，通过私下查访卫勤所贵阳总
部、两个分所以及兵站区域和第九战区前线卫勤所训练的队伍，认
为爱德华兹的报告中很多内容与事实不符，得出的结论毫无根据。
柯尔波的结论是，卫勤所为中国培养军医作出了有效的贡献，开展
的各种军医训练项目非常有价值。1937—1942 年美国医药助华会
支持的中国红十字会救护总队部也为前线和后方的医护作出了重
要贡献，训练与救护相结合，大大改善了中国伤病兵的医护条件和
方法，有效降低了军队、军医院和后方的死亡率。这也是军医总监
卢致德、军政部部长何应钦、第九战区负责人以及到访地区医官所
公认的。卫勤所取得这样的成绩，林可胜的组织和管理功不可没，
他的水平、经验和能力绝对能够继续胜任这样的领导工作。② 林可
胜的去职对救护总队部以及卫勤所打击都很大，人员流失 1/3，总
队部和卫勤所的很多人都认为两个组织应该再次合并。柯尔波还
特别观察了受批评较多的药物存储和分发情况，认定泄漏到商业
渠道的可能性非常小。③ 也就在柯尔波在中国查访期间，林可胜获

---

① "Minutes of the Meeting of the Executive Committee of the ABMAC, Inc., April 13,
　　1943", folder "ABMAC-UCR", box 38, Series Ⅳ: Alfred Kohlberg File, ABMAC,
　　RBML, Columbia University.

② Donald D. Van Slyke, "Report of the Committee Appointed to Consider Relations
　　Between UCR and ABMAC", March 14, 1944, folder "United China Relief, Inc. ",
　　box 25, Series Ⅱ, ABMAC, RBML, Columbia University.

③ Alfred Kohlberg to the Directors of ABMAC, November 22, 1943, folder "National
　　Red Cross Society of China, General", box 22, Series Ⅱ, ABMAC, RBML,
　　Columbia University.

得了美国颁发的军官勋章,更加让柯尔波肯定林可胜的工作。只是从此美国援华联合会和美国医药助华会预算往往一而再再而三地调整,合纵连横成为美国医药助华会受惠机构的日常戏码,书信电报来回指责他方,款项不能及时到账也是经常之事,任何试图统一解决问题的个人和组织都会受到其他方面的排挤和怨恨。[1] 针对上述中国军医体系内部及国际援华机构间的摩擦,施彦认为无论是美国援华联合会与美国医药助华会的竞争,还是中国国内卫生组织之间的物资竞争,直接导致中国战时整个医疗工作不可能实现统一,在一定程度上造成工作重复,影响工作效率。[2]

## 三、"西班牙医生"的问题

七七事变爆发之年,亦是西班牙内战爆发之际。由于美国外交政策与民间社会的联结,美国对于西班牙内战的各式援助显然更为积极更充分。[3] 1931 年 4 月西班牙爆发资产阶级民主革命,推翻了君主制,建立了共和国,人民阵线在议会选举中获胜。1936

---

[1] Forkner to Van Slyke, May 15, 1944, folder 62, box 9; T. Y. Tai to RKS Lim, October 1, 1945, folder "Army Medical Admistration: Directorate of Medical Service", box 2, CMB Inc., RF, RAC; Minutes of the Meeting of the Committee on Army Medical Administration and Chinese Red Cross in China, November 26, 1945, folder 2093, box 309, series 601, RG2(GC), RF, RAC; Lim to Van Slyke, May 13, 1945, folder "Army Medical Administration: Robert Lim Reports 11 - 16", box 2, Series Ⅱ, ABMAC, RBML, Columbia University.

[2] 施彦:《林可胜与民国现代医学的发展(1924—1949)》,博士学位论文,新加坡国立大学中文系 2013 年,第 160—181 页。

[3] Mabel Boardman, "Mabel T. Boardman of the American Red Cross on Medical Aid in Modern War", *Journal of the Association of Medical Students*, March 1938, pp. 164 - 165.

年7月,在"整个西班牙晴空万里"的暗语下,佛朗哥发动政变,民主政权处于危急之中。在共产国际号召下,53个国家的民主志士组成"国际纵队",支持西班牙人民的反法西斯斗争。在"国际纵队"里,有一支服务于战地的医疗队伍,中国人民熟悉的白求恩就曾经是其中之一。他于1937年就离开了西班牙,带着药品和医疗器材来到中国。这支战地医疗队让"人道主义的烽火燃遍了整个欧洲",为保卫西班牙的独立与自由立下了不朽功勋。1938年,希特勒和墨索里尼封锁西班牙海岸,派飞机、炮队与佛朗哥一起联合镇压了国际纵队。4万多人的国际纵队中有一半以上的人为西班牙内战献出了生命,其余近2万人包括多名中国人,翻过比利牛斯山,进入法国南部。国际纵队失败之时,中国的抗日战争已经开始。英国赫德勋爵领导的"援华医药会"(China Medical Aid Committee),拟组建一支医疗队伍支持中国人民的抗日事业,便到古尔德斯拘留营招募医生。这些身上还有西班牙战争硝烟味的医务人员听说到中国支持抗日,踊跃报名前往。"援华医药会"经过遴选,录取了30多名,组成"国际援华医疗队"。这些医生于1939年、1940年两年内,分三批来到中国。后来又有医生从不同国家自愿来华,并被编入中国红十字会救护总队,成为救护总队成员。为了融入中国民众,他们分别给自己起了一个中国名字:傅拉都、陶维德、戎格曼、甘理安、甘曼妮、柯理格、马绮迪(上面7人为波兰籍),贝尔、白乐夫、孟乐克、罗益、顾泰尔、马库斯、孟威廉(上面7人为德国籍),王道、严斐德、肯德、富华德(上面4人为奥地利籍),杨固、柯让道、柯芝兰(上面3人为罗马尼亚籍),唐莉华、高田宜(上面两人为英国籍),甘扬道(保加利亚籍),纪瑞德(捷克斯洛伐克籍),沈恩(匈牙利籍),何乐经(苏联籍),贝雅德、杜翰(上面两人国籍不详)。上述29人,除国籍不明的两人外,没有一个是西班牙人，只因他们曾战斗在西班牙，是国际纵队成员，故当时的人们都把他们称为"西班牙医生"。

关于国际援华医疗队的人数，因时过境迁，说法不一。《中国红十字总会救护总队队员名录》列入 37 名，《国际援华医疗队在贵阳》列入 26 名，中国人民对外协会列入 22 名。刘隆民在《国际援华医疗队在贵阳》所列名单基础上，再增加 3 名：一是高田宜医生，英国人，1941 年来图云关；二是孟威廉，德国犹太人，由德国至上海避难，再到中国红十字会救护总队服务，但他不是医生，任总队仓库部检验师；三是唐莉华，英国人，主攻历史，也不是医生，中文很好，到了图云关后，任中国红十字会救护总队队长林可胜秘书。这三人都不是国际纵队成员，有两位还不是医生，因此一般未将他们列入"国际援华医疗队"名单，但他们都在中国红十字会救护总队服务。他们来华时，日军已占领中国大部分领土，从香港无法直抵大陆，必须绕道越南、缅甸或印度才能到达。其中的德国籍医生更费周折，因为其时英、法已对德宣战，越南、缅甸和印度均把德国人视为敌方人士，不予放行。经英国援华医药会多方努力，才得以进入中国大陆。这些"西班牙医生"们以图云关为家，足迹遍布中国红十字会救护总队及其 50 个分队和 100 个区队。

战时的中国红十字会救护总队是一个民间医疗组织，其医药、器械、经费均靠海外爱国华侨捐赠。救护总队成员包括"国际援华医疗队"队员，并不是长期驻图云关，他们以此为基地，奔赴湖南、湖北、广西、云南和四川等战区，抢救伤员，消灭鼠疫，推广公共卫生，宣讲防治常识，应对日军的细菌战。其间，还到镇远的日军战俘营防疫。1943 年，又受史迪威之邀，支援印度、缅甸。救护总队主要服务于战地医护。当时救护总队在贵阳三元宫社会服务处开有为民众服务的诊所,在羽高桥又设有临时医疗站。救护总队本着"救死扶伤,博爱恤兵"的宗旨,克勤克俭,创造了很多的战绩。据陈泽渊先生统计,八年全面抗战中,救护总队在全国非敌占区给 20 万人做了手术,给 35 万人骨折复位,给 900 万人敷伤,给 200 万百姓治疗,给 460 万人预防接种疫苗……其中就有国际援华医疗队队员们的一份贡献,奥地利医生王道、罗马尼亚医生柯芝兰、英国籍的高田宜医生甚至因此埋骨异乡。①

林可胜任红十字会救护总队总队长期间,是救护总队的全盛时期。1938 年年底,因战事的扩大,救护总队人员不足,林可胜便在图云关成立了军政部战时卫生人员训练所,自任所长。他一方面分批抽调军医人员去该所短期训练六个月;另一方面开班训练医助人员,并办班培养正式军医,学制六年,分三个阶段,理论学习与实际操作同时进行,两年后可成为医助,四年后成为助理军医,六年毕业时成为合格的正式军医。救护总队是一个民间性质的战时医疗救护组织,众多的爱国医务工作者不畏艰苦的生活条件,不计待遇,主动参加救护总队。救护总队人才荟萃,集中了全国不少优秀的医学方面的专家、学者和精通业务的医务工作者。当时国共两党维持合作,即抗日救国统一战线,林可胜本人具华侨背景,对于海外捐募而来的医疗物资,基于人道至上的原则或捐赠者的指定,他派遣的医疗队足迹几乎遍及全国各地,除国民党正面战场的各个战区以外,同时也派出十个医疗队赴延安、太行、太岳、江西、皖南等共产党领导的敌后抗日根据地,协助八路军、新四军,为

---

① 刘隆民:《贵阳图云关"国际援华医疗队"的医生们》,《文史天地》2015 年第 8 期,第 10—15 页。

伤病员及群众服务。① 当救护总队成立之际,物资与人力资源多数
来自海外教会系统、北京协和医学院故旧,以及美国援华委员会。
而值得一提的是,美国援华委员会也曾大量挹注医疗物资与人力
于西班牙内战,甚至是在组成成员上也有相当之重叠。美国援华
委员会的执行秘书玛丽安·埃克斯特(Marian Exter)就是第一个
参与美国援助西班牙民主阵线医药局(American Medical Bureau
to Aid Spanish Democracy,AMBASD)的成员,其组织经验和命名
思考无疑对美国医药助华会有深刻的影响。

　　1938 年夏,八路军驻湘代表徐特立指示,为了加强对救护总队
的领导,建立了中国共产党红十字会支部,郭绍兴为支部书记,秘密
发展党员,公开宣传抗日民族统一战线政策。1939 年春总队部迁至
图云关,在贵阳、桂林、运输股成立三个分支部。主要任务是在运输
股内成立红会书报供应站,积极宣传教育,争取专家学者的同情与支
持,扩大组织,争取医疗资源,同时也争取林可胜。② 当时,救护总队
有一批从西班牙转来的东欧医生,组成的国际医疗队在长沙等地工
作。当时国民政府内政部要求林可胜调查这批外国医生是否可靠
时,他具名肯定这些来自西班牙战场的医生们的品德与功绩,为中国
的战场救护留下宝贵的人才。③ 根据国际援华医疗队的德籍白乐夫
医生的说法,林可胜很珍惜他的医生们,这位华侨学者信奉的是国
家至上主义,并不把党派之争放在心上。他知道自己最该做的事
情,就是动员医生们到前线参加救护,无论他们的国籍,这是非常

---

① 熊秉真:《林可胜传》,《国史拟传》第六辑,台北"国史馆"1991 年版,第 123—145 页。
② 郭绍兴:《回忆抗战时期党在中国红十字会救护总队部的工作》《红会救护总队》,《贵
　阳文史资料》第 22 辑,1987 年,第 3—8 页。
③ 何邦立:《林可胜与红十字会风潮》,《中华科技史学会学刊》第 21 期,2016 年 12 月,第
　32—47 页。

中肯的描述。① 相对于国际医疗队员在西南大后方国统区受到的怀疑,华北一带显然就是国民政府鞭长莫及之处。华北正是美国援华委员会主要的活动与援助区域,其中曾参与西班牙内战的加拿大籍医生亨利·诺尔曼·白求恩(Henry Norman Bethune),为当地联系国际和平医院(International Peace Hospitals)的网络。② 白求恩的努力稍后则被美籍内科医生马海德(George Hatem)继承,并成功地在抗战期间在华建立起自己的国际和平医院;③此举令中国华北后来成为许多来自中东欧的"西班牙医生"的汇聚地。他们在意识形态上更接近于中国共产党,也因此与国统区那些亦在美军中服务的救护总队的医生们形成抗战时期国际医疗援华事业上的强烈对照。或许也是因为他们在华北的工作远离美国的视线,以至于除较有名气者外,都难在各种史料和档案中看到他们的贡献与功绩,从而长期遭到历史学者的忽略。

　　除了意识形态隔绝两组国际援华医疗力量,宗教也是另外一个值得注意的重要背景因素。

　　国共分流中宗教层面上的因素,固然致使众多受传教士情结牵绊者萌生对国民政府的政治认同,而另一些人则终而成为中国共产党的忠实拥护者。例如,同样于 20 世纪 30 年代奉献于中国地区的

---

① 林吟:《在血与火中穿行——抗战救护纪实》,贵阳:贵州人民出版社 2015 年版,第 206—208 页。

② 白求恩无疑在中国和西班牙战场上都是一个值得注目的历史人物。有关其生平请参考 Ted Allan and Sydney Gordon, *The Scalpel, the Sword: The Story of Dr. Norman Bethune*(New York: Monthly Review Press, 1973); Roderick Stewart and Sharon Stewart, *Phoenix: The Life of Norman Bethune*(Montreal: McGill-Queens University Press, 2012).

③ Sidney Shapiro, *Ma Haide: The Saga of American Doctor George Hatem in China*(Beijing: Foreign Languages Press, 2004).

加拿大籍医生、医疗传教士理查德·布朗（Richard Brown），"胸怀着对中国共产党的无上崇敬"。在抨击苏共之信仰缺失时，他更是如是言辞，绝不姑息。① 与白求恩医生并肩奋战于中国西北地区的岁月里，布朗成为中国北部战线医疗事业的重要领袖。诚然，周以德（Walter Judd）和布朗的宗教信仰在一定程度上使其成为声名显赫的政治领导人。而另外一些"医疗传教士"在投身于中国工作的过程中，却并未受到其思想上的显著鼓舞与影响。例如，另一位 20 世纪 30 年代躬身于中国的美籍医疗传教士鲁思·海门威（Ruth Hemenway）医生于后来坦称，她更多将海外传教士的身份看作赋予其专业技能的渠道，而非强烈的宗教信仰驱使其做出正义之行为。②

同时，随着美国身陷第二次世界大战，以及中美战争同盟关系的形成，对华独立援助行为被冠以更为深远的政治与军事意义——其意义远超任何形式的私人财政援助。也正是这一时期，为适应勃兴的私人人道主义援助行为，并对其实施有效监管，美联邦政府内部结构发生了显著变化。③ 艾米莉·罗森堡（Emily S. Rosenberg）曾介绍过这一变化，涉及这一内容的二手史料却凤毛麟角。她与其他学者也曾详细阐释该时期社会对人道主义援助之文化层面观念上的变化——它逐渐成为一种正当的对外关系形式。④ 另一些人更

---

① Kenneth E. Shewmaker, *Americans and Chinese Communists*，*1927 – 1945：A Persuading Encounter*（Cornell：Cornell University Press，1971），p. 92.

② Ruth V. Hemenway, M. D.，*A Memoir of Revolutionary China*，*1942 – 1941*（Amherst：University of Massachusetts Press，1977）.

③ Rosenberg，"Missions to the World：Philanthropy Abroad"，Emily S. Rosenberg，*Spreading the American Dream：American Economic and Cultural Expansion*，*1890 –1945*（New York：Hill ＆ Wang，1982）.

④ Brenda Gayle Plummer，"The Changing Face of Diplomatic History：A Literature Review，"*The History Teacher*，Vol. 38，No. 3（2005），pp. 385 – 400.

倾向于从社会学与政治学的学术研究,亦或从历史的角度,对 20
世纪 40 年代美国私人援助的发展历程进行了解读。①

　　谈及更广泛的医疗志愿者通过人道主义援助实现医疗救济这一
问题,人们往往会忽略西方阵营中贵格会的救济行为所起到的尤为重
要的作用。英国的公谊救护队(Friends Ambulance Unit,FAU)与美国
公谊服务会(American Friends Service Committee,AFSC)都是由英美贵
格会于一战期间成立的组织。它们独立行动,并在两次世界大战期间
对反战事业作出了重要贡献。贵格会所资助的医疗救济成为西班牙内
战期间政治中立援助行为的重要途径。② 1941 年,公谊救护队前来中
国,向中国派遣医疗志愿者,从军而行,与中国红十字会通力合作。③
大西洋彼岸的美国公谊服务会亦参与其中。1946 年初,整个"中国护
卫队"(China Convoy)的 139 名志愿者中仍有约半数来自英国,其中
还包括 18 位美国人。④ 随着美国公谊服务会与美国援华联合会产生

① Brian Smith, *More Than Altruism : The Politics of Private Aid* (Princeton: Princeton
University Press, 1992); Landrum R. Bolling and Craig Smith, *Private Foreign Aid : U.
S. Philanthropy for Relief and Development* (Boulder, Colo.: Westview Press, 1982).

② Marta Rey García, *Stars for Spain : La Guerra Civil Española En Los Estados
Unidos* (Madrid: Ediciós do Castro, 1997).

③ 戴维斯所撰写有关二战期间公谊救护队的历史,为学者了解中国护卫队的工作提供了
重要的讯息。*Friends Ambulance Unit : The Story of the F. A. U. in the Second World
War 1939 - 1946* (London: George Allen and Unwin Limited, 1947).

④ 玛格丽特·斯坦利(Margaret Stanley)是第一位加入中国护卫队的美国护士,她后来在
1972 年与美国公谊服务会再次访问中国后写下了自己的经历。Margaret Stanley,
"China: Then and Now," *The American Journal of Nursing*, Vol. 72, No. 12(1972), pp.
2213 - 2218; Margaret Stanley, "Two Experiences of an American Public Health Nurse in
China A Quarter of a Century Apart," *American Journal of Public Health*, Vol. 63, Issue
2(1973), pp. 111 - 116;英国志愿者约翰·E. 辛普森出版了一本给他未来妻子的信集,
其中也提供了中国护卫队活动的第一手资料。John E. Simpson, *Letters from China :
Quaker Relief Work in Bandit Country*, *1944 - 1946* (Cambridge, UK: Ross-Evans, 2001).

紧密联系,中国护卫队又获得了一个强有力的收入来源。随后几年战争期间,美国援华联合会成为中国护卫队的主要资金来源。美国援华联合会这一经济来源,外加英国方面的拨款与加拿大红十字会的援助,其总额"远超来自世界其他角落的一切资金来源"。[①] 后来,贵格会也因二战期间公谊救护队所作出的贡献而获得了 1947 年诺贝尔和平奖。随着美国的西班牙救济相关机构[包括医药局(Medical Bureau)]齐聚北美委员会(North American Committee)麾下,美国医药助华会和美国援华委员会也势必要与美国援华联合会旗下的其他对华救济相关机构相联系。1941 年初,美国援华联合会联盟在纽约州正式宣告成立,成为联合医疗、教育、财政领域的八个救济组织的联盟组织。然而,纵然该组织面临着与北美委员会同样的挑战,即不同的利益群体凑在一起,但从结果上看,美国对华私人援助所循历程与北美委员会迥然不同。导致这一差异的因素固然很多,而美国援华联合会的众多支持者所起的作用是绝对不容忽视的。

虽然"美国援华联合会"的概念并非来自印刷业巨头亨利·卢斯(Henry R. Luce),但他本人在财政、物资和思想上的支持作用是巨大的。1939—1941 年,卢斯将 6 万美元的个人财产贡献予这一组织,还从一大批美国富豪手中争取到了数额不菲的援助资金。其中包括桃瑞丝公爵(Doris Duke)(家族烟草生意的女继承人)以及伯纳德·巴鲁赫(Bernard Baruch)(一战期间掌管军工委员会的百万富翁)。巴鲁赫于 1942 年捐助的 102 340 美元,堪称该组织史上数额最大的一笔援助金。[②] 尽管有如此数额不菲的援助款项,美

---

① Davies, *Friends Ambulance Unit : The Story of the F. A. U. in the Second World War*, *1939 - 1946* (London: George Allen and Unwin Limited, 1947), p. 288.

② T. Christopher Jespersen, *American Images of China*, *1931 - 1949* (Standford, Ca. : Standford University Press, 1996), p. 49.

国援华联合会成立首年的绝大部分资金却来自小额资金流。鉴于美国援华联合会之目的在于唤起美国公众之知觉与同情,这一现象显然表明其在一定程度上达到了目的。正如史家克里斯托弗·叶斯帕森(Christopher T. Jespersen)所言,从众多层面上讲,援助金来源之广泛与援助金总额之庞大可谓同等重要。

卢斯在他所创立的组织中固然起到了重要的推动性作用,但贝蒂斯·加尔塞德(Bettis A. Garside)似乎也极大地推动了美国援华联合会事业的发展。借助在华美国传教士群体这一纽带,一直以来,加尔塞德与卢斯家族的关系甚密,加尔塞德甚至为卢斯的父亲撰写过传记。加尔塞德曾在中国居住过四年,1922 年参与过长老会的传教活动,还曾于位于济南的齐鲁大学任教。加尔塞德于 1938 年为"不支持日本对华入侵"成立了美国委员会,主张抵制日货,阻止铁屑运往日本,进而为中国所用。① 通过与周以德等人的合作,该组织成为日后"院外援华集团"(China Lobby)的核心成员。②

美国援华联合会强干的理事会乃是该会执行行动的指挥中心。③ 其最初目的包括四个方面。首先,美国援华联合会旨在联合八个救济机构的财政救济力量。其次,它意图掌握这一大笔资金的处

---

① Hugh Thomas, *The Spanish Civil War*(London:Penguin, 2003), p. 854.

② Patricia Neils, *China Images in the Life and Times of Henry Luce*(Savage, Maryland:Rowman & Littlefield Publishers,1990), p. 61.

③ 这些人包括赛珍珠(小说家)、威廉·布利特(前美国驻苏联大使)、保罗·霍夫曼(斯图德贝克公司董事长和未来"马歇尔计划"管理员)、托马斯·W. 拉蒙特(摩根大厦银行家)、约翰·D. 洛克菲勒三世(洛克菲勒基金会)、小西奥多·罗斯福、大卫·O. 塞尔兹尼克(《乱世佳人》的电影制片人)以及温德尔·L. 威尔基(1940 年共和党总统候选人)。此外重要人物有詹姆斯·G. 布莱恩(海丰信托公司总裁),担任第一任会长,还有尤金·巴尼特(20 年代的大部分时间里在中国基督教青年会工作,回到美国后担任基督教青年会国际委员会的执行秘书)。

置权。通过其麾下八大机构高举"对中国施以人道主义援助并助
其重建"旗帜所展开的行动，美国援华联合会主要在五个领域展开
援助活动：医疗与卫生、保育、教育、灾难救济、经济重建。再次，其
旨在通过筹款及在美国各类院校中的教育活动，提升美国人民对
中国境况的认识。最后，其旨在"使中国人民确信美国人对中国人
亘古不变的善意与友谊长存"。① 医疗援助仅是美国人民表达更宏
大善意的一个方面。根据达成上述目标的难易程度，美国援华联
合会理事会还拟定了有关在成立第一年募集 500 万美元的"三步
走"财政计划，以及将成员组织领导权向理事会中央转移的计划。

　　在施以援助(主要是财政方面的)的同时，美国援华联合会的
集权对众多下属机构的组织性造成了冲击。例如，美国医药助华
会(ABMAC)一直认为自己更为精巧的组织结构可避免大型官僚
机构的一系列束缚，对急切需求的反应也更迅速。另外，独立组织
行动起来更为自由，制定政策与统筹行动也更为方便。当洛克菲
勒集团在一项调查中建议美国援华委员会(CAC)和美国医药助华
会(以及其他几个组织)解散并融入美国援华联合会时，这一建议
"犯了各组织的众怒，完全无法被大家接受"。② 而随着致力于人道
主义援助的组织与个人数量日益膨胀，私人救济领域亦日趋复杂
起来，"中心主义的管理逻辑"终成定论。为避免行动内容的重复，
同时实现更大的筹措力度，像美国医药助华会和美国援华委员会
这样的组织齐聚美国援华联合会麾下，后者最终司职资金筹措与
组织间协调，进而留予其成员组织一定程度的权力空间。

　　美国医药助华会是最抵制美国援华联合会统筹一切的组织之

---

① Jespersen, *American Images of China*, 1931–1949, p. 48.

② UCR Records, b. 53-fo. 10：Letter, LS to DWE, 6 July 1942.

一。美国援华联合会与美国医药助华会之间的关系,"因其中国籍医务领导人的态度而更加紧张,他认为传教属于帝国主义行径,而所有接洽活动应直接与中国人进行"(not made any easier by the attitude of their leading Chinese doctor, who feels that the Missions are a form of imperialism and that all contacts should be directly with the Chinese)。[1] 很多美国医药助华会领导人的政治倾向是亲中国国民党的。他们认为美国援华联合会领导层深受老一辈美国人掌控,其对待中国的态度与帝国主义专制几无差异。美国援华联合会的领导层确源自这群老一辈的"中国通",但若仔细研读美国援华联合会档案,便可得知上述态度及相应指控无甚依据。从某种程度上讲,美国医药助华会所做出的如上指控,更多的是针对在中国内部权力斗争的年代美国援华联合会甄选中国本土的支持性党派时的犹豫(虽然总体上倾向于与国民政府合作)。对于美国医药助华会而言,与蒋介石领导的国民政府联手应是毋庸置疑的,而这也使得美国医药助华会与美国援华联合会试图通过其他途径支持的其他单位为敌。美国医药助华会同意加入美国援华联合会的前提即财政权力自主,放任美国医药助华会在判断中方之所需过程中,自由地与中国方面的联络人或机构接洽。[2]

　　与美国援华联合会形成联盟之后,美国援华委员会的规模也扩大至国家级别,全国上下共有逾 50 个地方分会。由史料可见,美国援华委员会已开始与其他组织合作,故而可见其加入美国援华联合会的热情比美国医药助华会要高。美国援华委员会当时的

---

[1] ABMAC's "leading Chinese doctor" is presumably Frank Co Tui. UCR Records, b. 53 - fo. 10: Letter, LS to DWE, 6 July 1942.

[2] UCR Records, b. 53 - fo. 10: Letter, LS to DWE, 6 July 1942.

主席克劳德·富克纳(Claude Forkner)写道:"我们坚信,倘若基于民主参与的原则展开联合运作,各组织必能通力合作,众煦漂山,对中国援助的财政力度也必能远超当下数倍。"①纵然美国援华联合会拥有对美国援华委员会的管理权,但对于美国援华委员会而言,援华联合会筹措资金之能力显然更加重要。1941 年 9 月美国援华联合会第二阶段任务分配报告中显示,美国援华委员会与保卫中华同盟之间一直以来保持紧密关系,"是游击战地区唯一的协助组织"。② 言明西北地区重要性的同时,美国援华委员会还阐明当地一直以来贫穷的基本状况以及其为中国抵抗日本的主要战略据点。战时难民的涌入以及抵达这一地区之重重障碍(地理意义上与政治意义上的障碍),使得该地区面临的问题变得更加复杂。美国援华委员会致力于援助中国西北地区的特性,也是该组织之于美国援华联合会的重要特征,正如美国医药助华会一直强调自己在医药方面的救济工作一样。③

---

① UCR Records, b. 32 - fo. 9:"Information Requested from China Agencies". 克劳德·富克纳在美国援华委员会的工作,似乎是由该会附属之中国战灾难童委员会延伸过来的,而且令人感到惊讶的是,富克纳在美国援华委员会中的角色更像是洛克菲勒基金会的一员。在美国援华委员会加入美国援华联合会不到一年后,富克纳便提出辞呈,理由是:"在过去的六到八个月里……越来越意识到我的想法和理想与我们组织的工作不一致。"最终的情况是,富克纳通过在战争期间指导美国中华医药董事会,担任史迪威将军和魏德迈将军领导的在中国、缅甸和印度战区的军队的医务总监顾问,并担任中国教育部赞助的中国医学教育委员会的顾问等等其他途径,持续积极援助中国。UCR Records,b. 32 - fo. 5:Letter, Forkner to CAC Board of Directors, 13 Nov 1941;PPAPS, Opie Papers, fo. China 9.

② UCR Records,b. 32 - fo. 5:"Report on Requests for Second Stage Allotments Under UCR",Sep. 1941.

③ 然而,随着美国援华联合会的发展,美国医药助华会逐渐取得主导"医疗"援助的地位。美国援华委员会则逐渐通过宋庆龄为中国战争孤儿创立的战时孤儿收容所,相对地更关注支持战时儿童福利。

在西班牙对美国外交政策造成冲击的同时，随着美国援华联合会的成立，对华私人援助对中美军事同盟下的国家层面上的援助起着补充作用。自20世纪40年代初起，国家层面上对私人援助的管理与监管机制就在稳步发展。据时人称，当美国"在战争层面上还保持中立的时候，心怀同情的美国人帮助海外战争受灾者的努力却完全看不出一点中立的意味"。① 恰如往昔，美国国务院仍要求所有海外援助活动必须申报——这一政策据称"并不完全是为了保护美国援助者，使其不至于援助重复或援而无果，更主要是为了以国家的力量监管一切与国家卷入战争相关的事宜"（not so much to protect American givers from duplicated or unwarranted appeals，but primarily to keep a watchful Federal eye on all matters relating to the countries involved in the war）。② 申报结束时，共有596个组织申报了遍及全球的援助活动。鉴于私人救济需求逐渐高涨，1942年，罗斯福宣布成立"总统战争救济机构委员会"（President's Committee on War Relief Agencies）。一年以后，该委员会更名为"总统战争救济管控理事会"（President's War Relief Control Board），并随之将申报事宜的管理权从国务院夺回该组织手中。③ 由于理事会主席对总统负责，故而使得罗斯福能够掌握诸如美国援华联合会这样的民间组织的一举一动——它们需定期向理事会提交报告。这也意味着由于美国红十字会的活动逐步重新

---

①② Harold J. Seymour，*Design for Giving：The Story of the National War Fund*，*Inc.*，*1943 - 1947*（New York：Harper & Brothers，1947），p. 3.

③ Franklin D. Roosevelt，"Executive Order 9205 Establishing the President's War Relief Control Board，" July 25，1942. Online by Gerhard Peters and John T. Woolley，The American Presidency Project，http：//www. presidency. ucsb. edu/ws/? pid＝16287，Accessed 20 Jun 2013.

展开,联邦政府起到了管理协调筹款事宜之时机的作用。一言以
蔽之,这使得联邦政府获得了向私人慈善组织征募战争援助的
途径。

本节所研讨的时期见证了对西班牙与对中国私人援助领域发
展轨迹上的差异。从1939年起,西班牙内战与中国抗日战争的发
展方向已然背道而驰。在援助战争受害者的过程中,本文所提及
的美国组织亦随着战争进程的推进而发展。在美国援助西班牙民
主阵线医药局(AMBASD)解体以后,美国医药助华会和美国援华
委员会开始通过刚成立的美国援华联合会继续推进海外援助工
作。这种影响力上的此消彼长,一方面是缘于目标受众(根据战争
发展轨迹上的不同)的逐日更迭,以及各组织宣传辞令上的不同;
同时,它们与美国政府之间的关系也变得非常重要:在美国援华联
合会有与美国政府利益相一致的部分,AMBASD却与国务院政策
相左。

AMBASD的志愿者在西班牙的工作历程,确也体现了一小
部分美国人对西班牙内战的独特见解。他们的工作在彰显
AMBASD在美国对外关系中所起作用的同时,也导致了政治层
面上的争议。但无论如何,他们作为AMBASD的核心,主导了该
组织对西班牙的影响作用。志愿者因人而异的工作经验影响着
他们在西班牙的经历,也在他们回国以后影响了AMBASD的地
位。对于一部分人而言,这弘扬了政治激进主义,而对于另外一
部分人而言,这却使得政治理想产生扭曲——它依靠个人关系,
而非更加抽象的哲学思想体系。纵使这推动了美国医药助华会
在中国展开的医疗志愿者工作,对华援助却也没有走上西班牙的
老路。

导致AMBASD与美国医药助华会两大组织工作实践行为差

异的因素固然很多,但第二次世界大战这一时代背景乃美国医药助华会政策发展的主要影响因素。由于大量人力物力投入到了美军所在战场当中,志愿者的招募受到了很大的影响。全球性的战争从根本上改变了 AMBASD 与美国医药助华会一开始所追求的医疗激进主义的发展走向,私人与独立组织的行为成为其中的主流。

与美国医药助华会人员派遣上的葛履覆霜不同,美国援华委员会的首个行动中就将大量医疗志愿者派往中国。与美国医药助华会的志愿者一样,美国援华委员会的志愿者虽被派至西北地区,却也会加入中国红十字会,并以此身份展开工作。

抗日战争全面爆发后不久,美国援华委员会收到了一封油印版书信,信中写道"急求医生与医护人员派遣至中国地区"。经过一些内部讨论,美国援华委员会决定将白求恩医生和美籍医生弗拉德(Dr. Fradd)派至中国西北的共产党根据地。① 身赴中国之前,白求恩曾为西班牙共和军服务过。有过 20 世纪 30 年代的经历以后,白求恩开始越来越重视疾病的社会经济根源,变得更加活跃并充满质疑精神,力促加拿大医疗系统改革。1935 年,他前往苏联,并于同年成为忠实的共产党员。在西班牙,白求恩在马德里城外成功建立了一个移动输血站。1937 年春,西班牙军事卫生系统宣布重组,白求恩因外国医疗力量失去行动自主权而倍感沮丧。② 不过,西班牙仍旧需要他所建立的输血站。1937 年夏,白求恩在回

---

① 埃文所说的"医生"就是白求恩医生,他还在结论里称呼他"如同个圣人一般"。Jean Ewen, *China Nurse*, *1932 - 1939* (Toronto : McClelland & Stewart, 1981), p. 45.

② 其实弗雷德里克·杜兰·霍尔达(Frederic Duran I. Jorda)医生之前已在巴塞罗那建立了类似的输血站,只不过该站所具有的机动性覆盖面积没有那么大。Roderick Stewart and Sharon Stewart, *Phoenix : The Life of Norman Bethune*, p. 205.

到加拿大后继续周游北美，为西班牙内战展开巡回演讲。他在报纸上读到了在中国大地上刚刚打响的战争，以及温哥华爆发的反日本侵略抗议运动。自此，推动白求恩工作的动力发生了崭新的变化。随着西班牙国内战事逐步平息，走遍了所有可为西班牙进行动员演讲的地方之后，白求恩致信位于多伦多的"西班牙援助委员会"(Spanish Aid Committee)，说其他地方更需要他的力量。[1] 1938 年 1 月 20 日，在美国援华委员会的部分资金资助之下，白求恩来到了香港。[2] 抵达延安以后，白求恩在前线医疗体系建设的过程中，得到了黎巴嫩裔美国人马海德医生的协助。自 1933 年独自前来中国以后，马海德加入了中国共产党，并将自己的余生献给了中国的医药事业。[3] 在战时 8 年与战后 10 年间，马海德遇到了很多西方人，并为他们担任翻译。正如现身西班牙的诸多志愿者一样，法西斯，或更具体地说，希特勒是他们远涉重洋背后的动力，也是马海德毫不犹豫地投身共产主义，并将其作为与法西斯相对抗的政治思想的主要动力。

通过美国援华联合会的财政预算，美国援华委员会还出资帮助了很多来自中东欧的难民医生从西班牙转战中国。虽然他们并未向中国派遣美国志愿者，但有 20 余位医生从西班牙前往中国，在结束西班牙共和国的志愿工作后，继续其医疗救济生涯。[4] 其余

---

[1] Allan and Gordon, *The Scalpal*, *The Sword*, p. 165.

[2] 有一些证据表明，美国和平民主联盟事实上承担了大部分费用。尽管埃文(Ewen)的回忆录表明美国和平民主联盟与美国援华委员会在早期时具有某种程度的联系，但学界对于这两个组织的确切关系尚不清楚。

[3] Sidney Shapiro, *Ma Haide：The Saga of American Doctor George Hatem in China* (Beijing：Foreign Languages Press, 2004).

[4] G. E. Sichon, "Les médecins des deux guerres：Espagne 1936 - 1939," *Matériaux pour l'histoire de notre temps*, No. 19 (1990), pp. 57 - 64.

志愿者则是由英国的援华医药会以及挪威的同类组织派遣的。这些医生绝大多数来自德国或东欧。后来，其中两位还为其自身经历撰写了回忆录。① 1943年，其中九位志愿者应史迪威将军(Joseph W. Stilwell)之需求，被中国红十字会派往缅甸，以改善刚开始由美国领导的中缅战区中国军队的医疗系统，但很可惜，他们的活动至今鲜有人知。

中国战场仍硝烟弥漫。随着日本侵略者逐渐战败撤退，内战打响，美国援华联合会中美国医药助华会与美国援华委员会之间的分歧日渐明显。同时，因为第二次世界大战期间中国国内基础设施建设逐步完善，外加新的致力于国际医疗卫生事业的跨国机构的建立，局部的私人援助发现自己已经赶不上趟了。与此同时，前述的思想倾向上的指控也开始在这些小型的私人援助者之间蔓延开来。这些对他国政府与海外民族的小型私人财政支持，很容易被描绘为具有危险性的政治颠覆性行为。

## 四、美援与中国军事营养学的发展

坐落于滇缅公路最东端的昆明，同时也是汇聚许多战时援华外国机构之所在；②这些机构中即包括美国洛克菲勒基金会赞助的中华医药董事会和美国医药助华会两个主要提供援华医疗物资的

---

① Dr. W. Freudmann, *Erhebet Euch！ Ein Arzt Erlebt China* (Verlag, Linz-Urfahr：Neue Zeit，1947)；Fritz Jensen, *China Siegt* (Wien：Stern, 1949).

② 有关二战时期美国对华之相关援助，请参考 John D. Plating, *The Hump：America's Strategy for Keeping China in World War II* (Austin TX.：Texas A & M University Press, 2011).

单位。[①] 除了提供一般平民的医疗与救助,中美专家也因为战事发展而开始关注军人的营养供给与改善。美国方面原本对于改善中国军人体质抱持着轻易且乐观的态度,认为只要给中国供应充分且优质的军粮就已足够达成此一目标。美国军医瓦尔特·S. 琼斯(Walter S. Jones)在他的报告中写道:"二战期间对于中国的医药援助极为多元,其中也包括了大量的医疗器材设备、对军医与救护兵的训练,乃至于直接把美国战场救护单位(American medical units)送上前线与中国军人并肩作战。"正是为了协调中美作战需要,美军驻华顾问团将其业务范围扩展到医疗服务与相关实验工作上。尽管如此,美军顾问团仍不断接到中国军人不愿配合的抱怨。问题在于中国军队没有正确的营养膳食观念,况且中国军队由于缺少完整规划的军粮补给,通常只能就地汲取营养成分未知的当地食材。更何况,中方也对于美军配给的军粮怨言颇多。[②] 为进一步了解实况和解决问题,中美双方遂着手成立机构投入军事营养之研究。

1940 年,在美方顾问建议下,中方针对滇缅远征军实施"中国军队营养之研究"[③],聚焦于中美联军如何达到健康与营养上的需求。根据该项研究,中国军队里存在十分严重的营养不良症,举凡夜盲[④]、下肢

① John R. Watt, *A Friend indeed: ABMAC and the Republic of China*, 1937–1987 (New York: ABMAC, 1992),pp. 2–8. 有关二战期间美国对中国医疗援助的更多细节,参见 John R. Watt, *Saving Lives in Wartime China: How Medical Reformers Built Modern Healthcare Systems Amid War and Epidemics*, 1928–1945 (Leiden and Boston: Brill, 2014).

② James H. Stone edited, *Crisis Fleeting: Original Reports on Military Medicine in India and Burma in the Second World War* (Washington, D. C.: Office of the Surgeon General Department of the Army, 1969), pp. 73–75.

③ 万昕:《陆军营养研究所》,《军医杂志》1942 年第 2 卷第 3/4 期,第 360 页。

④ 汤工英:《营养不良性之夜盲症》,《军医杂志》1942 年第 2 卷第 3/4 期,第 386—393 页。

浮肿①等皆是造成中国军人战力低下的常见症状。中国方面也意识到营养不良对军人战力的影响,尤其是在下肢浮肿方面:铁质缺乏性与恶性贫血两类。② 尽管后者的影响严重但较少发生,而前者则只要能投以铁剂治疗并配合富含铁质的膳食即可痊愈且预防,而这些都或许可从当地的食材中取得。③ 这对于急于指挥中美联军深入滇缅远征的史迪威将军而言,当是极为重要的发现,因为只有确保中国军人的营养与健康,此一联合军事行动才有成功的机会。因抗日而困陷一隅的国民政府,更是视此举为中美军事合作,甚至反击日本的绝佳时机。尽管云贵一带的粮食供应依然艰困,国民政府仍旧指派中美专家运用美援营养品及药物,投入中美联军的营养研究当中。④ 该项研究提供了相当重要的信息,让这些专家可以评估中国军人所需要的营养投入量;除避免美援军粮的浪费与无效率使用外,对于缺乏粮食补给的前线士兵及偏远地区人口也具有参考价值。⑤ 在此等研究计划的影响下,一如傅家倩指出的,战时中国民间出现了"食物即能量"的概念,中国军队中也浮现出"养兵第一、营养第一"的呼声,⑥并成为尔后中美联军乃至国民政府军队中发展军

---

① 李德明:《营养不良性水肿(附表)》,《军医杂志》1944 年第 4 卷第 7—8 期,第 18—20
　　页。侯祥川也发表一系列有关营养不良导致水肿之研究成果,并成为此时相关研究
　　之重要参考,参见侯祥川《因营养不良引起之水肿》,《中华医学杂志》1945 年第 31 卷
　　第 1—2 期,第 99 页。有关夜盲症与营养不良之关系在 30 年代也是个研究热点,如
　　徐培荃:《营养经济与蔬食之关系》,《康健杂志》1935 年第 3 卷第 2 期,第 26—30 页。
② 金宝善:《改进我国军队营养研究的集述》,《陆军经理杂志》1942 年第 4 卷第 5 期,第 19 页。
③ 严宽:《增进士兵营养之重要性及其对策》,《陆军经理杂志》1944 年第 6 卷第 3 期,第 31 页。
④ 不著撰者:《营养缺陷补救方法》,《西南医学杂志》1942 年第 2 卷第 3 期,第 11—12
　　页。金鑫:《关于士兵营养不够的一些外在原因》,《陆军经理杂志》1943 年第 5 卷第 3
　　期,第 33—34 页。
⑤ 白鑫:《军队营养问题(附表)》,《怒潮》1946 年第 5 期,第 27—30 页。
⑥ 不著撰者:《营养专页:养兵第一! 营养第一!》,《突击队》1944 年第 6 期,第 20 页。

事营养学的滥觞。"中国军队营养之研究"似乎还成为某种形式的研究范式,类似的计划在整个抗战时期蔚为风潮,相关之调查与研究扩及流亡学生与政府公务员方面;①或可视为战时中国营养学发展的特征之一。

中国在美国 40 年代的亚太军事布局中的角色其实稍弱,美援物资却对已兵疲马困的国民政府一直十分重要。② 尽管参与滇缅远征军的中国部队可以获得较佳的美援军粮与营养品,③但多数的中国军人仍旧必须忍受长期以来美援物资的缺乏与低劣的粮食供给。④ 随着同盟国合作的开展,美方驻华专家们也开始着眼于中国军人战力的长期改善。⑤ 时任史迪威将军医疗顾问,也是中国军医署署长、前协和医学院生理学教授的林可胜,⑥恰好在此时刻肩负

① 中央大学医学院郑集教授后期加入万昕的团队并共同扩大了这些数据的应用范围。参见罗登义《战时我国营养科学之动向》,《新中华》1945 年第 3 卷第 1 期,第 129 页。

② James H. Stone compiled and edited, *Crisis Fleeting : Original Reports on Military Medicine in India and Burma in the Second World War* (Washington, D. C.: Office of the Surgeon General Department of the Army, 1969), p. 74.

③ 不著撰者:《驻印国军营养优良》,《陆军经理杂志》1943 年第 5 卷第 5 期,第 104 页。

④ Wan Xin, "Health and nutrition of Chinese army," *Chinese Journal of Nutrition*, Vol. 2, No. 1(1947), pp. 40 – 41.

⑤ The National Archives, Kew, MAF 97/774 "China Defense Supplies, Inc., liaison agency between the Chinese Government and American authorities on lease-lend programme," 1941 May – 1943 Jan.

⑥ 林可胜同时也负责中国红十字总会接受外国援助之重任,参见 George E. Armstrong, *Robert Kho-seng Lim/Lin KeSheng : Doctor, Soldier, Patriot*, in *Health care and national development in Taiwan 1950 – 2000 : how medical leaders in Taiwan , with the aid of American Medical Advisors , built a modern , health-oriented society in post-war Taiwan* (New York: ABMAC, 2008), pp. 14 – 17. 陈韬:《近五十年来几位不平凡军医先进简述》,《传记文学》1982 年第 40 卷第 2 期,第 94 页。更多林氏生平的资料讨论,亦可参见刘士永、郭世清《林可胜(1897—1969):暗声晦影的"中研院"院士与"国防医学院"院长》,《台湾史研究》2012 年第 19 卷第 4 期,第 141—205 页。

起了联系中美战时营养学研究的渠道。此时林可胜面临的首要考验，是中国常年贫困、战乱影响下残破不堪的现实。[1] 国民政府不仅无力从沦陷区撷取战略物资，对于大后方的粮食征集与调度也经常力不从心。为求稳定兵食且改善士兵营养条件，林可胜指示其辖下位于贵州图云关之陆军卫生勤务训练所（卫勤所）成立营养研究团队，投入相关调查与研究当中。[2] 值得一提的是，该所虽以陆军卫生勤务为名，但其成立却有为战后重建公共卫生体系、培育人才的目的；这一点和辗转迁至贵阳的中央军医学校专职训练军医的教育宗旨有所不同。[3] 然而不论其战时设立之目的为何，这两所学校于战时因应备战所发展出来的营养学研究，尔后合流成为战后营养学在中国发展的要素。

中美双方对于美援物资的质量皆深具信心，[4] 为了解决中国军人膳食营养需求的差异，卫勤所的研究团队设计了一系列调查与研究。这些研究大多有类似的假设前提：认为平时的劳动工人与战时作战的军人一样，都需要足够的蛋白质和热量，提供肌肉修复所需。因此，劳动工人所需要的最低营养投入，应该与战时军人所需的健康需求相当。[5] 这般假设也符合林可胜对于将军事医学的

---

[1] 中华医学会编：《战时学生营养状况之研究：重庆中学生膳食之调查》，《中华医学杂志》1948 年第 34 卷第 10 期，第 18 页。

[2] ABMAC，"Medicine on a Mission：A History of American Bureau for Medical Aid to China，Inc. 1937 - 1954，" Collection：RF，RG：2 - 1954，Series 200，pp. 12 - 18 (section Ⅰ) and pp. 1 - 3(section Ⅱ) in Rockefeller Archive Center.

[3] 刘永懋：《抗战八年追随林可胜先生的回忆》，张朋园访问，罗久蓉纪录：《周美玉先生访问纪录》，第 147 页。

[4] 不著撰者：《美国士兵的营养》，《西北经理通讯》1945 年第 28 期，第 35—37 页；不著撰者：《关于改良军队营养：营养消息》，《士兵月刊》1943 年第 12 期，第 15—16 页。

[5] 金宝善：《改进我国军队营养研究的集述》，第 19 页。

知识转换成战后重建公共卫生与医疗的期待；也因为这样的假设，林可胜遂把对于中国军人的营养研究，从如何符合美军标准，移转到研究战前中国工人之营养标准，并思考能否适用于战时兵食的最低营养需求上。面对现实上遭遇的粮食短缺与食材营养素的贫乏，中美专家参考了西方营养学研究基础与战前的研究成果，提出了一系列的战时粮食配给与膳食策略。① 为了确认这些粮食配给政策是否符合战前工人所需的最低营养需求，兵食营养成分显然有赖于专责机构之研究。1942 年，万昕等人在海外经费和器材的援助下，召集中央军医学校的陈慎昭、陈尚球等人，组织了陆军营养研究所。该研究所是战时中国唯一的营养学研究专责机构，立基于战前吴宪、侯祥川等人的研究成果；该所进一步研究中国人体质与膳食营养状态之关系。② 万昕团队设计了一系列的调查研究，专注于兵食中的营养素和维他命成分分析。③ 研究目的之一，是实际验证战前为工人提供之营养标准，能否符合作战士兵之所需；④ 目的之二，则期望改良美军军粮，以就地取材的方式满足士兵营养需求并兼顾中国人膳食的特性。⑤ 陆军营养研究所的专家们针对士兵经常取食的当地食材，不时地进行分析以求得各种兵食中有关卡路里数、蛋白质、钙质、铁质、维他命 A 和 B、核黄素（riboflavin）、烟碱酸

---

① 郑集、周同璧：《民族卫生：营养讲话》，《科学》1939 年第 23 卷第 2 期，第 92—93 页。

② 不著撰者：《消息：军医学校陆军营养研究所工作近况》，《科学》1944 年第 27 卷第 3 期，第 49 页。

③ 万昕、陈慎昭、陈尚球：《中国军队营养之研究》，《军医杂志》1942 年第 2 卷第 1 期，第 16—24 页。

④ 万昕、陈慎昭、陈尚球：《中国军队营养之研究（附表 3　中国工人膳食之成分）》，《军医杂志》1942 年第 2 卷第 1 期，第 42 页。

⑤ 不著撰者：《关于改良军队营养：营养消息》，第 15—16 页。

(nicotinic acid),以及维他命 C 等营养数据。[1] 当然,若考虑战时中国
社会经济条件之困难,推行后者的目的也可能是为了降低中国对外
援的依赖,以及舒缓政府征粮的压力和大众对于粮食配给的怨恨。

　　陆军营养研究所自成立以来,即不时进行膳食调查与营养分
析研究,因而留下了不少值得关注的影响。北京协和医学院毕业
生、前上海市卫生局局长李廷安[2],即根据从美国军用口粮中得来
的灵感,建议为中国士兵生产符合国人需要的"特种饼干"。其论
文附带一份必备营养素成分表,罗列饼干营养素品项,如蛋白质、
钙质、磷质、蛋、糙米、豆粉、植物油、骨粉,采自牛、猪或羊肉的维他
命 A 和 B 等,及各营养素应有之数量。[3] 不过,整体营养素含量,
略低于同期美军口粮之标准。李廷安为此提出解释,强调因遭遇
经常性的粮食不足,中国人的体格演化得较为瘦小,因此中国士兵
的体格较西方人小且消化力较弱。相应之下,中国士兵每日所需
营养素的总量不需要等同于西方人的标准。他进一步举例指出,
中国人每日仅需热量 2 400 大卡,低于国际标准 3 400 大卡;每日仅
需 30 公克的脂肪,而非西方标准 50 公克;其他各项数量指标均有
所删减,仅每日摄食蛋白质一项与国际标准相当。[4] 李廷安对于中
国人体质的印象,似乎来自陆军营养研究所的相关研究。早在
1942 年时,万昕主张应该根据中国人体质特征,调整中国军人营养

---

[1] 万昕、陈慎昭、陈尚球:《中国军队营养之研究(附表 1—3、8、12、14)》,第 41—42、44、
　　46、48 页。

[2] 直到 1947 年,卫生部辖下仅有六所中央医院,分别是南京、重庆、贵阳、广州、天津、兰
　　州。参见陈奇禅《追溯五十年来促进我卫生设施之关键事迹》,台北:正中书局 1981
　　年版,第 14—15 页。

[3] 李廷安后于 1947 年担任广州中央医院院长。李廷安:《以特种饼干补充国军营养之
　　建议》,《陆军经理杂志》1942 年第 4 卷第 5 期,第 151 页。

[4] 李廷安:《以特种饼干补充国军营养之建议(附表)》,第 150 页。

摄食的建议标准；①然而此时营养学界对于所谓的"中国人体质"一说，似乎还没有清晰的定义和标准。

任职于陆军营养研究所的王兆璋认为，战时政府预算缩减、经济凋敝，在1942年时，即呼吁兵食应当尽量就地取材，甚至鼓励驻地士兵养猪、种菜，以供应足够的营养素和动物性蛋白质。王兆璋强调，经历数千年偏向素食的饮食习惯，中国人的消化系统应比西方人更有利于吸收植物性蛋白质，尤其有利于中国军队就地种菜取食。②军医陈良延续此一论点，进而主张兵食以大豆之植物性蛋白质，取代西方人重视的动物性蛋白质。③ 上述各种论点，到了1944年间，陆军营养研究所针对中国士兵进行糖化血红蛋白（hemoglobin, HbAlc）的调查后，④终于有了比较科学上的基础论据。以糖化血红蛋白调查进行士兵营养量研究，同样也是承袭自英美军方的研究传统，⑤并考虑中国国情困难后所采取之简易办法。⑥ 该调查显示：中国士兵在一般状况下，HbAlc数值均低于驻华美军。研究报告认为，此乃中国士兵大多征调自低收入或贫困农村所致。⑦ 同年，另一份由周凤镜发表的文章表明：国民政府应当根据"中国人的体质"和"经济可能"等条件，发展适合国人及国情的营养膳食标准。⑧ 附带一提的

---

① 万昕、陈慎昭、陈尚球：《中国军队营养之研究》，第17页。

② 王兆璋：《改进后方部队营养两个具体办法之商榷》，《陆军经理杂志》1942年第4卷第5期，第154—155页。

③ 陈良：《改善士兵营养问题（附表）》，《陆军经理杂志》1942年第4卷第5期，第11页。

④ 万昕、陈慎昭、陈尚球：《中国军队营养之研究（附表7）》，第43页。

⑤ 经利彬：《英国战时营养》，《科学》1945年第28期，第188页。

⑥ 不著撰者：《消息：军医学校陆军营养研究所工作近况》，第49页。

⑦ 徐特：《战时后方一个最严重的问题——营养》，《军医杂志》1946年第6卷第4期，第19页。

⑧ 周凤镜：《目前与今后我国国民营养问题之研讨》，《粮食问题》1944年第1卷第2期，第51—55、60页。

是，日后侯祥川或许就是在这些基础上，于 50 年代末 60 年代初开展了中国大陆军用口粮的研制。过去中国营养学界原以健康劳动力为主要研究目标，此时转而为提供健康的战斗力服务。其关键不仅在如何计算和发现中国士兵战斗所需的最低营养量，还得要面对在物资缺乏的情况下，如何从陌生食物、可掌握的食源当中发现必要的营养素，来满足维生所需的最低营养量。[1] 从研究结果来看，战前的营养学研究常以西方营养标准为基准，提出健康的中国劳动力所需的最适营养标准。但到了战时，研究对象从工人转变为士兵、流亡学生和公务员，也常依西方标准进行提供各类营养膳食的调整；取而代之的是，因应战时粮食匮乏或就地取食的论点，进行符合中国人体质及国情之最低生存所需营养摄取标准等的研究。

要言之，美援无疑是民国时期中国引进新式营养学知识的关键来源，尚可粗分为战前与战时两个阶段。虽然这两个阶段都强调营养素丰富、完全吸收的必要性，在研究目标和实务分析的对象上却不尽相同。战前营养学的研究目标为劳动力，尤其是工业劳动力，满足发展西方式工业经济的想象。因此战前营养学调查以城市，如北京、上海等地为重心，重视满足工人所需的西式维生标准。但到了战时，研究目标转为保家卫国的士兵，西南边陲的饮食调查对象也难再以西方标准和品项来衡量，因此在营养质量不变的前提下，如何依据现实进行食材替代和满足中国人体质需要，成为战时军事营养学发展的目标。在中国人体格较小的前提下，中国之军事营养学的论述遂以"最适量标准"，替换了战前重视之"西方最佳标准"。

抗战时期发展出来的军事营养学与相关见解，在战后重建及

---

[1] 万昕、陈慎昭、陈尚球：《中国军队营养之研究》，第 16—24 页；不著撰者：《消息：军医学校陆军营养研究所工作近况》，第 49 页。

国共对峙的初期,依然余波荡漾。由于战争的残酷和现实的破坏,让战后中国的重建步履维艰。战时在粮食缺乏、营养不足情况下发展出来的军事营养学论述,是有持续研究与发展的必要,在战后也具有正面存在的价值。几乎就在抗战宣告胜利的同时,沈同发表《军队营养与民族健康》一文,①呼吁正视中美士兵体质与体格的差异:一来认为中国人较小体格且不适大量肉食体质,可能是经历数千年演化的结果,难以透过推广西方营养饮食加以改善;二来,他也认为经由抗战所发展出来的营养摄取基准,或许更适合在经济残破的战后重建中,提供作为民族存续的参考。其实如前所述,类似的观点在 1944 年已然出现,周凤镜在讨论战后重建的粮食问题时,也认为中国人的体质是数千年来演化生存的结果,因此关于战后的营养饮食建议,必须以中国经济上之可能为考虑,而非如西方国家的研究目的般,以提高劳动力产出为优先。② 战后担任卫生署署长的金宝善,③对于这样的言论想必知之甚详。金宝善和陈美瑜④不仅共同参与过士兵营养调查研究,也在战后持续发表先前之研究成果。他们到 1947 年内战转炽的前夕,仍鼓吹研究中国既有粮食与食料的营养价值,并据其战时的研究基础,强调当地食材应当具有等同于西方饮食的丰富营养素,且更适合中国人的体质吸收。⑤ 这些对强调当地食材利用的研究者或卫生官员而言,缺乏符合西方标准的稳定营

---

① 沈同:《军队营养与民族健康》,《自然》1945 年第 22 卷,第 10—14 页。

② 周凤镜:《目前与今后我国国民营养问题之研讨》,第 51—55、60 页。

③ 金宝善:《改进我国军队营养研究的集述》,第 19 页。

④ 如陈美瑜:《豆的营养》,《陆军经理杂志》1946 年第 4 卷第 5 期,第 120 页。

⑤ 陈美瑜:《谷类的营养》,《陆军经理杂志》1946 年第 4 卷第 5 期,第 110—113 页。也可见陈美瑜:《豆的营养》,第 114—120 页;行政院编:《战时营养特辑:改良民众营养概说(行政院研究报告)》,《中央周刊》1942 年第 4 卷第 29 期,第 4—5 页。

养粮食供应,不见得就等同于牺牲士兵的健康与战斗力。为了更加了解当地食材的特性,亦需进行深入的营养成分分析与调查,以确定是否足与西方或过去已知者相当。基于先前中国人体质较易消化植物性蛋白质的假设,研究者认为大豆对中国人体质而言,是最适于取代西方膳食中动物性蛋白质的食材。又在大后方节约粮食和抗战经济困窘的现实状况下,以杂粮而非粳白米为主食,更被宣传为爱国与支持长期抗战之举。[①] 于是,面对战后社会民生凋敝的局面,继续鼓励食用大豆和杂粮、蔬菜等当地食材仍有其意义,也延续了中国人体质善于吸收蔬食的观点。

值得一提的是,林可胜等人推动士兵膳食调查、当地食材营养成分分析的研究成果后来亦为国民政府所采用,并转换为战时国民营养投入的基准,这使得不论是军人还是平民皆鼓励自种蔬果。这既满足中国人的传统饮食习惯,也降低了战乱时期输入粮食的压力。[②] 以这样的发展来说,相较于上海时期的营养改善计划聚焦于健康城市工人的理想,抗战以来至 1949 年间的营养论述,应当更加符合中国传统"富国强兵"的说法。而这种以军事营养学为基调的论述,无疑也与 1942 年以降美国营养学论述及其援华物资有关。然而,内战令民初以来中国培养的第一代营养学家和研究机构出现崩解:引进美国营养学知识的关键人物吴宪,于 1949年移民美国,直至去世;他在生化学系的得力助手周田,则转往美国霍普金斯大学任教。所幸,1947 年郑集于上海正中书局出版

---

① 陈美瑜:《杂粮的营养》,《陆军经理杂志》1946 年第 4 卷第 5 期,第 110—113 页;也可见陈美瑜:《豆的营养》,第 114—120 页。

② 行政院编:《战时营养特辑:改良民众营养概说(行政院研究报告)》,第 4—5 页。

的《食用营养学》，大致沿袭了吴宪的营养学知识体系。[1] 内战对于中国营养学的冲击是全面且广泛的；随着国民党的节节失利，1947 年在上海合并军医学校与卫生勤务训练所而成立的"国防医学院"，于 1949 年仓促迁台，其现存档案中却未见陆军营养研究所的踪迹。原本重庆时，尚以卫生勤务训练所及原卫生署卫生实验处部分人员合组中央卫生实验院，下设营养组负责军用民食的营养研究。该单位于 1941 年和 1945 年举行两次全国营养会议，并在第二次会议上正式成立中国营养学会，并决议翌年出版《中国营养学杂志》。1945 年日本投降后，实验院迁回南京卫生署原址，并成立实验院北平分院。王成发负责南京，而吴宪负责北平的业务。1946 年，时在上海"国防医学院"任职的侯祥川也曾代理南京营养研究所所长职务，但该所工作仅延续到 1950 年春。[2]

## 五、国际援助与自制青霉素

尽管抗日战争烟硝正炙，中国科学家和医药生产者仍一直紧跟欧洲和美国的科学发现和生产流程。[3] 1946 年，中国附近的日本"科研"（Kaken）实验室开始合成商用青霉素，以对抗战争打响后

---

[1] 季鸿昆：《从吴宪到郑集——我国近代营养学和生物化学的发展》，《扬州大学烹饪学报》2011 年第 2 期，第 49 页。

[2] 金大勋：《回忆抗战时期的中央卫生实验院》，《营养学报》2006 年第 28 卷第 2 期，第104—105 页。

[3] 沈俭：《青霉素》，《家庭治疗杂志》1945 年第 29 期，第 27 页；英国新闻处：《盘尼西林制造业的前途》，《战斗中国》1945 年第 1 卷第 10—11 期，第 52 页；《西药向上爬："盘尼西林"落了》，《昆明周报》1944 年第 94 期，第 1 页。

因糟糕的卫生环境和营养条件所致的传染病症。① 中国最重要的青霉素研究者即细菌学家汤飞凡（1897—1958），他因为"衣原体之父"而为人们所熟知。1957 年，为了分离沙眼衣原体病毒，他将活病毒注射到了自己的眼球里。② 1941 年，汤飞凡在战时由北京转移到昆明高峣村的中央防疫处（Central Epidemic Prevention Bureau）文献会工作。其间，他带领一批研究人员，致力于战争致用的微生物研究、传染病防疫、药物研发及疫苗研发等工作。他们制成了伤寒疫苗、天花淋巴清液、白喉和破伤风类毒素、斑疹伤寒血清和淋病抗体。③ 他第一次得知青霉素是因为 1941 年《柳叶刀》杂志（The Lancet）的一篇介绍弗洛里（Howard Walter Florry）和亚伯拉罕（Edward Penley Abraham）等人研制出无毒抗生素青霉素的文章。④ 纵使地理位置闭塞、实验条件简陋，但深知青霉素对战争重要性的汤飞凡决定在自己的实验室中合成青霉素。他之所以认为可行，是因为青霉素是一种自然界中存在的有机化合物，他只需要搞清楚如何在战争环境之下有效地获得菌种、培育菌种和提取青

---

① 日本"理研"（Riken，即理化学研究所简称）成立于 1917 年，在美国占领期间进行了重组并更名为"科研"（Kaken，科学研究实验室）。该实验室对于青霉素的实验性生产，主要由前"理研"研究员仁科芳雄（Nishina Yoshio）领导。Samuel K. Coleman, "Riken from 1945 to 1948: The Reorganization of Japan's Physical and Chemical Research Institute under the American Occupation," *Technology and Culture*, Vol. 31, No. 2(1990), p. 245.

② 白卫平、林南：《汤飞凡教授诞辰 90 周年纪念》，《中国科技史料》1987 年第 6 期，第 27 页。

③ Joseph Needham, "Science in South-West China: II. The Biological and Social Sciences," *Nature*, Vol. 152, No. 3845(July 10, 1943), pp. 36 - 37.

④ E. P Abraham et al., "Further Observations on Penicillin," *The Lancet*, Vol. 238, No. 6155(August 16, 1941), pp. 177 - 189.

霉素而已。① 在水浴锅时常漏水以及没有自来水的简陋环境之下，汤飞凡的团队需要自己消毒实验器材和设备，蒸馏纯水用于实验和合成。汤飞凡的实验工作甚至包括自己吹制玻璃器皿。他们自己制作了安瓿瓶、毛细管、烧瓶、试管、冷凝器和烧杯；巧妙地通过透析的方式回收琼脂，用于培养青霉菌的培养基；培养了一群实验用猪，用以提取实验所需的蛋白酶。② 1943 年，李约瑟曾造访实验室，深受震撼。他一眼望去，"以往科研工作者的高冷与不食人间烟火之气(scholarly aloofness from manual labour)"荡然无存：所有工作人员都会参与每周一次的造园实践——"医疗工作者、细菌学家等等，甚至玻璃器皿制造者、杂务人员与采样者、饲马员都在一起修葺与改善整个实验场所……"(medical men, bacteriologists, etc., as well as the glass-makers, the routine fillers and samplers, the stables staff, etc., join together in levelling and improving the site ...)③

　　受到云南霉豆腐制作过程的启发，汤飞凡及其团队平日里绝不放过衣物、鞋子、家具、水果上生发的任何霉菌菌落，随即将其接种到霉菌培养基上富集青霉素。终而，他们借助一位团队成员的旧皮鞋上刮下来的霉菌取得了突破。1941—1944 年，整个实验室一直致力于分离该霉菌菌落中能够产生青霉素的菌种。经过数百次实验，终于，在 1944 年 9 月 5 日，中国自主生产提取的青霉素诞生在了高峣村。借助当地的霉菌菌落，团队成功提纯并培育了 40余种能够产生青霉素的菌落，并最终从中获得了 11 种抗生素。第

① 汤飞凡：《吾国自制青霉素的回顾与前瞻》，《科学世界》1949 年第 18 卷第 1/2 期，第 3 页。

② Needham, "Science in South-West China：Ⅱ. The Biological and Social Sciences".

③ Joseph Needham, "Science in South-West China：Ⅰ. The Physico-Chemical Sciences," *Nature*, Vol. 152, No. 3844(July 3, 1943), pp. 9 - 10.

一次共生产了 5 000 IU① 一瓶的青霉素五瓶。他们将其中两瓶送至重庆，另外两瓶分别送予英美作为礼物，自己留下一瓶用于日后的研究试验。为证实其质量与药代性，证明中国本土生产的青霉素不逊于他国已经投入生产的青霉素，辉瑞公司（Pfizer Company）将自己公司的青霉素样本送抵中国。经测试，中国本地生产的青霉素符合要求，并获得了美国药监局的认可。② 然而，汤飞凡的青霉素生产过程既缓慢又不稳定，产量还低。生产过程中最困难的部分就是青霉素提纯过程，需耗时五至六天，消耗 100—200 IU 的青霉素杂剂方能生产出一大瓶青霉素，且药效极低。幸而，美国军方向实验室捐赠了醋酸戊酯有机溶剂来优化其萃取提纯的过程，位于四川的"中央医药署"（Central Pharmacy）也通过进口化学试剂来保障生产过程的有效进行。此外，在生产足以满足军队和社会需求的青霉素的过程中，脱水冻干有利于青霉素的长期保存和长途运输。由于昆明没有符合要求的脱水冻干设备和设施，故而产量依旧不大。③

美国医药助华会和美国红十字会都部分资助了该项事业，但由于内战打响，耗资 4 万美元的实验设施并未能真正付诸运转。④ 但起初的实验合成样品质量报告显示，其与进口青霉素已无差异。倘若充分运作起来，预计产量可达每天 10 万 IU，另还需将进口原料替换为国产原料，及本土专业实验人员培训等计划与之相配合。⑤

---

① IU＝International Unit（国际单位）。

② 汤飞凡:《吾国自制青霉素的回顾与前瞻》,第 3 页。

③ 汤飞凡:《吾国自制青霉素的回顾与前瞻》,第 4 页。

④ 张居生:《中国自制盘尼西林》,《联合画报》1947 年第 197—198 期,第 13 页。

⑤《生产珍闻:自制盘尼西林》,《生产管理》1947 年第 2 卷第 6 期,第 31—32 页。

# 六、结论

自从 1937 年日本全面侵华伊始,战争带来的军民伤亡、医疗设施破坏,以及药物生产或进口的阻塞,使得军队和民众受害严重。为了保存抗战的实力并维持大后方的实际需要,国民政府尽力把沿海各省的现代医疗资源,包括各级医学校向大后方移转。然而这样的移转犹如杯水车薪;全面抗战爆发之前,中国社会的医疗资源本就不足,西方在华设立之医学校难以满足庞大的中国人口的实际需求。就此来看,维系进口医药资源的充足与畅通,显然更能解燃眉之急。然而财政困窘和西南对外交通不便,自然是海外输入资源的最大障碍。局促于如此的困境当中,海外华侨发起之美国医药援华运动,以及国际社会主义者移转西班牙内战支持医生来华的义举,显然对于抗战中的中国军民具有多方面的鼓舞作用。然而正由于两者的援华动机与其意识形态有关,而中国国内政治气氛亦呈显诡谲之势,以至于两者物资人员来华各有渠道,在华服务驻地也恰有国统区与解放区之别。

国际医药援华的事迹因为种种原因长期不被列入抗战史研究专题中,但白袍洋人救助中国军民的小故事,依然在许多学术研究与耆老口述中流传。国际医药援华活动对于中国的影响是全面性的,不仅仅是果也是因。从援华的两个主流:美国医药助华会和西班牙医生的出现,乃至于这两支队伍引进中国过程中,中国红十字会与国民政府内部军医派系的扦格,以及国际政治中左右派在欧美的冲突可见,医药援助对于炮火中的中国而言,已不纯然是医药物资或医疗人员的提供而已,还可能跟国内政局及内部势力的消长有关,也是重新分配战后医疗资源及后续公共卫生模式的先声。

就许多方面来看,尽管当时的人民与现在的学者,大多相信国际医药援华事业不仅填补了中国医疗资源的缺乏,甚至应当有助于中国医学与卫生服务的持续西化与进步。然而从前述军事营养学和抗生素的发展而言,支持中国军民艰苦抗战的民族主义气氛,却也让国际医药援华事业不能只视为中国向西方求援和学习,挑战西方医学权威以及与之争锋的气节,依然是这场战争中令人动容的一章。

过去对于抗战时期国际医药援华活动的研究甚少,除史料难寻之外,外国医生来华的活动隐晦不彰,以及在华医药资源分配机构的政出多门更是重要原因。就军事营养学的个案可知,同样肩负抗战任务的中国军队,却因为参与美军的远征计划,而获得营养品配给的青睐,尔后更是陆军营养学研究计划之焦点所在。在川湘前线的抗日军队却依然处在粮食不足、营养恶劣的条件下,所谓军事营养的改善计划对他们来说无异画饼充饥。而1943年以后被视为美国万灵丹的青霉素自制计划,也反映出类似的困境。尽管有汤飞凡、童村等优秀的中国药学家,中国仍旧因为物质条件不足,仅能以实验室生产的方式试制青霉素。从美军一开始听任中国科学家四处寻找青霉菌样株,后来因为试制成功才从印度提供菌株比对的过程中可以发现,青霉素自制计划的发展过程,正也是一则自立自强、自助人助、激励人心的故事。据此,国际医药援华不该只是"洋人来华助战"的叙事,也应该有着坚毅不屈的民族气节回荡其间。

# 第八章　思考中国军医制度的另一视角：日记中的公卫史研究

雪耻：罪恶为灵性的致命伤，错误为理智的致命伤，疾病为身体的致命伤。[①]

## 一、军队与军人卫生

近代中国的公共卫生建构，可谓筚路蓝缕、备极艰辛，研究已多，此处不多论。[②] 本章之主旨，为探讨蒋介石对发展公共卫生之想法。可以说过往的近代卫生史研究，不论是谈西方医学的影响

---

① 《蒋介石日记》，1939 年 4 月 5 日，台北：抗战历史文献研究室 2015 年版，第 49 页。

② 参见刘士永《公共卫生与健康——从学习、融合到自主》，王汎森、赵永茂、刘翠溶、周济、章英华、陈芳明、林惺岳、汉宝德、吕芳上等编：《中华民国发展史·社会发展（下）》，台北：联经出版事业公司 2011 年版，第 529—557 页。细数南京国民政府十年的医疗卫生建设，可参见 Yip Ka-Che, *Health and National Reconstruction in Nationalist China：The Development of Modern Health Services*, *1928 - 1937*（Ann Arbor：Association for Asian Studies，University of Michigan，1995）.

也好,公共卫生制度的建立也罢,①史家书写的都是一种硬的制度史或具有医学技术视角的"内史",②再不就是用文化史的角度来探讨"卫生""清洁"观念之成形与范畴等等,③但从国家领导人、活的

---

① Angela Ki Che Leung and Charlotte Furth(eds.), *Health and Hygiene in Modern Chinese East Asia: Policies and Publics in the Long Twentieth Century* (Durham: Duke University Press, 2011).

② 近代卫生史研究,多与制度之建立有关,若是专著,则多少会有中西医"内史"的理论,近年来出现相当多,例如 Ruth Rogaski, *Hygienic modernity: meanings of health and disease in treaty-port China* (Berkeley and London: University of California Press, 2004). 与前著类似,同样关注近代身体与疾病、国家权力介入卫生,改变身体观的研究也很多,比较具代表性的是:David Arnold, *Colonizing the Body: State Medicine and Epidemic Disease in Nineteenth-Century India* (Berkeley: University of California Press, 1993). 台湾学者也编辑过,如祝平一:《健康与社会:华人卫生新史》,台北:联经出版事业公司 2013 年版。其他还有刘荣伦、顾玉潜的《中国卫生行政史略》(广州:广东科技出版社 2007 年版),张大庆的《中国近代疾病社会史》(济南:山东教育出版社 2006 年版),邓铁涛的《中国防疫史》(南宁:广西科学技术出版社 2006 年版),王书城的《中国卫生事业发展》(北京:中医古籍出版社 2006 年版)等等。地方卫生制度建构之历史著作,更是汗牛充栋,此处不一一列举,大抵从制度建构、疾病防治等主题为出发点。

③ "卫生"的观念在近代中国之影响的各方历史研究,可参见雷祥麟《卫生为何不是保卫生命:民国时期另类的卫生、自我和疾病》,《台湾社会研究季刊》2004 年第 54 期,第 17—59 页;李尚仁《健康的道德经济——德贞论中国人的生活习惯和卫生》,《"中央研究院"历史语言研究所集刊》2005 年第 76 本第 3 份,第 467—509 页;胡成《"不卫生"的华人形象:中外间的不同讲述——以上海公共卫生为中心的观察(1860—1911)》,《"中央研究院"近代史研究所集刊》2007 年第 56 期,第 1—44 页;张仲民《出版与文化政治:晚清的"卫生"书籍研究》,上海:上海书店出版社 2009 年版。在日常生活的"清洁"问题上,可参见余新忠《防疫·卫生行政·身体控制——晚清清洁观念与行为的演变》,黄兴涛主编:《新史学》第三卷"文化史研究的再出发",北京:中华书局 2009 年版,第 57—99 页;余新忠《卫生何为——中国近世的卫生史研究》,《史学理论研究》2011 年第 3 期,第 132—141 页;刘士永《"清洁"、"卫生"与"健康"——日治时期台湾社会公共卫生观念之转变》,《台湾史研究》2001 年第 8 卷 1 期,第 41—88 页。

历史人物的视角来检视民国时期的卫生事务，这样的研究非常少见。① 本章之著，一方面基于蒋对卫生事务关怀的文字甚多，二来透过这样的视角，可以对蒋介石的人物研究和卫生史之研究起到一个新意与贡献。

要谈蒋与公共卫生之联系，必须从蒋的求学经历和职业生涯开始谈起。蒋不是医生，也不是公共卫生学家，他的近代卫生学知识来源，应该都与他年轻时接受日本军事教育时的学习经历有关；后来他又担任黄埔军校的校长，实际所见所闻，当然也增强了他对"卫生"的见解与看法。② 蒋带领军队，视士兵如己出，看到士兵受伤，尤为不忍。故曾自言："视病兵伤兵事比子侄事重要倍之。"③因此，照顾官兵之军医系统的建立与制度之完善，是其卫生言论中颇受重视的一环。④ 1925 年 2 月 19 日，蒋"访问伤兵，以卫生队逃遁，医护无人，饥冻痛苦，见之欲泣。军医不良，经理无方"。⑤ 又于同年 11 月 23 日记载巡视野战病院，"窳败污秽已极""饮食不时，看护

① 以历史人物的思想为主来谈卫生制度的历史研究是有的，不过大部分被选取的都是具医生背景的或公共卫生专家，国家领导人或政治人物的视角，极其少见。例如范燕秋：《新医学在台湾的实践(1899—1906)——从后藤新平〈国家卫生原理〉谈起》，李尚仁主编：《帝国与现代医学》，台北："中央研究院"历史语言研究所，台北：联经出版事业公司 2008 年版，第 19—53 页。

② 可参见皮国立《抗战前蒋介石的日常医疗经验与卫生观》，吕芳上主编：《蒋介石的日常生活》，台北：政大人文中心 2013 年版，第 381—752 页。其早年训练的经历，此处不重复论述。

③《蒋介石日记》，1925 年 8 月 14 日。

④ 有关中华民国军医发展史的细节，可参见司徒惠康总纂，叶永文、刘士永、郭世清撰修《国防医学院"院史正编》，台北：五南出版社 2014 年版；杨善尧《抗战时期的中国军医》，台北："国史馆"2015 年版；杨善尧《蒋中正与抗战前后的军医制度》，《"国史馆"馆刊》2015 年第 46 期，第 169—210 页。相关发展史，本章不重复论，仅以蒋介石个人言论来看待这些发展，显示其个人之因素，或可对既有研究进行补充。

⑤《蒋介石日记》，1925 年 2 月 19 日。

无人",竟然"心恨极时,几欲杀尽军医,不足挽其护劣之罪也。鞭
敲二下,实在不忍也"。[1] 初期带兵所见的军医问题,让蒋感到苦恼
愤恨,故其日后特别重视军医问题。

　　考察蒋的思想,军队之生活与卫生事务,给了他许多对于国家
社会发展及公共卫生事务的想法。在 1929 年,蒋就指出:"无论何
国,其国家组织、社会秩序,不以军法部勒者,绝无发展之望。盖军
队组织深合于科学方法,当此科学昌明之时代,以之施于国家,施
于社会,效可立睹。"[2]此为蒋透过军队的管理,思索、辐射到国家内
政之主要思维;蒋也以"军人是应当作社会的导师"来说明军人之
责不是只有打仗一事而已。[3] 又于 1932 年时,蒋在内政会议中指
出:他在看过黄梨洲的《明夷待访录》后,觉得其学说之宝贵,从中可
以看出许多中国社会的弊病,其中"寄内政于军令"一句话最是宝贵;
他当时就提到"全国总动员",蒋解释说:当前中国一切政令都没有发
挥效用,原因就在没有一个好的方针,"全国总动员"正是这一弊病之
解药,其中心理念就是军令与内政合一。蒋认为,世界各国强大的国
家,没有一个不是"寄内政于军令"的,包括厉害的共产党在内,也是
将所有土地、粮食、文化等措施统统军事化;飞机大炮等"硬件"再怎
么发展,30 年后都赢不了外国。反而是在这 30 年内,如果能将国内
民团、保甲、警察等训练成熟,那么国力反而能强大起来。[4] 这里面

---

① 《蒋介石日记》,1925 年 11 月 23 日。

② 吴淑凤编:《蒋中正"总统"档案:事略稿本》(6),1929 年 7 月 4 日,台北:"国史馆"2003
　　年版,第 140 页。

③ 高素兰编:《蒋中正"总统"档案:事略稿本》(27),1934 年 9 月 17 日,台北:"国史馆"
　　2007 年版,第 571 页。

④ 王正华编:《蒋中正"总统"档案:事略稿本》(17),1932 年 12 月 14 日,台北:"国史馆"
　　2005 年版,第 590—593 页。

其实已蕴含了蒋对公共卫生的两大方向规划：一个是军事化管理，包括著名的"新生活运动"，其实就是"军事化运动"，也就是把军队的日常教育推展到民众身上。① 另一个我们要注意的就是教导与监督的问题，下文还会解说。

军队与卫生的问题，蒋谈得很多，有时重复性也高，仅举几例具代表性的谈话来作为说明。1933 年时，蒋对军官训练团训话，告以《革命军人首当崇尚气节》时说："关于日常生活食衣住行的要件，一个就是整齐、一个就是清洁。……要知道军队应当作社会上一般人民的模范，无论什么事物都要整齐清洁才好，现在一般军人随地吐痰，甚至大小便也没有一定的地方，这就表示我们军人没有知识，不知道爱清洁、讲卫生，还有身上穿的衣服，房里摆的东西，以及其他无论什么地方，可以说都是乱七八糟，全谈不上整齐。"军事化既为蒋卫生改革之核心，那么这个核心的人就是军人，蒋认为中国军队要摆脱过往野蛮、"乌合之众"的耻辱印象，第一个要做到的就是整齐清洁。② 他有时也会注意一些小细节，例如他在日记曾写下："军队卧具与草褥之番（翻）晒。"③此种例行之小事，他也会写在日记中。

而军队的领导人、长官，要负起教导和考核之责任。蒋认为军队的长官和士兵，就好像国家社会的领导人和人民一样，蒋说："欲使整个的生命臻于健全，当然非先使构成生命的每个细胞健全不可。"④

---

① 蒋对此解释过，他说："军事化三个字在现在中国人心目中没有听惯，若是用军事化三个字标榜起来，一般民众便不免引起惊疑的心理，因此讳而名之为新生活运动。"引自高素兰编：《蒋中正"总统"档案：事略稿本》(27)，1934 年 9 月 17 日，第 571—572 页。

② 高素兰编：《蒋中正"总统"档案：事略稿本》(22)，1933 年 8 月 15 日，台北："国史馆" 2005 年版，第 23—24 页。

③《蒋介石日记》，1942 年 10 月 27 日，第 149 页。

④ 高素兰编：《蒋中正"总统"档案：事略稿本》(27)，1934 年 9 月 17 日，第 565 页。

故军队之长官,往往要负责教导与考核卫生之责,这形成了蒋日后卫生考核之想法。蒋曾说:

> 我们要看官长是不是如父兄对子弟一样的去教养士兵,只要看他士兵体格是否强壮便知道了。所以做团长的,以至作营连排长的,每天不仅要巡视营房仓库,更要到厨房、厕所去检查,注意清洁卫生,不要让士兵吃肮脏的东西,或喝冷水,以及各种不卫生食物,发生毛病,也不要只把伙食钱发给了士兵,就算了事。总要去查他饮食的东西好不好,买来的东西,值得值不得,有没有滋养料,如果这样教育下去,注意卫生,士兵身体就会好起来,身体一好,自然能耐劳耐苦,不会生病了。要知道那一连有病兵,就是那一连官长最倒霉的事,不论战时或者平时,我们从病兵的多少,便可以判断官长的好坏,同时官长有没有能力,也可以从此看出来。嗣后看那一团、那一连的成绩,当以病兵的多少作为考绩赏罚的标准,这点大家要特别注意。①

在蒋的言论中,要求长官负责教导与施以关爱对待子弟兵的言论,可说是非常显著。蒋认为部队长官要照顾士兵的饮食、卫生起居,要视士兵如亲,好像家人一样。如此士兵感恩戴德、身体健康,战斗力当然大增,蒋认为这比什么规章、命令都来得更重要,②

---

① 王正华编:《蒋中正"总统"档案:事略稿本》(17),1932 年 11 月 28 日,第 422—423 页。

② 蒋言:"对于一般士兵,必须如同对待自己的子弟一样,不要使他发生疾病,……暖天晴的时候,督令他洗晒被服,平日令他注意清洁,无论饮食起居,总要使他合于卫生,疾病自可减少了,这都是我们带兵官最要紧的学问,比普通那些典范令还重要,并且经理和卫生能够注意到,士兵的痛苦减少了,精神上的快乐也增加了,那些逃兵亦当然可以减少了。"引自高明芳编:《蒋中正"总统"档案:事略稿本》(18),1933 年 2 月 14 日,台北:"国史馆"2005 年版,第 360 页。

一旦军队不卫生、不整齐,必定会战败。① 可是我们也发现,在蒋的各种言论中,他所见之军队长官似乎对官兵都不太重视。蒋有一次巡视医院,见到一位大喊大叫的士兵没人管,而且影响到其他病人。蒋谈道:

> 在外国医院里面,凡是重病的人,一定一个人单独住一间房子的,必不使因一个的叫喊,影响旁的病人的安宁。因为他们外国般军医都有常识,一切的事情,都办得很妥善,所以不必要官长再去费心照料。我们中国医院就不然了,普通一般军医,大都缺乏常识,尤其是没有责任心和博爱心。对于病人简直是只求敷衍过去,不管他死活。甚至有时候病兵病得厉害,束手无策,或是以为难看,十分讨厌,便希望他赶快死去。如有痛楚不堪,嚎啕大叫,也不去好好理会他,一直听他叫到死了为止。②

所以蒋认为,长官必须随时亲自视察监督医院。蒋重视考察部下,也希望长官能想方设法来考察下属。可以说蒋多着眼在"个人"的行为表现和举止;要求官长,也是往"个人"的观察力和评鉴能力来着眼。③ 而从军队管理衍生出的思想,几乎囊括了所有包括卫生在内的、与蒋施政有关的核心精神。④

---

① 高素兰编:《蒋中正"总统"档案:事略稿本》(10),1931年4月1日,台北:"国史馆"2004年版,第367页。
② 高素兰编:《蒋中正"总统"档案:事略稿本》(27),1934年9月17日,第576—579页。
③ 高明芳编:《蒋中正"总统"档案:事略稿本》(18),1933年2月2日,第275页。
④ 1939年6月17日蒋在日记中记载"本星期预定工作"课目:"军事管理之要领:规律、秩序、纪律、劳动、合(作)群、管理(人地事物)、指挥、监督、统制、奖勉、创造、自治、自强、检查、预备、体育、卫生、新生活考察竞赛、奋发、静秘、严肃。"这些几乎都可以在蒋的施政与公共卫生注意事项中找到线索。引自《蒋介石日记》,1939年6月17日,第82页。

　　蒋介石还非常重视士兵的体格检查,他认为体格不好的人非常容易成为逃兵。他举南京宪兵团检查体格的结果,大概只有四分之一的人是合格的,他认为这是"中华民族的最大危险,军队尚且如此,人民自更不堪问了"①。此外,蒋认为当时军队内应当改革的,还有随地便溺和随地倒垃圾的问题,这都与蒋看待环境卫生有关,他说:"如果在野外演习或休息宿营或行军所经过的地方随地便溺,不但弄得地方污臭不堪,于自己的军誉与卫生大有妨碍。若是有敌探来到这些地方观察,就可以断定这种军队一定是很腐败很野蛮的军队,他就是从前不敢轻侮你的,以后也会要来侮你了。现在中国军队没有注意到这一点,在一个地方宿营一两天之后,便遍地粪污,臭气熏天。使别人简直不能通过或再驻在那个地方。这种军队不必说打仗,就是在平时看来,也就根本不成其为军队。"蒋认为卫生好与军容严整有正相关性。② 蒋也曾举整顿军队为例,说明各种小地方的重要性,特别是厕所、厨房的检查,必须特别注意;而这些小地方的检查,蒋希望军队长官能指挥军医去检查。而整顿军队,除了场所,人员也很重要,蒋认为要从看护兵、伙夫、勤务兵、马夫等人员进行整顿。③ 而交通、运输、经理、军医等这些项目也相当重要,因为蒋认为那关乎整个军队的胜败,④而跟卫生有关的军医、看护兵等,是蒋认为军风和军誉不太好的兵种,蒋认为这些人最可能是军队的腐败分子,要加以严格训练和考核。⑤ 基本

---

① 王正华编:《蒋中正"总统"档案:事略稿本》(17),1932年11月28日,第419—421页。
② 高素兰编:《蒋中正"总统"档案:事略稿本》(27),1934年9月17日,第567—579页。
③ 吴淑凤编:《蒋中正"总统"档案:事略稿本》(14),1932年5月9日,台北:"国史馆"2006年版,第265—267页。
④ 高明芳编:《蒋中正"总统"档案:事略稿本》(18),1933年2月2日,第275页。
⑤ 高明芳编:《蒋中正"总统"档案:事略稿本》(18),1933年1月23日,第160—162页。

来说，军队统御、经理与卫生，始终是蒋所认为最基本的军队管理要目，贯穿他整个思想。①

每到战争时期，蒋关怀军医的言论就会增加。在抗日战争前，蒋就曾询问刘瑞恒关于军医制度的想法，并复电给刘，希望他提出具体可行的各地医院及伤病兵之处置与残废兵之教养方案。②"一·二八"事变后，蒋更积极筹划抗日事宜，在《抗日作战军后方军运总处组织大纲》内，提出要设置抗日作战军后方军运总处，以办理作战军运输补充给养械弹卫生事宜，总处与各分处都设有若干卫生人员。可见卫生一事在蒋观念中，于战事发生时占了重要地位。③ 另外，因应战争即将爆发，蒋也规划了各级军医院，粗分为三级：

> 甲、野战医院：每院可收容五百员为限，于京沪沿路丹徒、丹阳各设两个，常州、吴锡、苏州等处各设三个，记共收容六千五百人；沪杭沿路，嘉善、嘉兴、桐乡等处各设三个，计共收容四千五百人。乙、预备医院，每院可收容一千人为限，京杭汽车路，句容、溧阳、金坛、宜兴、长兴、吴兴、德清等处各设一个，南京、杭州各设两个，计共收容一万一千人以上，共计可收容伤病二万二千人。此外，尚有军政部后方病院、重伤病院、各地慈善医院、红十字会医院及民营医院等，均可随时随地计可收容三万人以上。

---

① 《蒋介石日记》，1939 年 7 月 12 日，第 94 页。
② 周美华编：《蒋中正"总统"档案：事略稿本》(28)，1934 年 11 月 24 日，台北："国史馆"2007 年版，第 194、487 页。
③ 周美华编：《蒋中正"总统"档案：事略稿本》(13)，1932 年 3 月 13 日，台北："国史馆"2004 年版，第 415—416 页。

另设有"卫生运船",应为载送伤兵、医疗器材所设,可见蒋已先预设战争爆发时可能导致之伤亡,必先预作规划。① 大体在全面抗战爆发前,蒋在日记中的记载显示了他对军医的关切,至少还有:1937 年 2 月 22 日,日记中"预定"条中有记载"心理卫生""整顿军医司";②5 月 8 日"注意"条内有"清洁与卫生";③6 月的"本月大事预定表"有"军医署之检查"一条,随即当月 1 日"预定"就有"军医署整顿与张建任副署长";④26 日则在"预定"条中写"整理军医计划"⑤;30 日则在"注意"事项下写到"军医专设牙科"。⑥ 这些记载在战争后更多。战争前的整顿,显示蒋已预先作准备,只是尚未达于完善,以下再分一节略述之。

## 二、战争全面爆发后的军医事项

抗日战争全面爆发后,可以说蒋更重视军医的发展与改革。1937 年 8 月 24 日,蒋在日记"预定"条中写:"军医司后方医院与救护收容队不足。"⑦9 月 27 日"预定"条中写:"置轻伤兵办法,如无军医证明书,轻伤自退入院者,作逃兵处治。"⑧大体在战争时期,常见蒋整顿军医制度,逃兵问题也总是令他苦恼。11 月日记"反省

---

① 周美华编:《蒋中正"总统"档案:事略稿本》(13),1932 年 3 月 13 日,第 423—424 页。
②《蒋介石日记》,1937 年 2 月 22 日,第 23 页。
③《蒋介石日记》,1937 年 5 月 8 日,第 53 页。
④《蒋介石日记》,1937 年 6 月 1 日,第 64 页。
⑤《蒋介石日记》,1937 年 6 月 26 日,第 73 页。
⑥《蒋介石日记》,1937 年 6 月 30 日,第 75 页。
⑦《蒋介石日记》,1937 年 8 月 24 日,第 99 页。
⑧《蒋介石日记》,1937 年 9 月 27 日,第 114 页。

录"载："败仗时之伤兵无法运回与医药不足之痛苦。"①可见战时逃兵问题愈发严重，医药供给也常不足。1938年后，蒋更积极地思考整顿军医与卫生，7月14日预定"通令注意逃兵与卫生"。② 隔日又写下预定："严整军纪""整顿各医院"。③ 8月16日预定"召集军医主管会议"。④ 9月28日预定"整顿军医"。⑤ 另有相当多整顿医院的条目，例如10月8日记载预定"告诫军医"。⑥ 10月9日预定"各军医院院长不得离院，必须住院"。⑦ 注意条写："伤兵医院之视察。"⑧10月24日则预定"一、确定伤病兵医院，勿使流落被害，必须将此布置完妥，付托有人，方得离汉。二、发医院与卫戍部经费"。⑨ 1939年则有："派员视察医院，慰劳伤兵。"⑩甚至蒋还规划举办军队卫生竞赛，其中有伤兵缺额率减少竞赛，皆可见蒋想尽办法要减少伤兵和逃兵，稳固军队战斗力。⑪ 1938年2月，蒋在武汉出席军医会议闭幕式时还指出，希望在军医、卫生人员外，或可以设法从社会方面得到各种帮助，例如与医院附近的慈善机关或教会人士取得联络，可使病兵得到更大的安慰。⑫ 这些努力，应该是

①《蒋介石日记》，1937年11月30日，第137页。

②《蒋介石日记》，1938年7月14日，第95页。

③《蒋介石日记》，1938年7月15日，第62页。

④《蒋介石日记》，1938年8月16日，第72页。

⑤《蒋介石日记》，1938年9月28日，第86页。

⑥《蒋介石日记》，1938年10月8日，第90页。

⑦《蒋介石日记》，1938年10月9日，第91页。

⑧《蒋介石日记》，1938年10月9日，第91页。

⑨《蒋介石日记》，1938年10月24日，第95页。

⑩《蒋介石日记》，1939年1月3日，第6页。

⑪《蒋介石日记》，1941年10月16日，第146页。

⑫《战时军医应有之修养和努力》，《"总统"蒋公思想言论总集》卷15，台北：中国国民党中央委员会党史委员会1984年版，第103页。

延续之前蒋的主观认识：逃兵、病兵问题大部分是因为长官没有管理好，在军医院系统中就是军医们，而且蒋还会亲自视察医院和伤兵，并希望借助各种社会力量来帮助；如果军医做得好，蒋也会加以奖励。[①] 比较特别的是，蒋在日记中似乎很少指名道姓骂军医。1942 年，蒋巡视医院后气急败坏，在日记中写下："视察空军病院，见病者无被服，痛恨之至，周至柔等仍无心肝，无智能之极者，国家为空军消费最大经费，而彼等浪费无度，乃至病者无被，能不痛恨。我空军诚为周、毛二人所害，国家亦因之无望，思之不禁悲哀。"[②]由此看来，蒋似乎认为卫生工作做得不好并非军医本身的问题，而在于管理他们的上位长官没有细心处理、认真查核。又，关于病兵的治理，因在战争时期，所以蒋曾要求各个单位必须收容病兵。1944 年蒋记下："贵州各县党部应负责收容、医治沿途之病兵与埋葬。"[③]后来也曾在"预定"条写下："各师管区设立医院，收容过境新病兵"，[④]各级医院"后方部队必先设医务所"。[⑤] 大概可以见出蒋嘱咐很多机关负责卫生，但事权常不统一，但这是战争时期不得已会出现的，也显示出蒋对病兵管理与医治的担忧。

关于伤、病兵问题，1944 年蒋还曾在"第四次南岳军事会议"中对常德会战进行检讨，他讲道："尤其德山方面，此次遗弃伤兵二百余人，后来都遭敌人杀害，此其责任究竟何在？亦要查明究办。还有军政部卫生第十三大队，此次转运伤兵，沿途遗弃甚多，已经抢

①《蒋介石日记》，1939 年 3 月 25 日，第 42 页。

②《蒋介石日记》，1942 年 10 月 5 日，第 168—169 页。

③《蒋介石日记》，1944 年 1 月 23 日，第 14 页。

④《蒋介石日记》，1944 年 8 月 21 日，第 118 页。

⑤《蒋介石日记》，1944 年 10 月 30 日，第 154 页。

救下来的伤兵,亦往往两三天不替他们换药,不能尽到自己的职责。"①战争后期,蒋又有两次巡视,充分显示他对军队卫生机关对待病兵方式的严重关切。1944年11月,蒋写下:

> 今晨朝课毕,九时率领何敬之及兵役署长等,亲到当地视察其病兵,与被毒刑新兵之病痛,惨无人道之状,一如人间地狱。睹此惨状,不禁痛愤难忍,乃将兵役署长及最劣之排长,用杖当头痛击,并将其禁闭于原病房之中,使之一尝风味,以为此残忍无良者戒也。经此恼怒伤神必大事后,手股作痛,乃知杖击太力,又觉自悔,不应以手打人也。②

经此刺激,11月蒋立刻预定计划:"巡阅部队与病院程序计划。"③要展开密集的巡视访查。来年6月30日,蒋又写道:

> 再登程至青龙山地方,见有一形似乞丐睡于道傍,下车垂询,乃为一被淘汰之病兵,在此被车压伤其脚,无人收拾者,已有五天。见之悲痛已极,军官良心绝无,社会道德沦亡至此,国其能救乎。乃命卫兵抬扛至民家暂养,并令医官带至汉中医治,后前进途中,黯然消魂,郁抑不堪,以此皆余之不德所致也,非澈底痛革此弊不可。④

后来蒋自己写道,这样发现伤病兵,是他视察的最大收获之一。⑤ 由此可以理解,透过一次又一次的巡视,眼前的景象只会加深蒋对军队医疗制度、人性管理的较为负面的认识,所以他不断提

---

① 《第四次南岳军事会议训词(二)》,《"总统"蒋公思想言论总集》卷20,第346页。

② 《蒋介石日记》,1944年8月30日,第122页。

③ 《蒋介石日记》,1944年11月1日,第157页。

④ 《蒋介石日记》,1945年6月30日,第95页。

⑤ 《蒋介石日记》,1945年7月3日,第99页。

到的改革策略，也都跟这些方面有关。

至于卫生器材与资源方面。1938 年 1 月 20 日蒋在日记"预定"条中写"查报卫生材料与武器数量""后方勤务，卫生担架，输送杂役"。① 29 日，"预定"条又记下："召集后方勤务、通信、运输、卫生、经理会议。"②大体与战前的关切一致。战争开始后，蒋更注重卫生材料分配和后勤的问题，也会关心伤兵伙食不够或兵站、医院被服欠缺之弊病。③ 1942 年蒋写道："注重士兵伙食与营养病兵。"④采购食品、药品，都与经费有关，往往让蒋想到军队的各种弊端，故 1940 年，他曾在日记中写下："一、密查各药房药品来源。二、彻查本年军医署与卫生署药品收支确数，并令各师查报药品收发数量及月日。"⑤隔月又记载："四、各单只发药材，不发药资。五、各地药房出售之药材由军医偷售之查报。"⑥同年，日记写下："调查伤兵病院之待遇，尚未换发夏衣与二粥一饭之实情。"⑦蒋特别注重医院和伤兵处理之弊病，他一直苦恼军医院管理者也会上下其手，甚至用伤兵医院之"恼事"来形容，⑧可见蒋不太信任军医与卫生系统，努力思索防弊的问题，又尽量以物代金，减少贪污。在饮食方面，蒋在 1938 年 12 月谈到士兵给养问题，他说饮食需要节制，不用餐餐吃米，也不用吃太饱，他以定量、节食与掺食杂粮的习惯须普遍养成，这样粮食需求量可减少，行军也更简便，而且吃

---

① 《蒋介石日记》，1938 年 1 月 20 日，第 7 页。

② 《蒋介石日记》，1938 年 1 月 29 日，第 9 页。

③ 《蒋介石日记》，1940 年 7 月 27 日，第 102 页。

④ 《蒋介石日记》，1942 年 9 月 26 日，第 132 页。

⑤ 《蒋介石日记》，1940 年 11 月 13 日，第 157 页。

⑥ 《蒋介石日记》，1940 年 12 月 28 日，第 178 页。

⑦ 《蒋介石日记》，1940 年 5 月 13 日，第 66 页。

⑧ 《蒋介石日记》，1941 年 8 月 18 日，第 116 页。

饭快速，可节省时间，对于增进官兵健康，提高军队素质都是正向的。① 但日记也曾记载："伤兵医院发给豆粉与营养费。"②这可能是额外的发放，着眼的是伤、病兵的营养补充问题。

直至 1944 年，蒋演讲时还指出，他认为军医署对于器材、酒精和药物的浪费太多，都不肯好好核实，他要求军政部加以检讨。③其他有关卫生检讨事项，包括："……六、对作战部队以及后方守备部队之伤病兵之处置：向前线运送粮弹之回车，常空车而归，此时必须令其接运伤病官兵。伤势危急之军官，尤应有专车急送后方医治，免作无谓牺牲，以壮健康者之士气。最好伤者之归程，与增援部队之前进路线，能各取一道，一则可免于中途阻塞，二则可免前进部队见之，士气因而减低。……七、前方非但药品缺乏，而且裹伤用的棉花与纱布亦不充足。……十七、运至后方之伤兵，常有数天尚不与换药者，因此中毒或流血过多而死亡者，占死亡率之大部。而沿途死亡者，又多不予掩埋。"还有粮食运补也存在问题，影响官兵的身体健康。④ 又，1944 年时，蒋出席黄山整军会议并作讲，他认为增加医药费、公费等，不如先解决吃空头、贪污的问题，很多物资，包括医疗物资等实质有需要的东西发不到前线士兵的手中。⑤ 所以蒋在第三案"确立补给制度"中指出，"以后勤部为中央统一补给机构，而将军政部原有之补给机关如交通司、军医署与

① 《驻川部队长官目前之急务（下）》，《"总统"蒋公思想言论总集》卷 17，第 576 页。

② 《蒋介石日记》，1943 年 1 月 12 日，第 12 页。

③ 《对黄山整军会议审查修正各案之训示》，《"总统"蒋公思想言论总集》卷 20，第 476—477 页。

④ 《对黄山整军会议审查修正各案之训示》，《"总统"蒋公思想言论总集》卷 20，第 480—482 页。

⑤ 《对于整军各案之训示》，《"总统"蒋公思想言论总集》卷 20，第 460 页。

粮秣司三部分归并后勤部",免去机构重复,事权不统一的问题;蒋也认为不用设立"战区卫生材料采购委员会",以免叠床架屋,又多耗经费,直接由各战区之军医处负责即可,可见蒋不断在思索制度的合理性并防弊;①他甚至指出,很多负责军需的人员偷粮私卖后,赚了钱去嫖妓,显示贪污与不卫生的关系,并言"连中士兵之得花柳病者,多半是领粮时传染的"②。

## 三、公共卫生的基础:教养个人,改变国民性

军医和病兵问题显示的不过是国家卫生制度缺陷之一角,蒋还有更多言论,关注的是国民卫生习惯与健康身体之塑造。③ 蒋在与宋美龄结婚之前,曾对这段婚姻与未来革命事业构筑了一份期许,他说:"余平时研究人生哲学与社会问题……为革命者,若不注意于社会之改革,必非真正之革命,其革命必不能彻底。"④所谓的社会改革,面向很多,但公共卫生与民众健康,绝对是非常重要的一环,蒋后来在《中国国民党第二届中央执行委员会第四次全体会议宣言》中还有:"固在唤醒民众,而尤在建设国民生活之秩序。"⑤

①《对于整军案之训示》,《"总统"蒋公思想言论总集》卷20,第461—462页。

②《对黄山整军会议审查修正各案之训示》,《"总统"蒋公思想言论总集》卷20,第479—480页。

③ 蒋对军事化身体的要求,以及近代中国整个身体的治理及控制之合理性与解释,可参考黄金麟的数本著作,有非常精辟的分析。参见黄金麟《历史、身体、国家:近代中国的身体形成,1895—1937》,台北:联经出版事业公司2001年版;黄金麟《战争、身体、现代性:近代台湾的军事治理与身体,1895—2005》,台北:联经出版事业公司2009年版。

④ 周美华编:《蒋中正"总统"档案:事略稿本》(2),1927年11月30日,台北:"国史馆"2003年版,第156页。

⑤ 周美华编:《蒋中正"总统"档案:事略稿本》(2),1928年2月7日,第379页。

大体也在规范之建构与人心教育两方面着手,但它们与卫生的关系为何呢? 我认为可以先从蒋常常说的教、养、卫三字来解释,其中的"卫",就有卫生(清洁)的意思,而教与养两者,其实也与卫生有关,因为具现代性的公共卫生概念与行为,是需要被教导(育)和养育(照护)的,它贯通了蒋对国家卫生观念的方方面面。①

　　蒋于 1931 年《中国国民党第二届中央执行委员会第四次全体会议宣言》的"关于教育的建设者"内谈道:"以目前中国之情形论,文化落后、经济落后,国民之身体精神无不衰弱。"所以,只好将未来之希望放在青年身上,故要保护青年、教育青年,使其身体和心理健全,尽量不要受到政治运动与社会运动的干扰。② 而教育的意义,蒋认为无论是学校、军队或各种训练班的教育,都要和家庭教育一样,要能够寓教于育,不要只重视学科或书本上的知识。他感到中国人的学校(包括军校),太重视讲学授课,却缺乏日常生活食衣住行合宜之训练,所以导致各处凌乱污秽,人民毫无纪律。③ 在学习中,蒋认为:"其中最重要的一件事就是卫生。"食衣住行的日常生活,都要整齐清洁,有规矩、有秩序,要合乎卫生,能够使受训的人增进健康、预防疾病。蒋举考察军队教育为例,谈道:"凡是那一个部队病兵多的,就是那一个部队官长的教育不行,我们考察学校教育,如果那一个学校学生疾病多的,就是那一个学校的教育不良,推而至于社会教育,也是一样,如果那一个地方民众疾病死亡率多的,就是那一个地方政治腐败,政府的官吏没有尽到职责。"④

---

① 《党政人员自修研究与工作要项》,《"总统"蒋公思想言论总集》卷 16,第 159 页。
② 周美华编:《蒋中正"总统"档案:事略稿本》(12),台北:"国史馆"2004 年版,1931 年 11 月 17 日,第 337—338 页。
③ 吴淑凤编:《蒋中正"总统"档案:事略稿本》(6),1929 年 7 月 8 日,第 177—178 页。
④ 《训练的目的与训练实施纲要》,《"总统"蒋公思想言论总集》卷 16,第 217 页。

大概可以显示蒋之教育、卫生观念之间的关联性,而且减少病人的概念,明显是从管理军队病兵之经验而来的。抗日战争后,蒋更"召集重庆各大学校长与训育员党团负责人训话(卫生),实行新生活"[1]。可见他认为从教育这一端来改良卫生,是实际可行的办法。连蒋最后在中国大陆办的革命实践学院,实际课程中"卫生"也是重要课目,可见其贯穿了蒋的整个教育理念。[2]

1932 年,蒋在长沙演讲时,特别提到日本教育给他的启示:"在未教一切科学以前,先教他读一本《国民读本》,教训学生做人的道理,先教他们明白自己对国家社会的责任和义务,与他们自己做国民的地位。东方固有的文化最注重的地方,还在教他们穿衣服怎样穿、吃饭怎么吃、住房子怎么住、走路怎么走、扫地怎么扫,这就是说我们东方教育最紧要的精神。"而这份精神,即中国古训"洒扫、应对、进退",[3]即食衣住行的生活,其实也就是基本的政治生活;[4]而这些训练,其实就是"修身"。[5] 蒋认为这些项目日本教育都做到了,反而中国人的学校教育却完全不注重。在蒋的观念中,穿衣戴帽虽事小,却是国家民族复兴的起点,[6]由此已可看出新生活运动的雏形,而他认为在中国应该进行的教育,不单只是来自西方的卫生教育或日本的国民教育,还可以说是古典礼仪的一种复

---

[1]《蒋介石日记》,1942 年 10 月 20 日,第 146 页。

[2]《蒋介石日记》,1949 年 8 月 2 日。

[3] 另外一解释是:"古人教育最要紧的根本就是注重饮食、起居、洒扫、应对八个字",它们就是"政治的基础"。引自高素兰编:《蒋中正"总统"档案:事略稿本》(10),1931 年 2 月 9 日,第 40 页。

[4] 高素兰编:《蒋中正"总统"档案:事略稿本》(10),1931 年 2 月 9 日,第 33—35 页。

[5] "修身"的另一种意思是锻炼体格、训练耐力与精神。引自高明芳编:《蒋中正"总统"档案:事略稿本》(18),1933 年 1 月 16 日,第 90 与 92—94 页。

[6] 王正华编:《蒋中正"总统"档案:事略稿本》(17),1932 年 10 月 31 日,第 268—270 页。

兴,他曾指出:"人家外国人不当作我们中国人是一个人,我们自己要反省",蒋解释说:"如我刚才进饭厅的时候,门口就有痰和鼻涕",美国或意大利的顾问一定认为我们民族很野蛮,没有受教育,故举止合宜和卫生习惯是需要被教导的。[①] 而这些要"学习"的东西并不是在医学或生理学的教科书中,而是从日常生活的食衣住行来实践。[②]

雷祥麟指出,像是孙中山受过正式的西医训练,"三民主义"中却不曾提出国家卫生建设的理想,这和日本在台总督后藤新平以医学治台的殖民策略恰成强烈的对比。[③] 孙一再提及中国人不卫生的种种生活习惯,如随地吐痰、放屁、公然打嗝、不刷牙、留指甲,这些恶习使西方人以为中国人无法自治其身体,正说明了他们无法自治其国家,也常是东方主义下"中国人性格"的代表。[④] 很显然,这些在孙中山手上没有完成的现代化改革,到蒋手上变得可能,而且早在新生活运动以前,蒋已有不少相关的想法。蒋认为中国人既有不卫生、没规矩、不守秩序等毛病,就应该要承认并改进;蒋归咎这些国民性缺点是"中国几千年来的教育统统是不讲求态度和行动的,因为周代周公的仪礼的教化,从战国到秦朝以后就没

---

① 周美华编:《蒋中正"总统"档案:事略稿本》(24),1934 年 2 月 2 日,台北:"国史馆"2005 年版,第 241 页。

② 高素兰编:《蒋中正"总统"档案:事略稿本》(10),1931 年 2 月 9 日,第37—38 页。

③ 范燕秋:《新医学在台湾的实践——从后藤新平〈国家卫生原理〉谈起》,《新史学》1998年第 9 卷第 3 期;另外许宏彬的硕士论文指出:后藤新平将台湾的鸦片问题转化为医学问题来处理,参考许宏彬《台湾的鸦片想像》,清华大学历史所硕士论文,2002 年。其实,关于鸦片、毒品和烟品的问题,蒋也是非常注意的,甚至与南京国民政府时期的各地禁烟运动有所关系,详下文。

④ 雷祥麟:《卫生为何不是保卫生命:民国时期另类的卫生、自我和疾病》,《台湾社会研究季刊》2004 年第 54 期,第 41 页。

有人讲究"。① 可见蒋有非常传统的一面,他认为古代的"礼"就是
于日常生活中的实践;在蒋的观念中,"卫生"不是什么了不起的知
识或哲学,就是一种个人的实践;②至于蒋申论治国的基础在于"齐
家",蒋认为它就是指"整齐",是一种卫生,也是规范,更是基于中
国经典的复兴。③ 后来基于这些想法而成形的"新生活运动",显然
是中、西、日混合的一种概念,也是蒋之卫生观的基础。④

　　在新生活运动以前,相关的卫生教育资料已经很多,此处仅举
几例来说明。1932 年 11 月 1 日蒋在中央训练团党政训练班讲:

> 吾人欲求教育军事化与合理化,必须特重整洁,讲求卫
> 生,自个人以至团体,一切饮食居处,被服用具乃至于整个校
> 舍房屋,与四周环境,均须注意于此,尤以寝室饭堂厨房厕所
> 四处,最易于藏垢纳污者,更须特别注意,日日检查,经常保持
> 整洁,合乎卫生。以后各学校对此切不可再有忽略。每周至
> 少须检查内务一次,每半月至少应将学生床铺被褥,曝晒一
> 次,衣物用具,毋使潮湿霉烂,微菌毒害,毋使寄生暗长,对于
> 厨房饭厅厕所水沟等地,应规定值日学生与校工,逐日轮流打

---

① 吴淑凤编:《蒋中正"总统"档案:事略稿本》(14),1932 年 4 月 19 日,第 110—111 页。
② 吴淑凤编:《蒋中正"总统"档案:事略稿本》(14),1932 年 4 月 25 日,第 133—134 页。
③ 吴淑凤编:《蒋中正"总统"档案:事略稿本》(14),1932 年 5 月 23 日,第 466—467 页。
④ 1934 年蒋曾说:教育"本来食衣住行这些基本生活,在外国完全是家庭中负责先教好
　的,比方讲吃饭,碗筷应当要如何摆得整齐,吃的时候应当如何坐法、如何吃法,吃完
　之后,如何收拾各种食具并洗涤干净。譬如在日本就是这样,他们愈是有钱的人家,
　愈是有教育的人家愈讲礼法,生活愈有规律。……我们中国从古以来也是一样的,向
　来讲教育,就是'洒扫应对'为先,如'并做不横肱'、'食不语、寝不言'、'起居有恒、饮
　食有节'、'立不中门、行不履阈'、'行不由径'等等,都是基本的生活规律。"可见中、
　西、日三种元素。引自周美华编:《蒋中正"总统"档案:事略稿本》(24),1934 年 2 月 2
　日,第 238—239 页。

扫,厉行整洁,其在学生宿舍尤须督率全室学生,勤于清理,勤于检点,彻底消除臭虫蚤虫,扑灭蚊蝇,使学生于勤苦攻读之余,能获一夜安寝,不致在此营养艰困之际,更受吸吮膏血之惨,亦不使有传染疾病之患。

蒋甚至电令教育部,希望其设法改进各级学校之卫生,更指出"目前教育改进之途,首须注重卫生与体育,先求学生身心之健康",而学校与党政训练班之间,也要互相观摩、参观,甚至互相竞赛,以资砥砺切磋。①

蒋也多次在巡视学校时跟学生说明他的想法,例如"比读书识字更为要紧"的事有很多,例如"要听先生的话,注重孝亲敬爱、整齐勤劳。尤其是要清洁,痰涕勿可乱吐,要吐在痰盂里,衣服鞋袜天天要整洁,学校里的教室道路以及一切公共地方,都要你们学生自己来洒扫得很整洁;不但学校里,你们的家庭里也都要你们做子弟的洒扫得很整洁。你们要把学校里先生教你们的说话,回到家里告诉你们的父母,使你们家里的人也能知道整洁,这比什么都要紧。"②蒋还希望学生能从自己做起,再将整齐清洁的观念推广至家庭、社会上。蒋还说,一个注意整齐清洁的学生,在学校就是一个好学生,在家就是一个孝子,也是国家的好国民。③ 抗日战争开始后,蒋更在日记中写到不少将"卫生"灌注到一般教育的想法。卫生教育乃公共卫生之基础,蒋在 1940 年的日记中记下,预定:"六、公民课本应增卫生保健章:甲、成孕怀胎之原理与产育之要旨。

① 以上引文《对陪都专科以上学校校长教职员之指示》,《"总统"蒋公思想言论总集》卷19,第 358—359 页。
② 高素兰编:《蒋中正"总统"档案:事略稿本》(10),1931 年 4 月 9 日,第 415—416 页。
③ 周美华编:《蒋中正"总统"档案:事略稿本》(28),1934 年 10 月 10 日,第 261 页。

乙、鸦片为害于人生。丙、赌博为害于人生。丁、淫佚与梅毒、淋病媒介之原因，及其为害于民族人生之恶果。"①1942 年则写下预定："部编小学教科书对于卫生、农艺特重"②和"各大学蝇虱、饭厅、厕所、沟渠与卫生训育之关系"③，都是将卫生观与教育相结合之展现。

　　至于以新生活运动为主体而展开的各项运动，研究已多，此处不多谈。④ 但是本章必须指出，其实新生活运动中的许多理念，在1934 年前就不断被蒋提出，即使 1934 年后，新生活运动也配合其他各种运动持续地开展，而旧有的意义，也不断被提出与再解释。胡适有一直白的评论，他说："我们不可太夸张这种新生活的效能。《须知》小册子上的九十六条，不过是一个文明人最低限度的常识生活，这里面并没有什么救国灵方，也不会有什么复兴民族的奇迹。'钮扣要扣好，鞋子要穿好，饭屑不乱抛，碗筷要摆好，喝嚼勿出声，不嫖不赌，不吃鸦片烟，……'做到了这九十六样，也不过是学会了一个最低限度的人样子。我们现在所以要提倡这些人样子，只是因为我们这个民族里还有许多人不够这种人样子。"⑤胡的解释没有错，但他论的只是该运动的原则，然而像是"注意微菌，生

---

① 《蒋介石日记》，1940 年 9 月 3 日，第 122 页。

② 《蒋介石日记》，1942 年 5 月 22 日，第 71 页。

③ 《蒋介石日记》，1942 年 10 月 14 日，第 143 页。

④ 相关的研究很多，此处不一一列举，大体可参考几个学者的讨论：段瑞聪《抗日战争时期的新生活运动》，《近代中国》1999 年 6 月第 131 期，第 57—81 页；黄金麟《丑怪的装扮：新生活运动的策略分析》，《台湾社会研究季刊》1998 年 6 月第 30 期，第 163—203 页；雷祥麟《习惯成四维：新生活运动与肺结核防治中的伦理、家庭与身体》，《"中央研究院"近代史研究所集刊》2011 年 12 月第 74 期，第 133—177 页；温波《重建合法性：南昌市新生活运动研究(1934—1935)》，北京：学苑出版社 2006 年版。

⑤ 胡适：《为新生活运动进一解》，《四十自述》，海口：海南出版社 1997 年版，第 291 页。

冷宜戒""捕鼠灭蝇,通沟清道""种痘防疫"等后来出现的解释,①就拓展了旧有的卫生意义,从实际的指导出发。又,1934 年 10 月,蒋又在陕西讲新生活运动的重要,申述"勤劳"之义,他认为"勤劳才能整齐,能勤劳才能清洁,亦必能勤劳然后能迅速确实"。还说"文王日夕不遑,周公夜以继日,坐以待旦,就是我们祖先所留下来的最好的模范"。古人当国家民族鼎盛之秋,靠的就是勤劳。基本上新生活运动开展以后,蒋常会加以补充,解释新的内容,也会在日记中记下自己将要参加的各年新生活运动的纪念活动。② 这些内容虽基本上大同小异,但还是有一种解释意义上的延伸。③ 比较值得注意的是,新生活运动不能看作单一运动,事实上国民党当局在大陆时期曾开展了各种运动,其内涵很多都可以在新生活运动,乃至蒋更早的言论中找到蛛丝马迹,例如蒋后来于 1939 年推动的"国民精神总动员",就是因应抗战需求,希望透过教育来"化民成俗","要打破教育遗世独立的错误心理,使教育与军事、政治、社会、经济一切事业相贯通"。其实与蒋之前所说的"卫生需要在最简单的地方被教育"是一致的,卫生从来不是单纯的整洁、干净,而是背后承载了远大的国家发展蓝图。④ 后来他在 1941 年说道:"适逢四月一日,依照国民精神总动员实施办法之规定,于本日会议之前,特举行国民月会,宣读国民公约与誓词。现在宣读完毕,本席要将精神总动员纲领的要目及第五章'精神之改造'的要旨,对各

---

① 高素兰编:《蒋中正"总统"档案:事略稿本》(26),1934 年 5 月 15 日,台北:"国史馆"
　2006 年版,第 99—103 页。

②《蒋介石日记》,1936 年 4 月 4 日,"预定"条。

③ 周美华编:《蒋中正"总统"档案:事略稿本》(28),1934 年 10 月 15 日,第 278—284 页。

④《民国二十八年三月四日对第三次全国教育会议讲》,《"总统"蒋公思想言论总集》卷
　16,第 127—130 页。

位略加讲解。……其实国民精神总动员的要求,并非陈义过高,作起来并没有什么困难;但我们总不去作,当然没有结果,这就是我们没有革命力行的精神,因而丧失了革命领导的资格! 不说别的,就是文中所提到的运动、卫生、整齐、清洁、早起等习惯,只要稍微注意一下,就可以作到;但我们反省一下,我们已确实作到了没有?"①可看出大部的内容,都可以在蒋的言论中找到,不仅于新生活运动而已;这些清洁卫生的要求,会随着不同时间、运动模式而展现或再诠释,但基本精神是没有变化的。蒋认为要不断透过各种运动,社会才可以有日新月异的进步,而不至于停顿固塞、迟滞不前。②

## 四、纪律、规范与身体之强壮

身体,或言体格之强壮,也是蒋介石非常重视的一件事。一开始应该也是从军人的体格开始注意起,再扩展至对中国一般人民之看法。举两例来看,1929 年,蒋至陆军大学纪念周演讲《中国之前途与国人应有之觉悟》时谈道:军人体格一衰弱,精神就会不振,外国人就会轻视中国军队,乃至于歧视中国人,蒋认为外在表现(食、衣、住、行的行为)与内在的身体衰弱有极为密切的联系。③ 而正如前几节所论,蒋认为士兵的体格除了要锻炼,最重要的还是部

---

① 《党员对于国民精神总动员之责任》,《"总统"蒋公思想言论总集》卷 18,第 101—102 页。

② 蒋认为:"最多以三个月期间,清洁运动所要求的一些普通事项,都成为习惯以后。以后三个月才可以作进一步的运动,或另作其他的一种运动,这样什么事情才可以逐渐推动步步开展。"引自高素兰编:《蒋中正"总统"档案:事略稿本》(27),1934 年 7 月 30日,第 182 页。

③ 吴淑凤编:《蒋中正"总统"档案:事略稿本》(6),1929 年 7 月 8 日,第 176 页。

队长官的细心呵护，甚至长官必须有良好之品性，才能发挥感化、教育、训练士兵的功能。[1] 并且，长官也要注重自我锻炼和自我卫生，蒋对合作人员训练班训话时说："如果自己体格不讲究，一年到头，一天到晚生病，自己不知道卫生""人家看见你这样半死不活，委靡不振的人，就连你讲的话，也不愿意来听。"[2]依据前一节所论，长官要照顾与监督士兵卫生，这里则谈要讲究自我卫生。同年，蒋提到教育从军青年之道时说：

> 你看外国人的体格多么好，胸部统统挺出来的，几天打仗不吃饭都可以的，所以我们要抵抗外国人的强权，要同帝国主义者打仗，一定要先把自己体格练好，才可以战胜他们。体格不好的人，无往不居于惨败之地，就不能算是人，只有体格不好的人，是顶倒霉的。便是鸟兽也要有一副强壮的体格，才能图生存，体格不好的人，简直见了鸟兽都会害怕，这样比了鸟兽都不如了。所以我们教导到队里来当兵，最要紧的是锻炼体格。[3]

又，1938 年 6 月，蒋出席军官训练团纪念周演讲，谈到革命要成功，一般官兵就必须都有强健的身体。他说：

> 一方面要注重部队的医务和卫生，如消毒防疫，灭绝微菌等，使一般官兵不致生病，已经有疾病的，应设种种方法使重病者能够减轻，轻病者能够复原；一方面还要改良军人生活，

---

[1] 蒋手令通电各师长要注意士兵之训练："注意士兵之体格，劳其筋骨，毋使逸豫，严其起居，毋使疾病，调护其衣食，毋使冻馁。务令士兵人人有强健之体魄，而后军队有颠扑不破之基础。"引自周琇环主编：《蒋中正"总统"档案：事略稿本》(9)，1931 年 1 月 1 日，台北："国史馆"2011 版，第 273—274 页。

[2] 高素兰编：《蒋中正"总统"档案：事略稿本》(22)，1933 年 9 月 20 日，第 525 页。

[3] 吴淑凤编：《蒋中正"总统"档案：事略稿本》(6)，1929 年 7 月 29 日，第 340—341 页。

> 并利用天然——空气,日光,水——提倡运动,积极锻炼我们
> 自己和一般官兵的体格! 要练成铜筋铁骨般的身体,有此强
> 壮的身体,自然精神饱满充实,知识技术,亦容易进步,而且格
> 外有胆量、有勇气,能够奋斗牺牲,无论派到什么地方和什么
> 强敌战斗,一定能够以一当十,以十当百,如此,我们革命军无
> 上的威力,就可以建立起来。①

故强健的体格与卫生的关系十分密切,它与军队战斗能力成正比,故蒋这方面的言论,大多依此为准来发挥。

从军队训练、军人体格的想法拓展至对各阶层民众的教育训练,蒋多次表达各方面的看法。例如在 1928 年《中国国民党第二届中央执行委员会第四次全体会议宣言》中,蒋言:“以目前中国之情形论,文化落后、经济落后、国民之身体精神无不衰弱。”②而医治衰弱的办法,就是施以军事化训练于一般民众,故曰:“要干成伟大的革命事业,首先要锻炼身体,身体不强,虽然一部分由于先天的原因,但实在由于后天的原因为多。只要我们能努力锻炼身体,自然强健。”蒋认为这是“尚武”精神的根本;③又言要以此精神为基准,改良民众生活。譬如“走路我们必须竖起腰干、挺起胸膛、双目平视、头部挺直。敬礼的时候,一定要对受礼的人注目,无论一举一动、一言一行,都要有精神有规律,这才是现代国民的动作,才配做一个现代的人。再如住的地方,无论怎么样破陋,总要随时收拾得整齐清洁,衣食须朴素而合于卫生,一切的生活都要合乎健全的

① 《治军要务和办事要领(上)》,《“总统”蒋公思想言论总集》卷 15,第 318 页。
② 周美华编:《蒋中正“总统”档案:事略稿本》(2),1928 年 2 月 7 日,第 383—384 页。
③ 高明芳编:《蒋中正“总统”档案:事略稿本》(18),1933 年 1 月 23 日,第 173—174 页。

国民的生活"①。蒋于 1933 年又说道:

> 现在一般人身体坏,你们要知道,就是在我们自己不仅不注重锻炼,而且不讲究卫生,没有整齐清洁的习惯。我们一般同志,既负责救国救民的责任,就要特别注重整齐清洁、讲究卫生,使自己的体格好起来,并且以身作则,来教育一般国民注重整齐清洁。我们无论是吃饭、穿衣、住的房子,或走的道路,怎样粗劣,怎么不好都可以,但是必须求取整齐清洁。我们到一个地方,事事物物都要整齐清洁,做一个模范,尤其是与公共卫生有关的一切普通最必要的卫生规律,务必教导一般人民能够严格遵守,即如随地吐痰,就是绝对不可以的最坏的习惯;总之,我们整齐清洁,是我们生活的基本要件,不可须臾忽略;而注重卫生,乃为保持健康的唯一要道。②

总体来说,蒋的公共卫生观是非常广的,他认为所谓强壮与健全的体格,还不仅是"健康"而已,还包括身体之精神、纪律和规范,都要达到一个高标,才是真正的健康,才能教导一般民众。蒋曾在日记中记下:"善医者,不攻其疾,而务养其气。气实则病去,此自然之效也。"③不知是不是这种哲学,蒋的卫生观中很多都是要求训练人的意志与精神,他认为那是一个人健康的基础。所以锻炼体格的同时,大致仪容、纪律、精神这些"外显的"总要一起训练。例如蒋 1933 年致电何应钦指示:"中央军在平各师之官兵,服装鞋袜帽常至不一律,以军官为尤甚,切望严全限期改正,以整风纪,又官兵外出,欠缺军人精神与仪容,甚至有弯腰屈背吐痰流涎者,此应

---

① 高明芳编:《蒋中正"总统"档案:事略稿本》(18),1933 年 1 月 23 日,第 175—176 页。
② 高素兰编:《蒋中正"总统"档案:事略稿本》(22),1933 年 9 月 20 日,第 527—528 页。
③《蒋介石日记》,1942 年 12 月 31 日,第 188 页。

令各部官长严格训练检查,与宪兵严密之干涉,各个士兵应重新注重基本教练,锻炼体格,注重仪容行动,必须头部平直,两目远望,不得垂头下视,尤应注重闭口紧密,勿使齿露气冲为要,宪兵服装鞋袜,尤应一律,仪容须格外庄严。"①蒋认为,体格衰弱可以透过锻炼和端正仪容来改善。1941 年 1 月,蒋在中央训练团党政训练班第十二期毕业时谈道:"外国人身躯的高大,体格的健康,并不是自古以来就是如此,而是近百年来他们国家提倡优生政策,注重体格锻炼的结果。在过去百年之中,他们大概经过了两三代人的努力,才显然有今天这样的功效。"蒋认为,近代中国人受帝国主义压迫,导致民族志气消沉,精神委顿,一般社会对于体育的忽略,以致使民族的体格一天不如一天。故他认为一定要透过体育来锻炼身体和精神,要和环境斗争,身体才会更健康。② 他还发表自己的见解:一个人三十岁前后,能讲究卫生,注重锻炼,即使不好的体格,亦可以好起来。③

　　对军队而言,锻炼体格就是靠军事化训练,对一般民众而言,则是要靠体育。④ 但特别的是,在蒋的观念中,"体育"(运动)不仅

---

① 周美华编:《蒋中正"总统"档案:事略稿本》(23),1933 年 10 月 10 日,台北:"国史馆"
　　2005 年版,第 284—285 页。

② 所谓和环境斗争,是蒋认为在体育之外,可以锻炼身体和意志的方法,他说:"我们现在一
　　般同胞,不仅怕水、怕日光,而且怕空气—风寒,每天关了门藏在屋里,惟恐与自然接触!
　　如此,体格自然要衰弱下去,我们党政军学各界同志以后务要痛革这种畏怯自然的恶习,
　　增加我们与自然斗争的勇气,尤其是怕冷的人更要去与空气斗争,怕热的与日光斗争,怕
　　水的要与水去斗争,要能克服自然,然后才能发挥我们生活的潜力,锻炼出铜筋铁骨的身
　　体。"引自《科学的道理及其精神》,《"总统"蒋公思想言论总集》卷 18,第 12—13 页。

③ 高素兰编:《蒋中正"总统"档案:事略稿本》(22),1933 年 9 月 20 日,第 526 页。

④ 国民政府成立到九一八事变之间,透过体育来保家卫国的概念变得很兴盛,来龙去脉
　　可参见游鉴明《运动场内外:近代华东地区的女子体育(1895—1937)》,台北:"中央研
　　究院"近代史研究所 2009 年版,第 35—43 页。

是锻炼身体,也往往和守规矩、纪律、规范等德行与好的行为有正相关性,已如前述,这是蒋现代身体治理的一大重点。他认为全国各级学校及社会教育,应注重发展国民体育;中等学校及大学专门,则须受军事训练。而发展体育之目的,在"增进民族之体力,尤须以锻炼强健之精神,养成规律之习惯为主要任务"①。蒋曾在1931年于浙江大学演讲《求学先要立定志向》,谈道:"外国人就是他无论士农工商,在他国里都能严格的整齐清洁,都能注重德育体育,不讲空话、不骂别人,都能有条理、守秩序重纪律,所以能立定他们国家的基础,向外发展。"②他还曾抨击放浪、奢侈的生活将造成士兵精神萎靡、身体疾病,这是一种风纪败坏与身体衰弱之因果,③精神(德行、品格、规范、纪律)必须与体格并重,要能为国家所用,延续民族生命与生存。

　　可以从蒋对青年的谈话与期许中窥知一二。蒋在1933年全国运动会开幕时致电勉励,认为中国饱受病夫之讥笑,青年为国家未来的主人,必须锻炼身体,作为"国家转弱为强之前驱"。而青年男女的身体素质是"精神之发育未完全,基本之智识经验未具备,即个人之私生活尚不能离成年者之保佐而独立"④,这在今日可能被视为干涉自由的举措,但在当时却是一种对青年身体管理、锻炼、保护的观念;蒋甚至认为体育应为"德、智两育之基本"⑤,应该要更加强训练。1937年,蒋日记中"预定"条中有记载:"军训应特

① 周美华编:《蒋中正"总统"档案:事略稿本》(12),1931年11月17日,第345页。

② 高素兰编:《蒋中正"总统"档案:事略稿本》(10),1931年4月16日,第440页。

③ 吴淑凤编:《蒋中正"总统"档案:事略稿本》(6),1929年8月24日,第437—438页。

④ 周美华编:《蒋中正"总统"档案:事略稿本》(12),1931年11月17日,第336—337页。

⑤ 周美华编:《蒋中正"总统"档案:事略稿本》(23),1933年10月10日,第283—284页。

别注重卫生与增进体力讲话,并阐明花柳病之传染情状与为害之道。"①这可能也是针对青年学生的学校教育而规划的。

蒋在训话或巡视的时候,也常常会提到这些重点。例如在1928年时,他见到民众无不面有饥色,好像都吃不饱,他以"将来我们的种族,如果不再设法积极提倡体育,那莫只有·代不如一代的没落下去,几代后就有灭亡,不仅亡国,还要有灭种的危险"②。而蒋训话往往冗长,若有年轻学子按捺不住乱动,蒋也会朝这方面批判。1933年蒋对武陵学校的学生训话时说:"希望你们自己都要保养身体、锻炼身体,你们现在站在这里,不到一个钟头,就有点立不定、耐不住,这都是体格不好的缘故。故倘使平时能够注意体格的训练,就不会这样了。"③又,1945年12月对北平市大中学生讲话时也提道:"望我青年子弟,明了强国必先强种之义,锻炼体格,注重健康,以期不愧为顶天立地之黄帝子孙,然后始能担当一切困苦艰难之工作。"④锻炼体格是蒋卫生论述中颇为重要的部分。

而蒋谈到卫生、健康与规范、纪律的问题时,还有许多言论可作为代表。例如1934年蒋对江西全省运动会全体选手训话时说道:运动员要注意自己的仪容态度,最重要的就是新生活运动中的"整齐和清洁"。蒋的陈述与传统上我们认知的"卫生"差很多,他说:头发和指甲不但不可留得过长,而且愈短愈好,"还有敷香水擦发油的人,每天要费很多功夫来梳光,结果还是脏得很",蒋认为强国家的中学生,绝没有像中国学生那样留长发的,而买香水、发油的钱拿来买书,对身心德业会比较有帮助。至于女学生,虽然不必

---

①《蒋介石日记》,1937年5月18日,第57页。

② 王正华编:《蒋中正"总统"档案:事略稿本》(17),1932年11月28日,第422页。

③ 高明芳编:《蒋中正"总统"档案:事略稿本》(18),1933年1月1日,第4—5页。

④《勉青年为国父信徒》,《"总统"蒋公思想言论总集》卷21,第223页。

剪得这么短，但头发若长到肩膀那么长，"使人看了如同鬼一样"，中国都市许多女人"好像鬼的样子"，简直"倒中国妇女的霉，塌中华民国的台"；再不就是"烫得如同畜牲身上的毛一样"，实在是不像样。用了香水、香油、香粉，"结果总是不清洁不整齐"①。蒋甚至对女性指出："女学生要做强种强国之母，一切要求整洁，合乎卫生"，女性的运动员"不可因为服饰而有碍卫生和身心的发展和品德的涵养"。②而对女子教育，蒋更指出："尤须确认培养博大慈祥之健全的母性，实为救国保民之要图，优生强种之基础。"③由上可见，国族卫生的意义与服装、精神、德行都是有关的，蒋甚至觉得把头发梳得光亮，脸弄得白白的，衣服穿得很漂亮，就是"习于腐化，随便把身体糟蹋"。④而一般男人偏要学女人的样子，穿红着绿，再不就是学生的头发留得很长，又懒于梳洗，这都是亡国之民才有的现象。⑤蒋也在 1934 年初提过："我们革命军人和革命党员一切的生活，一定要整洁质朴。比方讲穿衣就不好穿红穿绿，穿得不成一个样子，自己以为很好看，其实丑得不堪。就是我们学校里也有很多人外面虽然穿了很好的制服，但是里面的衬衫棉袄或绒的衣服，红的绿的都有，而且穿得很厚一团，跌地倒下爬也不会爬得起来，这种人那里配做军人，这类人读书读得再多，技术练得再好，也还是一个无用的草包。"⑥蒋回故乡，面对其所创办的武陵学校的学生，还叮咛学生不要随地吐痰，不要乱抛杂物，每日都要留心洒扫，

---

① 高素兰编：《蒋中正"总统"档案：事略稿本》(26)，1934 年 5 月 9 日，第 57—58 页。

② 高素兰编：《蒋中正"总统"档案：事略稿本》(26)，1934 年 5 月 9 日，第 59—60 页。

③ 周美华编：《蒋中正"总统"档案：事略稿本》(12)，1931 年 11 月 17 日，第 338 页。

④ 高明芳编：《蒋中正"总统"档案：事略稿本》(18)，1933 年 1 月 5 日，第 31—32 页。

⑤ 高明芳编：《蒋中正"总统"档案：事略稿本》(18)，1933 年 1 月 24 日，第 184—185 页。

⑥ 周美华编：《蒋中正"总统"档案：事略稿本》(24)，1934 年 2 月 2 日，第 244 页。

力求整洁。还嘱咐学生不要"学洋派",因为那是"败德丧身,可羞可耻"的事情,切不可学习。①

　　所以这样看新生活运动,就能理解蒋观念里的"卫生"与"外在行为"之间的联结关系。"食"的东西乱七八糟、杯盘狼藉,残羹饭屑弄得桌上地下肮脏不堪,这是不卫生;穿"衣"乱穿、不懂得整洁,歪七扭八,不卫生,也没有纪律;"住"的地方整齐清洁,则当然与卫生有关,蒋认为要过一个"健全合理"的生活,就是清洁、整齐和卫生。② 蒋多次批评中国人居住地方的不卫生,他说:"中国人所住的房子,走进去总是满屋的尘土,满地的秽物,到处都有臭气,尤其是对于卫生关系重大的厕所和厨房,格外脏得不堪,这样住法,那怕是再高大的洋房子,那里好算是人住的地方。"③大概只有"行"比较偏向单纯的规范和纪律,但其实蒋解释过:"喷嚏对人,吐痰在地,任意便溺,皆所禁忌",这是"行"的功夫。④ 可见食衣住行皆有"卫生"的意义在其中。而从新生活运动来看,与卫生有关的项目占了一半以上,它们也都与纪律、规范有关,谈蒋的"卫生"思想,不能不注意这个现象。⑤ 蒋把国家建设的蓝图,放在新生活运动中的清洁运动,他认为:"欲求精神之健全,又在乎体质之强健;欲求体质之强健,必须人民有卫生之常识,清洁之习惯,与公共之道德。"⑥也可见清洁卫生与公共道德之关系。

　　其他蒋谈纪律、整齐、秩序的言论还有很多,有一些也跟清洁、

---

① 高明芳编:《蒋中正"总统"档案:事略稿本》(18),1933 年 1 月 1 日,第 3—6 页。
② 周美华编:《蒋中正"总统"档案:事略稿本》(24),1934 年 2 月 5 日,第 298—299 页。
③ 周美华编:《蒋中正"总统"档案:事略稿本》(24),1934 年 2 月 5 日,第 299—301 页。
④ 高素兰编:《蒋中正"总统"档案:事略稿本》(26),1934 年 5 月 15 日,第 101—102 页。
⑤ 高素兰编:《蒋中正"总统"档案:事略稿本》(27),1934 年 9 月 9 日,第 466—467 页。
⑥《建设新四川之要务》,《"总统"蒋公思想言论总集》卷 14,第 133 页。

卫生无关，例如排队、走路的规范和秩序问题，①此处就不多谈。只
须注意：这些现代性规范的很多思想资源，都是来自日本军事训练
的启发和蒋对中、日社会秩序对比的一种理解，②也蕴含了日本人
的生活观，仔细、规范的国民性。③当然，蒋自己不认为这全是日
本的概念，因为他也解释过"注重于刻苦勤劳的习惯之养成，与严
格的规律生活之培养"，是孙中山恢复"民族精神之遗训"，乃固有
之文化，④这是分析蒋思想时必须注意的。蒋在 1947 年 2 月甚
至指出："经过八年艰苦的长期抗战，而终不为日寇所屈，这实在
不能不归功于新生活运动的推行。"⑤可见他相当满意、自豪这个
运动。

---

① 例如 1931 年蒋在谈《革命军人的精神》时说："大家到过外国的，可看到人家国理的事
　情统统都有秩序，不仅是社会、军队、警察有秩序，就是商人做买卖的衣服亦很整齐，
　没有破烂不堪的。走路有走路的样子，开车有开车的规则，事事件件都有一定的形
　式，没有像中国人这样乱七八糟的。社会秩序最要紧就是民众集合的时候，如果没有
　纪律和秩序，没有轨范和约束，他们就要乱七八糟了。中国民众集合起来，往往随便
　讲话，甚至讲话的时候也到处纷乱，这即是中国人民没有社会建设的思想，没有民权
　初步的常识。"引自周琇环主编：《蒋中正"总统"档案：事略稿本》(9)，1931 年 1 月 14
　日，台北："国史馆"2011 年版，第 378—379 页。
② 蒋言："日本人讲我们来锻炼体格、修养精神、学习技能，统统要有一个整齐的组织。
　外国人无论到什么地方，在什么时候，他一定是清洁整齐，一切都有规律。……我们
　现在一般国民是怎样呢？不要说衣服不清洁整齐，连走路的样子也没有，坐车子的样
　子也没有，无论坐人力车、坐马车、汽车，都是含着烟、翘着腿，乱七八糟，给外国人看
　了，就要说中国的国民是没有规律的国民，中国的国家是没有组织的国家，也可以说
　是没有教育的国民和野蛮的国家。"引自吴淑凤编：《蒋中正"总统"档案：事略稿本》
　(14)，1932 年 4 月 11 日，第 62—64 页。
③ 周美华编：《蒋中正"总统"档案：事略稿本》(24)，1934 年 2 月 2 日，第 245 页。
④ 高素兰编：《蒋中正"总统"档案：事略稿本》(11)，1931 年 5 月 13 日，台北："国史馆"
　2007 年版，第 155 页。
⑤《对于最近社会经济军事情势之分析》，《"总统"蒋公思想言论总集》卷 22，第 19 页。

## 五、日常环境卫生的观察与治理

蒋介石管理军事政治的性格,可说是非常细致,他会特别注意某些事务,在他观察巡视军营或地方时,其言论往往可显示他对公共卫生之重视。甚至蒋也会提醒管理者多注意细节,可以留心到处看看,例如他在 1932 年指出:到学校看,就可以留心"那一个学校寄宿舍地板洗得干干净净的,书本被服叠得整整齐齐的,上课时候静默严肃;那一个学校的学生出去衣服穿得整整齐齐,头发剪得端端整整,学生出外两个人同走时,脚步很齐,两眼平看没有屈腰垂头、吐痰揩唾的。"[①]可见环境和人的外在表现,是蒋非常重视的部分。又如 1930 年蒋在南京之国民政府纪念周上讲演:"守秩序、有条理是任何方面都不可少的两个要素。"蒋举了他至宝山路劳动大学农学院与江湾社会科学院、工业院等单位去巡视,直说"简直糟得不成个样子","只要稍微有一点'革命性'或'责任心'的人,看到都不免要'惭愧无地'"。原因就是蒋看到"学生的宿舍里衣服狼藉满地,污秽肮脏得不堪言状,好像完全未受过教育,简直不像一个学校"。[②] 这一观察就与前述有关,肮脏不卫生的环境,可能与教育失败和无法成功、做大事有密切的关系,环境卫生反映了人的作为,也预示了人生、革命乃至国家之成败、兴亡。

1933 年蒋从南昌抵抚川,《事略稿本》记下:"沿途见军队污秽,人民痛苦,公甚为感伤。"[③]很多蒋认为"不卫生"的地方,都是基于

①  王正华编:《蒋中正"总统"档案:事略稿本》(17),1932 年 10 月 31 日,第 271—272 页。
②  周琇环主编:《蒋中正"总统"档案:事略稿本》(9),1930 年 12 月 29 日,第 230 与 234—235 页。
③  周美华编:《蒋中正"总统"档案:事略稿本》(23),1933 年 11 月 28 日,第 521 页。

日常生活的感受。有时候蒋还会电令改善，这就是他的一些公共卫生政策成形的基础。例如1934年蒋出席南昌行营扩大纪念周训话，提到他的观察："近来气候已经渐渐暖起来了，尤其是在江西这个地方，潮湿更一天加重一天。大家在这霉天到了的时候，无论是各个人、各个机关和各部队，对于卫生一定要特别的注意，大家的精神也都要格外奋发振作才好。昨天我回到南昌，看见各机关与各处地方，因为潮湿的原故，格外显的不清洁，以后大家一定要注意。"①而一旦蒋观察到（南昌）大马路不及以前那般整洁，他就会认为官员或民众又松懈下来，没有认真执行新生活运动了。② 同年9月，蒋巡视后又电令熊式辉，言："九江市下水道出口，全在各码头之前，各臭污水永不能清除。以后南昌修筑下水道时，其出口须远在偏僻之处，或水管升长至江中，若九江能再改正更好。又江岸边禁止堆倒垃圾，凡垃圾可烧者即烧，否则可埋葬，或化作肥料。又医院之纱布，更应禁止其倒在路旁或江边，此凡沿江各城市均应严令其实行也。"③这些都是他对环境之观察。

抗日战争全面爆发后，蒋介石仍多次挂念他发起的新生活运动。1943年2月18日，蒋出席新生活运动九周年晚会，特重重庆市政，他说：

> 今后新生活运动的实施，在地域上应以重庆为起点，而在项目上则应注重清洁与规矩（秩序）两项。社会部市政府和新生活运动委员会各机关从上到下，人人都要澈底实行，切实作到整齐清洁。我前次曾经有一张手条，规定每保应设立一个

---

① 高素兰编：《蒋中正"总统"档案：事略稿本》(26)，1934年5月7日，第33—34页。
② 高素兰编：《蒋中正"总统"档案：事略稿本》(27)，1934年7月30日，第180页。
③ 周美华编：《蒋中正"总统"档案：事略稿本》(28)，1934年9月24日，第114—115页。

公共厕所和公共垃圾坑，将一切秽物，集中安置，市容就不会像现在这样凌乱污秽的情形。尤其是清洁检查，不可只注意到马路，一定要到各地弄堂、僻巷去巡视，才能看到真正的情形。我们要改革政治，改造社会，一定要从最切实、最细微、最黑暗的地方作起。而尤其必须我们主管长官，高级干部，心到口到目到手到足到，才能发生效果。即如部长在一部之内，市长在市区之内，凡是最污秽最黑暗、最易发生毛病的地方，我们每天每周都要抽出工夫来检查，督促改进。如此市容才能整肃，社会才能健全。这种事看起来似乎无关轻重，而实际上关系我们国家的生死存亡，各位不可不努力作到。①

从此段话可知，卫生工作的监督者，最上层的还是部长、市长等高阶管理人员，但是蒋的话说出后，落实了多少，实在是一个大问题，这一点后面在讲到管理者时还会再讨论。类似内容的讲话，还有同年3月蒋在贵州省临时参议会的讲话，也是谈论他视察的所见所闻和感想，他说：

我这次到各地视察，看到一般中年以上的男女，身体都很健壮，衣服也颇完整，比之二十四年有许多男女衣不蔽体面黄骨瘦的情况大不相同，但是一般儿童多半是赤身露体，污浊不堪，有的面有病容，腹部浮肿，由这种情形就可以看得出贵州的儿童教育和卫生教育，尚有待于特别努力与普及。以后在国民月会的时候，各乡镇长要切实告诫一般作父母的民众，使他们对于自己的子女负起保育的责任，爱护自己的子女，至少

---

① 《新生活运动之重要及其实行之要领》，《"总统"蒋公思想言论总集》卷20，第42—43页。

要像爱护他自己的身体一样。①

蒋最后总结时还希望地方之党、政、军、学各部门工作的同志以及社会士绅，对于保育儿童、教育儿童要特别注意。而蒋在巡视和校阅时，也会对某些卫生设施感到满意，虽然这部分的记载比较少，但还是有的。1944年蒋记下："校阅无线电训练班及军医训练班，一切器物简易得用，尤以粪坑与烧焚拉（垃）圾器，更为便利也。"②可见他对有效率、便利的卫生器材是给予赞许的。

## 六、一般公共卫生政策

蒋的公共卫生论述，虽以军事化或新生活运动为主，但仍有一些其他零星的规划与关怀，虽然它们彼此连贯性不够强，但梳理这类言论，大体可见蒋个人对公卫政策的一些关注。早在1919年，蒋就注意到："近日鼓浪屿虎雷刺病渐烈，昨日邻房亦有此。"又报载上海、天津等处亦有严重疫情，蒋在日记中解释："国人之不讲卫生也。"③可见早年蒋就认为中国人不卫生是导致疫病暴发的原因。待南京国民政府成立后，蒋开始注意到一些内政之措施，例如1931年将要举行全国内政会议时，蒋厘定民政、警政、土地、卫生、礼俗等五项讨论重点，并嘱咐内政部部长刘尚清必须注意提案"应精切审查，务可实施"④。可见"卫生"的重要性，还要"可行"。同年10月，因应山西、陕西发生鼠疫，蒋电令行政院转饬内政部，派卫生署

---

① 《贵州同胞今后努力之方针与要务》，《"总统"蒋公思想言论总集》卷20，第84页。

② 《蒋介石日记》，1944年2月17日，第26页。

③ 《蒋介石日记》，1919年8月15日。

④ 周琇环主编：《蒋中正"总统"档案：事略稿本》(9)，1931年1月14日，第371页。

医官带同助手、护士及各项药品,迅速前往会同该省府办理救济事宜。[①] 民国时几乎年年有瘟疫,[②]但蒋像这样的指示是比较特别的,他并不是每次疫情都会作出指示。"疫病"对他来说,比较显著的还是他对空军的一次训话:人若"染疫"或"病瘵"而死,就是"轻于鸿毛"之死,为国牺牲、戡乱御侮而死,则是正大光明的"重于泰山"之死,[③]"不卫生"而染疫,是最不应该的死法。1934 年,蒋又指出"防疫"观,还是跟他一贯的呼吁有关,例如批判"随地吐痰这种最容易传染疾病,最妨碍公共卫生,亦最不道德的行为"[④],将"吐痰"赋予了不道德、不卫生两种物质特性。而需要说明的是,蒋不是认为不能吐痰,他说:"要准备手帕,如果忍不住,就吐在手帕里,吐了之后,将手帕好好折起来,暂时放在衣袋里,回去之后,随即就要洗净。"[⑤]而真正各省的实际防疫工作,蒋有时也会关心,但大多站在中央的立场,希望地方首长能负起责任。例如 1934 年 7 月蒋得韩复榘来电,济南因天气酷热已热死十几人,当时《事略稿本》记载:"当饬公安局购备暑药,分发岗警携带,以备救治,惟正值百谷吐穗结实之时,焉堪如此久旱,复电云:酷热苦旱,各地同然实深轸念,鲁省救济情形,尚盼随时电告。"[⑥]蒋之复电显示他身为领导人对卫生工作的高度,但实际救疫情况,他当然不可能顾全周到,只能略表关心之意。

抗日战争全面爆发后,蒋的更多防疫关切被转到军事上,1938

① 周美华编:《蒋中正"总统"档案:事略稿本》(12),1931 年 10 月 16 日,第 178 页。

② 张泰山:《民国时期的传染病与社会:以传染病防治与公共卫生建设为中心》,北京:社会科学文献出版社 2008 年版,首章的统计。

③ 高素兰编:《蒋中正"总统"档案:事略稿本》(26),1934 年 5 月 21 日,第 178—179 页。

④ 周美华编:《蒋中正"总统"档案:事略稿本》(24),1934 年 2 月 2 日,第 242 页。

⑤ 高素兰编:《蒋中正"总统"档案:事略稿本》(27),1934 年 9 月 17 日,第 565—566 页。

⑥ 高素兰编:《蒋中正"总统"档案:事略稿本》(27),1934 年 7 月 21 日,第 27—28 页。

年 7 月 1 日的日记记载："令军医加紧防疫。"①8 月 7 日写下"预定"
条目有"前方病兵之防疫"②"军医注射预防针"③等，隔年 4 月又有
"训练班臭虫扑灭"④等条目，军医也要因应战争与日常卫生，负责
军队"训练注重医疗药包用法"。⑤ 至于日军生化战的部分，⑥蒋在
日记中也略有记载，如 1940 年的："倭寇施用毒瓦斯与其飞机散播
病菌之宣传计划之准备。"⑦其做法为："令新兵先习防空防毒法"⑧
或"新兵学科注重防空防毒"⑨"通令特重防毒"等等。⑩ 至于 1941
年日记记载的"鼠疫之严重可虑"，隔天的"组织防疫处"⑪可能就是
细菌战后常德鼠疫的记载，并写下："澈究敌在各处散布毒气之事，
组织机构负责办理。"⑫至于在重庆大轰炸下的卫生防疫，蒋也在日
记杂录中写道："闻民众多有抱孩子出痧症者入防空洞，⑬而传染及

---

① 《蒋介石日记》，1938 年 7 月 1 日，第 58 页。

② 《蒋介石日记》，1938 年 8 月 7 日，第 70 页。

③ 《蒋介石日记》，1938 年 8 月 7 日，第 70 页。

④ 《蒋介石日记》，1939 年 4 月 23 日，第 56 页。

⑤ 《蒋介石日记》，1939 年 5 月 11 日，第 65 页。

⑥ 可参见皮国立《抗日战争前后蒋介石对化学战的准备与应对》，《"国史馆"馆刊》2015
　年第 43 期，第 53—92 页。

⑦ 《蒋介石日记》，1940 年 12 月 30 日，第 179 页。

⑧ 《蒋介石日记》，1940 年 8 月 19 日，第 114 页。

⑨ 《蒋介石日记》，1940 年 8 月 24 日，第 115 页。

⑩ 《蒋介石日记》，1940 年 8 月 25 日，第 116 页。

⑪ 《蒋介石日记》，1941 年 11 月 27 日，第 166 页。

⑫ 《蒋介石日记》，1941 年 11 月 18 日，第 162 页。

⑬ "痧"是一种会传染的疾病，可参见祝平一《清代的痧：一个疾病范畴的诞生》，《汉学研
　究》2013 年第 31 卷第 3 期，第 193—228 页。民国时期有许多痧药一类的东西，都可
　以防疫、治疫，甚至成为民众居家常备之药品，这些药物都具有辛燥发散的性质，可参
　见皮国立《中西医学话语与近代商业论述——以〈申报〉上的"痧药水"为例》，《上海学
　术月刊》2013 年第 45 卷第 1 期，第 149—164 页。

其他孩子,因之生痧子发肺炎而不治者,比比皆是也,其他惨状不能以言语形容者,不知凡几。呜呼,悲伤极矣。后之为政防战者,应有鉴于此,对于空袭以前,民众之疲癃残疾与婴儿、产妇之防护,平时应特加准备,使勿再遭受今日之悲痛也。"①至于1943年8月1日"反省录"记载的:"星期三、四两日酷热异甚,一面忧旱象成灾,一面忧民众因热染疫或发狂燥,故忧心如焚,只有祈祷上帝保佑我军民。"②则是对天气燥热可能导致疫情的担忧。

其他提到的卫生政策,略为补充,其一是自来水事业。1934年蒋谈道:"现在中国各城市,除北平、南京为过去及现在首都所在,上海、汉口为国家经济的中心,已先后创设自来水;外省省会有自来水的,从前只有广州、天津。……杭州自来水的建设,是全国各省省城近年来唯一的新事业。"③其次是各省之内政,与卫生有关者。例如1934年,蒋记下:"预定陕政:甲、修陕北干路。乙、修西安近郊道路。丙、电力厂。丁、公共厕所。戊、爱惜禽兽。己、保护物品。庚、取缔乞丐。辛、严禁毒品。壬、设立贫民工厂。癸、设立织呢织布与制草三厂。"④内中有规划若干公共卫生之事宜。1936年3月29日,日记"预定"事项中有写到乡村卫生,但未明内容。⑤乡村卫生的开展,在民国时期也并不算很成功,大部分还是需要青年学生、宗教慈善团体的力量才能深入。1937年6月15日,蒋在庐山对征集的暑期农村服务生演讲时说:

　　去年新运总会组织大学生暑期农村服务团,目的是要使现

①《蒋介石日记》,1941年8月17日,第186页。

②《蒋介石日记》,1943年8月1日,第111页。

③ 周美华编:《蒋中正"总统"档案:事略稿本》(24),1934年2月5日,第287—289页。

④ 周美华编:《蒋中正"总统"档案:事略稿本》(28),1934年10月17日,第339页。

⑤《蒋介石日记》,1936年3月29日,"预定条"。

在在校的学生,利用他们的假期,去认识农村,和体验现在农村崩溃实在的情形,鼓励他们下乡服务的精神,调查现在破产的农村和农民,使能设法救济。当时参加的除中央政治学校全体学生不计外,另有其他的十四个学校,六十六位同学。参加的人数虽然不多,可是他们在酷热天气苦干的精神,已经博得农民不少的信仰,引起袖手旁观的智识分子莫大的惭愧。……有许多医学校的学生,带着药箱和宣传品到农村去做了不少实际卫生的工作,有许多学经济政治的学生,去年不但做了服务的工作,并且得到了许多书本上所得不到的学问。①

这项工作在抗日战争后仍持续进行,1940 年蒋在日记写下:"青年团服务团员,对农业卫生合作常识应训练,补助农村实际工作。"②但这些工作仍是不够的,普遍的卫生制度并没有在农村中被建立起来,有规模的卫生防疫工作尚付之阙如。

在全面抗战前的 1936 年 5 月,在南京举行十省高级行政人员会议,蒋演讲中指出:"各地今后对于国民体育及社会之公共卫生事项,均应特别注重奖励推进,视为行政要务,以增进国民之健康与体格,对于公共卫生,首宜厉行清洁与预防疾病,无论城区乡村,如有未埋之棺木,即宜掩埋入地,并奖励各地筹建公墓。"③大体上也是大方向的建议。体育问题前面已谈过,公共卫生也多是大方向的"清洁卫生",只有建公墓算比较具体。一般蒋的建议与思考,多以其所见所闻或巡视心得所见,在史料记载中记述得并不连贯,

① 《暑假期间对于救国最有效的工作是什么》,《"总统"蒋公思想言论总集》卷 14,第 524—525 页。
② 《蒋介石日记》,1940 年 5 月 3 日,第 62 页。
③ 《地方行政人员应努力之途径与方法》,《"总统"蒋公思想言论总集》卷 14,第 273 页。

我们很难了解他的建议和实际落实的情况，甚至是蒋想到了，但实际上底下有没有好好执行，还需要再审视。

　　战争全面爆发后，蒋在日记中仍有不少关于卫生政策规划的记载。例如1939年3月27日在日记写下预定："提倡清洁，注重卫生""破屋污秽之整理""扫除方法"等事宜。① 1939年10月，蒋在日记中记下："政治以教育（国民）、军训、保甲、水利、畜牧、卫生、森林、禁烟、放脚、剿匪为主。"②同月至隔月，又载有："西康施政，以禁烟、卫生与交通三者为重"③，"设立卫生处"④"（工人）卫生部"⑤，"地方卫生以产科、种痘与饮水为急要"⑥。"边区医院与兽医"⑦和预定"派甘肃卫生处协助青海牛瘟"⑧则关切动物防疫。1941年，蒋首次在日记中提到"公医"和"公育"，将之放在"社会政策与制度之研究"内。⑨ 其实公医制度之推行构想早在1930年就有，但后来中国内战外患，烽火连天，根本无法大规模施行。⑩ 而来年大事年表之各部工作与政策，又有："七、社会部：甲、社会政策之确定……推动公益事业：子、公医。丑、公育。……巳、卫生体育。午、社会公共教育。"⑪可见蒋已在思索公共医疗与社会卫生福利之设置，已与之前较缺乏制

---

① 《蒋介石日记》，1939年3月27日，第44页。

② 《蒋介石日记》，1939年10月2日，第133页。

③ 《蒋介石日记》，1939年10月12日，第137页。

④ 《蒋介石日记》，1939年10月30日，第144页。

⑤ 《蒋介石日记》，1939年11月11日，第151页。

⑥ 《蒋介石日记》，1939年11月13日，第151页。

⑦ 《蒋介石日记》，1939年10月13日，第137页。

⑧ 《蒋介石日记》，1942年10月5日，第139页。

⑨ 《蒋介石日记》，1941年1月1日，第1页。

⑩ 陈寄禅：《追溯五十年来促进我卫生设施之关键事迹》，台北：正中书局1981年版，第21页。

⑪ 《蒋介石日记》，1942年1月1日，第2页。

度层面的规划有所差异。蒋甚至有一天晚上睡不好，在日记写下：
"昨夜改文太迟，用脑太过，故不能酣睡，二时醒后，甚想五项建设内
容不必列举，择其最要者，使青年易于易解而乐从者。……社会建设
重公德尽义务，化冷酷为热烈，化虚伪为诚实，守望相助，疾病相扶
助，人人勉为现代利他克己之公民，重秩序守纪律，使社会整齐清洁，
勤劳俭朴，不见有污秽凌乱、游手好闲之人民。"①可见蒋还是希望社
会改革与建设不用复杂之内容，但要能做到环境整齐清洁有规律，人
人成为有公德心、善良且拥有良好的德行之公民。

　　1943 年后，抗日战情已经转趋对中国有利，蒋在日记中对卫生
内政方面的关怀显然变多了。蒋在年初写下该年度各部重要工作：
"社会部：甲、公共卫生。乙、新生活运动，国民精神动员。丙、推进合
作事业。丁、社团组织。戊、公医、公育、俱乐、音乐、体育、社会教育
之发展。"②同年 4 月又写下："四、建国工作之要务：甲、公共卫生。
乙、普及教育。丙、重工业。丁、交通。戊、水利五项。"③同年 10 月
的"雪耻"条则写下"提高人民生活水平之起点。……四、普及公共
卫生。"④可见卫生、体育、公医这几个概念，不断重复出现在蒋的建
国蓝图中。该年 2 月 10 日，笔者注意到一特别的记载，蒋写下：
"五、卫生人员训练所，交军医学校接办。"⑤可见蒋虽然认为军医
有很多问题，但要训练国家的、具水平的基层卫生人员，还是要交
由军医来负责。年底时，蒋又在日记中写下"预定：一、新生活运动
之重整。二、城郊区小建筑必须登记许可。三、新建筑无论厂房

---

① 《蒋介石日记》，1942 年 10 月 24 日，第 177 页。

② 《蒋介石日记》，1943 年 1 月 1 日，第 5 页。

③ 《蒋介石日记》，1943 年 4 月 28 日，第 62 页。

④ 《蒋介石日记》，1943 年 10 月 23 日，第 115 页。

⑤ 《蒋介石日记》，1943 年 2 月 10 日，第 25 页。

必须合规,不准用竹竿充栋柱。……六、复兴关与石桥铺沿途拉(垃)圾与灰堆,应由保甲长督工清除。七、家家清洁,处处卫生口号。"①隔几天又写下:预定"清洁卫生运动"②。这显示公共卫生也朝向规矩、规范与法制化的一面,新生活运动则是不断被提出的概念,但这其中还是有口号太多的问题,落实度如何? 如果"运定"做好了,为什么一做再做? 这都是背后的问题。1944 年蒋日记的大事年表记载:"提高人民生活水平之要目:甲、实施劳动保险。乙、发行土地证券,扶助自耕农。丙、国民与公共教育免费。丁、普及公共卫生。戊、乡村公产归保民大会,奖励公共造屋。己、残废军人与遗族子弟之教养与抚恤。"③大概把他过去对公共卫生的几点政策再提出来。④

此外,还有关于肃清毒品的问题:也是蒋非常重视的一个施政项目。毒品与身体健康和纪律本来就有极高关联性,蒋在江西谈部分地方党员言行不正,走路没有精神,比喻就好像抽鸦片的人一样,这将使一般国民精神堕落。⑤ 而一般吸纸烟的孩子或青年,通常也一边走路、一边嬉笑,"不晓得成个什么样子"。可见蒋认为吸毒、吸烟都是让道德、行为败坏的主因,⑥更言"鸦片为新生活之大

---

① 《蒋介石日记》,1943 年 12 月 15 日,第 179 页。

② 《蒋介石日记》,1943 年 12 月 19 日,第 180 页。

③ 《蒋介石日记》,1944 年 1 月 1 日,第 1 页。

④ 1944 年预定的卫生政治还有:2 月 7 日,蒋在日记写下预定:"乙、整理民居,扫除污秽。丙、督道卫生,救济病贫,奖进体育。丁、禁止打骂,评判曲直,处置强暴,调解词讼等务,皆应有服务须知之颁订。"(《蒋介石日记》,1944 年 2 月 7 日,第 22 页);本年最后记下"建国工作重点·建政"条有:"普及卫生,实现新生活。"(《蒋介石日记》,1944 年 12 月 31 日,第 192 页)。

⑤ 周美华:《蒋中正"总统"档案:事略稿本》(23),1933 年 11 月 14 日,第 420—431 页。

⑥ 周美华:《蒋中正"总统"档案:事略稿本》(24),1934 年 2 月 5 日,第 299—301 页。

敌，亦为中华民族之大患"。① 蒋在 1934 年宣事肃清首都之烟毒，其事为："京市府会同禁烟委员会警备部、警察厅等机关，组设首都肃清烟毒委员会划首都为绝对禁烟区域，烟民概行搜捕，勒令戒除。凡吸食鸦片及白面红丸吗啡烈性毒品者，概予枪决，并为扩大宣传计，由首都新运会等举行肃清烟毒宣传，以唤醒市民云。"②蒋也会电令邮政局注意包裹附带毒品的问题，③并且在许多讲话时，将肃清烟毒作为检阅地方政治的标准，并认为禁绝了烟毒，民众的精神和体格都会恢复健康。④

在社会救济与伤残抚恤方面，有不少内容是与军医有关的。蒋在 1931 年就感慨地说："在马路上看到没有手没有脚的伤残官兵，在战场上已经死了的阵亡的尸首骸骨，随时随地可以看见阵亡将士的家族孤儿寡妇。"他早已认为要做好伤亡士兵的抚恤并照顾阵亡将士的遗眷的工作。⑤ 而除纪念馆、阵亡将士公墓等兴建外，蒋也考虑到伤兵及其眷属的安置，他说："本年二月，司令部已派员组织残废官兵新村筹备委员会，现已决定建设足以收容官兵一万人及其家属的新村。新村中除住宅外，必须有公共会堂、学校、医院诊所、社会服务所、公共浴堂、公共厕所等项设备。将来按照受伤官兵之残废程度及其能力，建设制造毛巾、鞋袜、皮件、罐头食品及纺织、印刷等工厂，使残废官兵及其家属均可有相当的职业。"⑥

---

① 周美华编：《蒋中正"总统"档案：事略稿本》(28)，1934 年 11 月 8 日，第 420 页。

② 周美华编：《蒋中正"总统"档案：事略稿本》(28)，1934 年 12 月 13 日，第 550 页。

③ 周美华编：《蒋中正"总统"档案：事略稿本》(23)，1933 年 10 月 6 日，第 264—265 页。

④《贵州同胞今后努力之方针与要务》，《"总统"蒋公思想言论总集》卷 20，第 79—80 页。

⑤ 高素兰编：《蒋中正"总统"档案：事略稿本》(10)，1931 年 3 月 10 日，第 250、251、257—260 页。

⑥ 高素兰编：《蒋中正"总统"档案：事略稿本》(10)，1931 年 3 月 11 日，第 261 页。

又如1934年蒋提出通过"抚恤伤亡官兵及筹划残废善后案",考虑对伤亡将士从优实施抚恤,另外,"现有残废士兵,亦请通饬主管机关,从速筹设收容教养机关,使习一艺之长,俾克各得其所"[1]。但是蒋也考虑不要造成一案数恤的弊病,故规定申请案一律由医院交原部队转呈,分清楚申请渠道。[2]

而蒋也会将照顾贫病的概念推向社会,但他采用的是一种赋予党与青年社会照护责任的方式来施行,例如1939年蒋在重庆南温泉青年团第一届夏令营谈到青年团员对于社会的责任,要救护社会上一般痛苦的民众,包括伤、残、疾病、老、弱、妇、孺,并且要想办法改进卫生——使未病者不病,已病者就痊,老弱得安置,孤苦无告之人不致流离转徙,生活皆有所寄托。[3] 到抗日战争的后期,蒋持续关注军人残疾的问题,曾在日记中写下:"预定一、残废兵(六万人)安置生活之计划。二、荣誉军人生产事务局与工业合作协会之运用计划。三、埋葬费之增加(八十元)。四、十二教养院、二十后方医院、五十一及百卅七各医院之查奖。"[4]还有就是蒋注意到公务人员的生活与医疗补助问题,1943年在日记中有数条记载:"公务员子弟教育与医药应由公费支付"[5],"雪耻:公务员生活穷困万状,妻室以产育无钱,多谋堕胎者。医药无费,病贫益深者"[6],以及"计中央公务员子弟无资入学,与医药经费之约数"[7]。在国家经

---

① 周美华编:《蒋中正"总统"档案:事略稿本》(28),1934年12月14日,第572—573页。

② 周美华编:《蒋中正"总统"档案:事略稿本》(28),1934年10月25日,第362—363页。

③《青年团夏令营之宗旨与目的》,《"总统"蒋公思想言论总集》卷16,第356页。

④《蒋介石日记》,1943年1月13日,第12页。

⑤《蒋介石日记》,1943年1月3日,第8页。

⑥《蒋介石日记》,1943年4月11日,第54页。

⑦《蒋介石日记》,1943年4月17日,第57页。

费有限的状态下，蒋还是比较多注意军人、公务员的医疗福利，对于农民和工人等一般底层的关怀，比较起来是较少的。

## 七、卫生现代性的监督者

蒋的卫生观如何落实到实际卫生政策与考核？本节要探讨的是：蒋虽然对卫生工作做了许多发言，但毕竟"卫生"必须在实际生活中被实践，那么，谁应该来评断、监督、定义（某人或团体）是否合于"卫生"？上面已略为谈到军队长官和学校老师的角色，蒋曾说：

> 所谓改进卫生，第一就是要注意监督卫生队和医院，因为现在我们的卫生队医院，人才设备不够，办理又非常不良，不仅不能预防或医治病兵，而且可以说有时反而要危害一般病兵。在这种情形之下，一切的缺陷，全靠我们一般官长和党政人员注重监督，力求整顿，要以特殊的精神，来求补救改进的办法。我们虽然不一定懂医学，但是卫生的常识，整齐清洁的道理，总是要懂得的，比方用过的器械，或病人喝过的杯子，往往不洗涤、不消毒，这就是不对的，我们监督医院和卫生队，就要从这些似乎极轻微而其实关系重大的事物做起。[1]

蒋认为应负起监督军医院责任的是长官和党政人员。而在学校，负责卫生的当然就是各校校长与训导主任以及军训人员，而且不须花费经费，因为那是指导人员应尽的责任。[2] 扩展到一般行政机关，当然还是负责的主管要去做的。蒋认为对卫生的管理考核，

---

[1] 高素兰编：《蒋中正"总统"档案·事略稿本》(22)，1933 年 9 月 8 日，第 284—285 页。
[2] 《对陪都专科以上学校校长教职员之指示》，《"总统"蒋公思想言论总集》卷 19，第 359 页。

也是教导、教育的延伸,他说:"如饮食居处之清洁整理、蚊蝇微菌之先事预防,以及夏天须有蚊帐,冬季须有寒衣,其他一切疾病灾难之治疗与救济,都是我们行政主官必须关心到的!"①

而可以去督察卫生勤务、关怀伤兵的党政人员指的是谁呢?考察蒋的言论,蒋希望能负起大多数卫生监督工作的人,就是政工人员。1932年蒋言,政治工作人员不要只训练战斗人员,也要能训练勤务兵、卫生队、看护兵等人员,并关怀伤兵,如此士兵也会敬爱政工人员。② 1934年蒋又指出:"尤其是政工人员对于士兵的营养卫生,必须特别注意,竭力改善。现在部队营养不良,并不是一般的现象,同样的给养,有的部队,可以吃饱,而且有余,有的部队感觉不够,这就全看我们主官有无能力,精神是否贯注。"③蒋希望政工人员注意士兵的营养问题。又,到了1947年,蒋在政工检讨会议上谈的是类似之概念,他说:"政工人员既是我领袖的干部",希望大家注意对伤病官兵的救治和安慰,蒋说:"因为卫生器材的缺乏和卫生人员工作的懈怠,往往使我们前方伤病官兵增加无穷的痛苦,这是我统帅时刻不安的一件事。你们要替统帅分忧,必须研究出一个具体有效的办法,不仅要使一般伤病官兵在精神上能够获得安慰,而且要使他们能普遍的得到医药的救护,早复健康。"④综合可见,蒋希望政工人员帮忙负担卫生的职责,也可见蒋对军医系统的运作是充满担忧的,一直在想监督改进的问题。1944年甚至写下:"士兵生活、伤病,应由政工负责。"⑤而一直到内战时期,蒋

---

① 《训练的目的与训练实施纲要》,《"总统"蒋公思想言论总集》卷16,第208页。

② 吴淑凤编:《蒋中正"总统"档案:事略稿本》(14),1932年5月26日,第498—499页。

③ 《第四次南岳军事会议训词(二)》,《"总统"蒋公思想言论总集》卷20,第356页。

④ 《政工人员负责尽职之要道》,《"总统"蒋公思想言论总集》卷22,第342页。

⑤ 《蒋介石日记》,1944年10月11日,第146页。

仍写下:"经理卫生与人事各项命令报告必须由政工副署。"①仍是希望政工扮演监督者的角色。

而对一般民众的日常卫生而言,蒋最希望担负起监督责任的则是警察。② 1932 年,蒋就指出:"国民走路、穿衣、坐车子统统要警察做教师,尤其是一般劳动社会的同胞,格外要注意教导他。比如一般车夫对于车辆的清洁、行走的规矩、必要的设备、载重的分量、停放的地点,这些事情他们往往不明了或忽略,这完全是要警察来管教的。外国的国家和社会,所以能组织得很严密,大半却是得力于警察的。"③警察要督促或训练一般居民守秩序、讲卫生,民众能够清洁整齐、循规蹈矩,这是蒋的基本想法。④ 1933 年,蒋在中央警官学校演讲时又指出:"警察要作民众的导师,要作民众的保姆,举凡民众一切卫生、教育,以及秩序、治安,都要我们警察来筹划,来教导,来维护。……譬如一个人的家里非常肮脏凌乱,起居饮食都不讲究卫生,甚至不守秩序,不爱名誉,那我们警察就应该随机予以指导,教他守秩序、爱清洁、重名誉、知廉耻。如果我们警察能够这样做,则社会的进步,一定是事半功倍。"⑤蒋认为所谓的监督,是看到不合理、不正确的地方,要能立刻指出纠正,他常举的还是整齐清洁、吃饭穿衣等规矩,甚至说孙中山也会当面纠

---

① 《蒋介石日记(1948)》,1948 年 7 月 18 日(杂录),台北:民国历史文化学社有限公司 2023 年版,第 350 页。

② 可能也要注意:当时国民政府中央对于公共卫生现代化已有设计规划,不过地方公共卫生人员方面,多半仍以留日的医专学生为主,而且对于前期所留下之警察机制仍有相当依赖。参见 AnElissa Lucas, *Chinese Medical Modernization: Comparative Policy Continuities, 1930s—1980s*(New York: Praeger, 1982), p.68.

③ 吴淑凤编:《蒋中正"总统"档案:事略稿本》(14),1932 年 4 月 11 日,第 66—67 页。

④ 吴淑凤编:《蒋中正"总统"档案:事略稿本》(14),1932 年 4 月 11 日,第 64—65 页。

⑤ 《警察的要务与实施方法》,《"总统"蒋公思想言论总集》卷 20,第 153—156 页。

正别人错误的行为,那不是一种侵犯人权,而是一种教育的理念。① 监督不只有管理的意思,也是教育的一环。新生活运动的督促者,也是以警察为主、宪兵为辅,蒋认为民众过去的积习,需要被监督改正,但他还是希望民众最后能养成自动自发的行为。另外,监督人如警察、宪兵、军人的卫生不好,蒋也会格外愤怒地指责。②

而监督民间卫生的力量不是只有警察而已。早在 1939 年,蒋指出除保甲外,应先将各行业民众团体,透过党的力量尽速成立,以教育机关作中心,督导教育人员和学生负责推动,包括新生活运动、劳动服务运动和国民精神总动员等等,各机关都要推行,可借此机会宣传主义、政策、卫生和礼节。③ 蒋认为透过这些运动,民众被组织,即可达到实行地方自治的基本要务。④ 又,1942 年,蒋指出:"我们现在要健全国民体格,促进社会健康,就必须提倡个人卫生和社会卫生——这件事我们社会工作干部卫生人员和警察当局乃至于各部门工作同志,都负有责任……最近我曾经下过一张手条,规定在新县制之下,每甲必须设立公共厕所一所,式样可以因地制宜,不必强求一律。但必须由全甲之人,轮流管理,打扫干净,以为示范。"蒋认为厕所的臭气容易导致瘟疫,脑筋受了臭气的熏蒸,精神亦不能振作,体格就不能强健。而从这几段资料也可见到,蒋希望负责卫生工作的人员有哪些。⑤ 而蒋在同年日记中写

① 高素兰编:《蒋中正"总统"档案:事略稿本》(10),1931 年 2 月 9 日,第 39—40 页。

② 高素兰编:《蒋中正"总统"档案:事略稿本》(27),1934 年 7 月 30 日,第 184 页。

③《川政建设要旨》,《"总统"蒋公思想言论总集》卷 16,第 416—417 页。

④《推行地方自治的基本要务》,《"总统"蒋公思想言论总集》卷 16,第 359 页。

⑤《革新兵役之根本精神与必循的途径(上)》,《"总统"蒋公思想言论总集》卷 22,第 331—332 页。

下，预定："北方社会改良须从卫生着手，先改良厕所，每甲必有一公共厕所，其式样与管理皆应颁定通则，是为最要。"①又与前述不同，厕所之建立，也要有"通则"，一律规范化。

我们在更多讲话中发现，似乎警察负起的责任要比社会工作人员，甚至卫生人员的职责更大。蒋在日记中曾写下：预定"二、警察取缔旅馆应在卫生。"②也就是警察在管理、取缔的同时，要能检查卫生问题。又如1945年蒋对中央警官学校十五期及外事警察讲习班演讲时，依旧认为警察要积极管理人民，使人民都能整齐清洁，都能有健康幸福。而警察业务虽多，但"卫生清洁是警察天天要办的事项，这种事项应当责成管区内的人民去做，在住户方面，责成他的家主，一次责成办不好，再来一次，再办不好，就要去纠正，纠正无效，这就是区内的莠民，就要将他驱逐出境，以后警察办事，一定要有这种精神，才能够建立现代国家。"③蒋还订立："行政考绩以保甲虚实定功过，党团考绩以社会新运清洁定优劣。"④大体将保甲和卫生工作结合在一起，而其实警察与保甲力量结合，在卫生行政与防疫工作上分层负责、强制管理，深入社会基层控制的例子，早见于日本的殖民统治技术，或许蒋对日本的公共卫生管理制度，也略有心得。⑤

其他的重点大概还有：（1）关于清洁整齐方面，每保每甲都要

① 《蒋介石日记》，1942年8月27日，第117页。
② 《蒋介石日记》，1942年10月27日，第149页。
③ 《今后警察的新任务》，《"总统"蒋公思想言论总集》卷21，第211页。
④ 《蒋介石日记》，1945年10月26日，第158页。
⑤ 范燕秋：《日治前期台湾公共卫生之形成（1895—1920）：一种制度面的观察》，《思与言》1996年9月第33卷第2期，第211—258页。

设置公厕垃圾箱，①这件事如果做不到，就是警察没有尽到自己基本的义务。（2）环境的清洁应该是警察唯一的任务。就清洁来说，无论都市村庄，警察一到，就要举办。而在农村方面，更要注意沟渠的疏通，不要使污水涨溢，以致引起传染病或其他意外的危险，一个人民的溺死或患传染病而死，就是警察的罪恶。（3）要健全保甲，先进行户口普查，再让他们去一起推展卫生事务。区内所有的壮丁，每逢星期要点一次名讲一次话，并规定其工作，诸如开沟渠、修房屋或是整理厕所，清除垃圾，都可以轮流派给任务，加以训练；另外若有老弱病人要送医，警察也要帮忙，医院不收，警察就要做担保，甚至付钱，这些经费可以预先编列。② 当然，蒋也曾说："首都的警察厅、社会局、卫生局等，与社会秩序和卫生有关的机关，要切实负责执行。现在我们随便到街上看看，大街小巷，到处是不清洁，不卫生，随地吐痰，随地便溺，这样的社会怎么能称为现代的社会？这样的人民怎么能称为现代的国民？……譬如警察如发现有人随地便溺，便可处以罚金，把这罚款交给国家做改进卫生之用，如果违反规则者没有能力出钱，便罚他服劳役，这是很合理的处置，土耳其就是如此的做法，收效甚大。又如那一个住户的周围不清洁，妨碍卫生，也要加以处分，令其改进。"显然蒋较重视警察作为管理者的角色，而对卫生局应该扮演的角色，着墨较少。③ 当然，

---

① 蒋曾说："（重庆）市政府对于保甲尤须严格督促，在市内各区各保普遍设立公共厕所，这种公共厕所的建筑费用，可由各区各保自行筹募，如有不足，再由政府补助。我们并不要求近效，只希望在三个月内完成，我相信这件事情，一定可以在三个月内完成的。"引自《对于最近社会经济军事情势之分析》，《"总统"蒋公思想言论总集》卷22，第19页。

② 《今后警察的新任务》，《"总统"蒋公思想言论总集》卷21，第213页。

③ 《对于最近社会经济军事情势之分析》，《"总统"蒋公思想言论总集》卷22，第19页。

蒋也曾在日记中写下："令社会部注重公共场所清洁"①，以及"召集卫生、社会、警察有关各机关主管，视察复兴关上下秩序与整洁情形"②。虽以警察监督为主，但他仍希望各部门都能注意公共卫生。而从一开始希望警察宪兵负起教导、监督民众日常卫生，转移到可能由管区人民、家长来做，这不得不说是一种进步；然"驱逐出境""罚金""劳役"怎么做？毕竟尚未举出具体办法，还只是大方向。有时蒋甚至自己来检视，他在日记中写下星期反省录："亲自指导市政，率令有关人员检查清洁。"③从蒋的话中比较看不出完整的卫生立法，而是把责任多交给警察或自己，他不完全信任负责卫生的专业人员，而不断在此之上设监管人员，而比较少注意到应该负责、管理的卫生机关，如卫生局的角色应如何发挥。此外，1944 年 1 月，蒋在日记中记下预定之事项："二、卫生署对于重庆各医院之组织、教育与成绩及营业与收支，必须负责考核，尤以中央医院特加注重。三、令侍从室密查中央医院内容。"④至战争后期，蒋对医院的考核，已推展至军医院外的一般医院了；而关于最后一条，蒋其实在 1938 年 7 月 21 日就预定："侍从室组医务视察组。"⑤这里又令侍从室密察医院内容，显然是一种他私人渠道的监督机制。⑥还有就是"侍卫视察各区街巷清洁，定期报告"⑦，也是同样的道理。公共卫生的监管与教化，是蒋的公共卫生概念中的重要面向。

---

① 《蒋介石日记》，1942 年 5 月 8 日，第 65 页。

② 《蒋介石日记》，1944 年 1 月 9 日，第 8 页。

③ 《蒋介石日记》，1944 年 1 月 15 日，第 11 页。

④ 《蒋介石日记》，1944 年 1 月 9 日，第 8 页。

⑤ 《蒋介石日记》，1938 年 7 月 21 日，第 64 页。

⑥ 萧李居编：《蒋中正"总统"档案：事略稿本》(42)，台北："国史馆"2010 年版，第83页。

⑦ 《蒋介石日记》，1944 年 1 月 15 日，第 10 页。

# 八、结论

从早期带兵的经验,蒋个人形成了一套极其独特的管理观念和卫生思想,他不是学医的,也不是公共卫生之专业,蒋当然比较少谈到这方面的专业。他透过军队与学校事务、日常的"教育"来达到卫生,而比较少从医疗体系的制度上来考虑。而作为一个领导人,其"公共卫生"之表述自有一套特色,在中外历史上,应很少有国家领导人这么重视"卫生"的。

从军队卫生管理获得经验,从日常生活观察、感受到国人与环境需要改进之处,蒋的公共卫生思想,独具个人风格。在他的理想中,军队与民间的卫生有极强的联结性,推展到社会上也大同小异,他认为可以用军事化的运动与方法来统筹办理,文中处处可见这些论述。[①] 归纳而言,蒋总是希望每一位国民都有"觉悟",最起码要能够管理好自己,有能力的长官、老师、家长、警察,就关爱身边的人,给他们需要的卫生教育,督促下面的人要有清洁、卫生之行为,这不能不说是一种人治观念的极致。可是,经过本文分析后也可发现,蒋在自己观察的个人经验中,却又常发现人性是自私、懒惰、不卫生的,除增加自己的忧虑外,蒋更要透过不断的教育、监督、政治运动,来强化既有的成果。可是,这些还是不脱人治色彩,实际的制度面,大多只有一个大方向,在蒋个人的言论记载中,称不上专门设计,很多是他自己思考或依其所见所闻而

---

[①] 其实,抗战时军队与卫生的关系更为重要,而且当时已有设想:军队之卫生人员训练,恰可成为日后中国改革卫生状况的基层实力与资源,这段时期的努力与讨论,可参见刘士永、郭世清《林可胜(1897—1969):暗声晦影的"中研院"院士与"国防医学院"院长》,《台湾史研究》2012年第19卷第4期,第141—205页。

产生的。

　　蒋介石理想建国蓝图中的卫生，还是个人的觉醒、自动自发的好国民。但他认为中国人普遍智识未开，所以希望不断透过组织民众、社会运动来进行这些改革。在此之上，蒋则希望有一关怀者、监督者，有收有放，能够一方面教导卫生、一方面也监督卫生之工作，军官、老师、机关首长、保甲长、家长、政工、警察、社会工作者、卫生人员等等，都可以算是广义的卫生教育者与监督者，但警察还是最主要的民间卫生业务执行者。显然蒋对军医和军队卫生的制度着意较多，也关切防弊、贪污的问题，但对一般民众的卫生事项，即多靠警察。

　　蒋对公共卫生制度面的建构，或许有些不足，很多人总觉得为什么蒋老是在注意那些清洁卫生等鸡毛蒜皮的小事。其实，换个角度思考蒋的卫生现代性，或许就能理解。正如鲁迅在1922年写的："我便觉得医学并非一件紧要事，凡是愚弱的国民，即使体格如何健全，如何茁壮，也只能做毫无意义的示众的材料和看客，病死多少是不必以为不幸的。所以我们的第一要着，是在改变他们的精神，而善于改变精神的是，我那时以为当然要推文艺，于是想提倡文艺运动了。"[1]很显然的，在基本卫生、体格、精神都薄弱的近代中国人身上，先思考制度或技术的发展建立，或许才是一种"本末倒置"，应该先学习基本的卫生观念和自动自发的清洁动作，再辅以制度，整个国族才有发展的希望。鲁迅用文艺，蒋介石用政治军事运动，来改变国民性，方法不同，但背后关切的问题，其实是超越了我们想象的医疗卫生，它除了清洁，还有人的规范、纪律、德行、精神等元素在内。而所谓的"公共卫生"，应是代表一个国家、社

---

[1]　鲁迅：《自序》，《呐喊》，台北：风云时代2004年版，第3页。

会、民族之形象与精神,还带有自治、理性与文明等诸多特质,这之间环环相扣、息息相关。①

　　此外,蒋不是不重视制度,因为在他的言论中还是有若干制度之规划,包括军医、公医、基层卫生机构、自来水、反毒、社会福利等诸多面向,只是日记等文字数据较看不到大制度的设计,但不代表他没有注意到制度,只能说他比较关心的不在此,因为他体会出缺失常常不是制度问题,而是人的问题,所以活的人和死的环境卫生,他都要管,也都要有人负责管;他要在日常生活、从实用中找到经世救国之法。也必须指出,在1949年之前的言论中,较少见到蒋对农民、工人、老人、妇幼卫生的关怀,而对军人、青年较为重视。蒋在战后还是常在日记中记载有关社会清洁与卫生②以及医药健康方面的内容,③但显然内战开始后,千头万绪,这方面的讲话与思考确实减少了。战后的日记中,曾出现记载预定:“公共卫生先聘外人主持。”④可见他对国人管理卫生的能力与技术极其不信任,则符合他长期以来较为负面的观察。

---

① 可参见 John Fitzgerald, *Awakening China: Politics, Culture, and Class In the Nationalist Revolution*(Stanford: Stanford University Press, 1996). (费约翰著,李恭忠等译:《唤醒中国:国民革命中的政治、文化与阶级》,北京:生活·读书·新知三联书店2004年版,第55—57页。)
② 《蒋介石日记》,1945年10月22日,第126页。
③ 《蒋介石日记》,1948年2月16日,第54页。
④ 《蒋介石日记》,1945年9月6日,第132页。

# 第九章　抗战时期军队医疗体系的建构与规划

## 一、前言

军事医学的训练与发展,有别于一般医务人员的工作内容,在于军事医学源于医学科学的专业化发展与军队的组织管理两项要素。以实用性的角度来看,军医的最主要目标,即在于减少因敌军火力所致的人员伤亡①。但除此之外,在整个军队之中,有关部队人员之环境卫生、饮食卫生、后勤医疗、疾病防疫、简易医技训练等,都是军医人员的业务职责,亦是维持军队战力的关键之一。故如何设计与规划出趋近于完善的军医行政与教育制度,便是军事规划上一项重要课题,这也是中国自清末以来直到抗战,乃至于战后,各军事领导人所关注的一项军事发展。

清末施行军事制度革新时,首度将西方的军医制度有系统地

---

① ［美］Richard A. Gabriel & Karen S. Metz 著、王松俊等译:《军事医学史》,北京:军事医学科学出版社 2011 年版,第 3 页。

引入中国军队。有别于李鸿章的北洋医学馆[1]，1902 年（光绪二十八年）于天津成立之北洋军医学堂是袁世凯将西方军事医学教育引进中国并加以制度化的滥觞，也为中国的军医发展奠下基础。北洋军医学堂的学生，在毕业后分发至新建陆军中服役，为陆军系统的军医人员，但在此之前李鸿章的北洋医学馆学生则是以分发至北洋海军服役为主。甚至在地方上，如 1904 年（光绪三十年）两广总督岑春煊在广东亦创办有一所聘请日人为教习的两广陆军军医学堂[2]。由此可知，虽然至民国以后，军医教育系统主要以袁世凯创办的北洋军医学堂体系一脉为主[3]，但在清末时却也呈现出相对多元的发展。

　　民国以后至国民革命军北伐成功，这段时间的中国因处于军事动荡的环境之下，北洋政府或各地方实力派军人多专注于军备上的发展，以期在短时间内收到成效。在各种须经长远规划发展的军事项目上则甚少有所作为，大抵也只有提出相关的

---

[1] 北洋医学馆的成立，适逢清朝改变留美幼童的政策，全面召回在美学习的学生。回国后，这些学生分拨各相关单位学习当差，其中分拨医馆之学生，传教士马根济建议李鸿章从中选出八位，成为北洋医学馆第一届的学生。1881 年 12 月 15 日，医学馆正式开学，由马根济和英美两国驻天津的海军外科医生担任教学工。至于医学馆学生毕业后之出路，大多分发到北洋舰队各舰上担任军医，且这所医学教育单位之经费来源来自直隶省防军费用，因此，广义而言，也可称之为中国第一所军医学校。杨明哲：《李鸿章与近代西方医学在中国的传布》，《长庚人文社会学报》2009 年 10 月第 2 卷第 2 期，第 318—319 页。

[2] 两广陆军军医学堂民国以后改名为广东陆军军医学校，隶属陆军部。1914 年，北京政府以陆军部不应设置普通学校为由，将该校改隶于教育部，并改制为广东公立医药专门学校。《广东陆军军医学堂》，"互动百科"：http://www.baike.com/wiki/%E5%B9%BF%E4%B8%9C%E9%99%86%E5%86%9B%E5%86%9B%E5%8C%BB%E5%AD%A6%E5%A0%82，2014/11/20 点阅。

[3] 本章所提李鸿章创办的北洋医学堂，于 1930 年时即被海军部下令停办。不著撰者：《中国的医学教育》，《中华医学杂志》1933 年第 19 卷第 2 期，第 198 页。

规划概念或是就当下的情况进行军医作业，未有根本之长远规划①。

　　这段时间之内，在当时国防或军政相关建设计划中，曾经提出有关军医制度规划问题者，首见于孙中山在1921年提出的《十年国防计划》。在此计划之中，孙中山提出了军医之整理及改革军人卫生之建设两个关于军医制度的规划②。1925年，蒋介石在给军事委员会之《上军事委员会改革军政建议书》中，亦提及军医专门人才之养成教育在未来的国防建设中有不可或缺之重要性，须尽速规划与发展。所以不论是孙还是蒋，从这段时间所提出的规划军医事业概念来看，如何将军医事业有效地进行长远性规划与发展，在当时及未来的国防建设规划中，确实是一不可或缺的项目。虽如此，中国军医事业的规划与制度的建立，却是到了将近抗日战争之时才逐渐有其规模。在此之前的军医教育及行政制度，可以说只是一个有组织，但较无显著发展的情况。

　　作为当时国家实质领导人的蒋介石，对于军医教育及行政制

---

①《陈方之呈蒋中正改革军医办法》，《一般资料—呈表汇集（七十）》，台北："国史馆"藏，蒋中正"总统"文物档案，002/080200/00497/236。

② 民国十年七月八日致廖仲恺书："当革命破坏告成之际，建议发端之始，余乃不禁兴高采烈，欲以余生平之抱负，与积年研究之所得定为建国计划，即三民主义、五权宪法、国防计划、革命方略等，举而行之，以求一跃而登中国于富强之地焉，不期当时之党人，以余之理想太高，遂格而不行，至今民国建元十年于兹，中国又未富强，如列强者，皆以不实行余之救国计划而已，余近日拟著一书《十年国防计划》，以为宣传，使我全国国民了解余之救国计划也。"孙中山在此国防计划之中，提出了六十二项各类国防建设计划，军医规划则为孙所提出的其中一项。此国防建设计划日后亦为蒋介石在国防建设上所参考依据之一。《陈布雷呈蒋中正总理国防十年计画书》，《国防（二）》，台北："国史馆"藏，蒋中正"总统"文物档案，002/080114/00008/007。

度问题曾有许多关注,其身边相关人士,对于此问题也曾有一些意见。故在国民政府成立之后,不论是蒋本人或是部分军医相关人士,都曾多次提出对于军医教育及行政制度的改革呼吁与规划蓝图。究竟当时是如何规划的?而蒋在多次的军医改革规划中,又扮演着怎么样的角色?是本章首先要讨论的问题。发展的过程也未如预期中顺利,究其因素,军医人员之派系问题,是为发展不顺遂之关键要素。战后,在几位当时军医领袖级人物,如林可胜、张建、卢致德等的建议与研商,以及在蒋介石、陈诚等军政高级首长的认可之下,完成当时各军医教育单位之整并与改组,并于1947年中成立"国防医学院"之后,军医人员之内部派系问题才获得初步改善。故此问题战前即存在,在历经了抗日战争乃至战后,各方冲突之争议与融合之情况究竟为何?亦是本章要讨论的问题。

## 二、蒋介石与军医高层领袖的制度规划

若要探讨蒋介石对于军医或其制度的规划概念,或许可先从蒋对于管理军队医疗和卫生清洁的重视程度谈起。军队内的医疗卫生与士兵的身体管理有密切关系,当兵就是为了要与敌人拼斗,所以必须保持身体健康,对此蒋相当重视。[①] 目前所留下的相关史料当中显示出,最早在黄埔军校时期,蒋对于军校学生的卫生清洁情况就相当重视,常亲自进行检查。他认为检查的目的,是为了练习将来战时动员准备,如果在学校里面不注重卫生,

---

① 皮国立:《抗战前蒋介石的日常医疗经验与卫生观》,吕芳上主编:《蒋介石的日常生活》,台北:政大出版社2012年版,第390页。

一旦带兵打仗,必定会发生许多的弊病①。如夏令时容易发生疫症,会申令军校的军医处处长②及军医院院长切实督责各部队军医,在清洁卫生上要认真办理。尤其在厨房、厕所、暗沟、浴室、仓库、饭厅、寝室等处,要每日派军医轮流检查,撒石灰粉或避疫水。另对于饮料或菜蔬,要会同管理处切实注意。总之求其清洁,以不发生疾病为主,每月将以上各地方详细检查一次,并督责其大扫除为要。③

　　对于一个领导人而言,蒋介石会如此注意细部之事,或许与他早年留学日本时亲身在军队之中所感受到的阶级之严、待下之虐和营内之整洁有关。④ 蒋认为,当时的军队之中多数士兵不是战死而是病死的,故蒋十分注意士兵的疾病与卫生问题。他曾对军校生说:"大家要时时刻刻保全身体的康健,打仗是不会死的,出征的军人大都是病死的多,所以第一要紧是保全各位自己身体的康健,然后可以建功立业,完成革命的责任。"⑤由此可看出蒋对于军队中士兵的医疗卫生问题关注甚切,但同时也暴露出当时中国军队医疗素质之低落与不足。

---

① 中国第二历史档案馆编:《蒋介石年谱(1887—1926)》,北京:九州出版社 2012 年版,第 168 页。
② 黄埔军校军医处所负责之业务有:(1) 关于卫生教育及治疗事项、(2) 关于身体检查事项、(3) 关于伤病之综核统计勤务之分配事项、(4) 关于防疫事项、(5) 关于卫生材料之筹备事项、(6) 关于卫生宣传清洁检查事项、(7) 关于疗养室诊断所管理事项、(8) 关于所属人员统计调查升降任免调补赏罚考绩事项。王凤翎编辑:《中央陆军军官学校史稿:西元 1924 年—1934 年》第一册,台北:龙文出版社 1990 年版,第227 页。
③ 中国第二历史档案馆编:《蒋介石年谱(1887—1926)》,第 352 页。
④ 中国第二历史档案馆编:《蒋介石年谱(1887—1926)》,第 14 页。
⑤ 中国第二历史档案馆编:《蒋介石年谱(1887—1926)》,第 275—276 页。

　　有了对于军队医疗及卫生整洁的重视的概念，蒋介石开始思考如何逐步规划维系军队中医疗与卫生的军医制度发展，以作为保持军队战斗力之要素。国民革命军在东征北伐时期，蒋借由当时发生战事后时常前往伤兵医院视察和慰劳伤病兵之机会，观察到当时士兵受伤后，常面临军队中之卫生队军医逃亡、伤兵医治无人、伤者饮痛呻号的窘境。蒋见此情况认为："军医不良，经理无方，军队要素三失其二，准备欠周，咎在于一人也。"①然而，这样的情况除在军队之外，同时也反映在当时的黄埔军校之中。蒋认为学校中负责卫生医疗的军医处和野战病院腐败不堪，②伤兵饮食无时，看护乏人，煎熬痛苦，③在这样的情况之下，军队士兵则无法安心地面对战场险峻的情况，会大幅影响军队战斗力。国民革命军北伐成功后，各部队长官呈给蒋的军事报告中，亦常有表示各军队对于中央所派驻于各军之军医皆多质量不良，希望中央军医业务单位能详查严究与改进为要。④ 故在军医业务主管方面，不论是在黄埔军校时期的军医主管⑤、军政部军医司（署）主管，还是军医学校实际领导人等各级军医主管职位，皆有到任未久即更换之现象，呈现出军医人事上之不稳定现象。

------

① 中国第二历史档案馆编：《蒋介石年谱（1887—1926）》，第 276 页。

② 据蒋介石相关资料显示，当时在黄埔军校之中，负责军医业务的军医处或野战医院，其主事者常有不法行为，只图将资源中饱私囊而罔顾士兵生命，因此常替换主事者，蒋也多次就此情况大发雷霆，认为有迫切的改革必要。

③ 中国第二历史档案馆编：《蒋介石年谱（1887—1926）》，第 336、410 页。

④《蒋中正电刘瑞恒据各方报告署派军医皆多不良望详查严究》，《一般资料——民国二十五年（五）》，台北："国史馆"藏，蒋中正"总统"文物档案，002/080200/00267/089。

⑤ 黄埔军校从 1924 年创校至 1934 年止，历任该校主管军医业务者有宋荣昌、孙洞环、王若俨、郭琦元、褚民谊、金诵盘、欧阳慧聪、蒋士焘、卢致德、严智钟等人。

## 表 1　军医行政单位主管

| 时期 | 行政单位 | 领导人 | 任期（任/免） | 备　注 |
|---|---|---|---|---|
| 北洋政府 | 陆军部<br>军医司 | 方　擎 | 1912/02/08—<br>1917/10/04 | 军医司原在临时政府之任命公文中为军医局，后才改名为军医司。 |
| | 陆军部<br>军医司 | 张修爵<br>（代） | 1916/06/24—<br>1917/10/04 | 此段时间因司长方擎请假治丧，由张修爵暂代。 |
| | 陆军部<br>军医司 | 姜文熙 | 1917/10/04—<br>1927/06/20 | 1919 年由张修爵暂代。 |
| | 军事部<br>陆军署<br>军医司 | 姜文熙 | 1927/08/06—<br>1928/04/03 | 国务院于 1927 年 6 月改组，将原先陆军部并入新成立之军事部之下。 |
| | 军事部<br>军政署<br>军医司 | 姜文熙 | 1928/04/09 | 军事部于 1928 年 4 月 3 日改组。 |
| 国民政府 | 军政部<br>陆军署<br>军医司 | 郝子华 | 1928/11/06—<br>1928/11/19 | |
| | | 伍连德 | 1928/11/19—<br>1929/02/05 | |
| | | 郝子华 | 1929/02/05—<br>1930/01/27 | |
| | | 蒋可宗 | 1930/01/27—<br>1932/07/20 | |
| | | 陈　辉 | 1932/07/20—<br>1934/03/06 | |
| | | 梅贻林 | 1934/03/06—<br>1935/04 | |

续表

| 时　期 | 行政单位 | 领导人 | 任期(任/免) | 备　　注 |
|---|---|---|---|---|
| 国民政府 | 军事委员会军医署 | 刘瑞恒 | 1935/04/01—1937/06 | 1935 年 4 月 1 日军医司与军委会军监会合并,扩充为军医署,改隶军委会。 |
| | | 张　建 | 1937/06—1937/07 | |
| | 军政部军医署 | 张　建 | 1937/07—1937/09 | 1937 年 7 月军医署又改隶军政部。 |
| | | 胡兰生 | 1937/09—1940/02 | |
| | | 卢致德 | 1940/02—1944/03/13 | |
| | | 徐希麟 | 1944/03/13—1945/07/30 | |
| | | 林可胜 | 1945/07/30—1946/06 | 1946 年 6 月国防部成立,原军政部军医署与卫勤总部卫生处合并改组成联勤总司令部军医署。 |
| | 国防部联勤总司令部军医署 | 林可胜 | 1946/06—1949/08 | 1949 年 8 月国防部改组,原军医署业务由国防部第四厅接管。 |

注:任期部分,本表以政府公报正式任免日期为准。

数据源:刘寿林、万仁元等编:《民国职官年表》,北京:中华书局 2006 年版;"中华民国政府官职数据库";《军政部大事记(民国三十三年以前)之军医部分》,《军政部大事记(四)》,台北:"国史馆"藏,陈诚副"总统"文物档案,008/010706/00027/001 整理而成。

除军医不良外，当时因医药价格昂贵，军队购置不足，故虽有军医之诊疗，但无治疗之药物，军队内之卫生组织形同虚设。① 由此亦可看出，军医业务之不良，并非系出一因，而是在当时环境之下的多种因素集合而成。

以上各项问题以及蒋介石的关注，显示出蒋对于军队中医疗卫生之注重。欲改进此问题，蒋认为军医教育之提高素质和军医制度之完善建立为最主要之根本。1925 年 8 月 15 日，蒋在《上军事委员会改革军政建议书》中即提到关于现有军事学校整顿之问题。当时各地方军队在军事教育上虽多有设立各类军事补习性质学校，立意甚佳，然因办理方式与教学方法各异，名称亦不统一，容易造成教学质量事倍功半或派系丛生的问题，故在谋求军政统一之前提下，须先将各类军事教育统一。蒋认为实际的办理方式为规划设置一所高等军事学校，以利军事人才之培育，但目前碍于实际现况，尚无法实现规划时，应先在黄埔军校中设置各类专科。而军医是蒋认为军事作战当中不可或缺之六大因素之一，亦有设立军医专门学校之规划，当时虽因经费问题无法大规模开办，但应先从小规模办起，以其速成。② 而黄埔军校内之军医人员，以往皆从一般医校毕业后，随即出任部队军医，在下部队之前并未有相当之心理与军事战技之准备，常临战阵时便惊惶无措，在东征时便可看出此一现象。故在 1926 年 1 月，蒋正式下令在军校之下特设军医补习所，以褚民谊③为所长，择定广州市文德东路原陆军测量学校

---

① 中国第二历史档案馆编：《蒋介石年谱（1887—1926）》，第 469 页。

② 中国第二历史档案馆编：《蒋介石年谱（1887—1926）》，第 422 页。

③ 褚民谊(1884—1945)，原名明遗，字重行，浙江吴兴人，出生于 1884 年(光绪十年)，父亲褚吉田亦为医生。1903 年东渡日本求学，先入高中，再入大学学习政治经济学。（转下页）

旧址为补习所所址,于该年 3 月 3 日正式开课。①除军医补习所之外,蒋亦常要当时黄埔军校教育长方鼎英留意相关人才,令其组训卫生班、军医班、看护班等短期训练班,以多加造就军医人才。②

　　但就上述情况与实际作为而言,此时蒋介石对于军医的规划概念,只以调训现有之部队军医或培训一般医校所毕业之医科生为主,虽有设立专门军医学校之想法,③但或许碍于现况,当时并未有设立专门军医学校之作为。如蒋曾电令方鼎英,要他寻找普通医校之毕业生数百名加入军医班为受训学员,除医学之外,对于行军、体力、品行、胆量、责任心等加强教练,结训后授以少尉或中尉待遇。④

　　此外,蒋对于军队中之担架勤务十分重视,从黄埔军校成立以

---

（接上页）1920 年,褚再度回到校园,进斯特拉斯堡大学习医,专攻组织学,于 1924 年取得医学博士学位毕业。该年底褚即回国从事医学教育工作,先后担任广东大学教授、代理校长等职,并兼任广东医学院院长。1926 年 10 月,褚辞去本兼各职,出任国民革命军总司令部后方军医处处长,留在广东负责后方医务。国民革命军北伐成功后,同年被派往欧洲考察卫生事宜,先后访问了瑞士、德国、法国、比利时等国,回国后出任国民政府卫生建设委员会常务委员会主席。抗战期间,褚民谊加入汪精卫之南京国民政府。日本投降后,褚在广州被军统局人员以汉奸罪行逮捕,经审判后判处死刑,随即在苏州狮子口监狱刑场处决,终年 63 岁。严如平、宗志文主编,黄美真、张云撰写:《中华民国史资料丛稿——民国人物传(第九卷)》,北京:中华书局 1997 年版,第 250—257 页。

① 王凤翎编辑:《中央陆军军官学校史稿:西元 1924 年—1934 年》第五册,台北:龙文出版社 1990 年版,第 16 页。

② 中国第二历史档案馆编:《蒋介石年谱(1887—1926)》,第 626 页。

③ 此意见为蒋介石在 1925 年给军事委员会之《上军事委员会改革军政建议书》之前,所拟定的另一份军政意见书之内容。在此意见书中,蒋原有意直接建议设立一所军医专门学校,但碍于创办专门学校之经费开销庞大,以当时的国民政府财政而言负担甚巨,故后来在《上军事委员会改革军政建议书》中,改以设立专科为其建议。中国第二历史档案馆编:《蒋介石年谱(1887—1926)》,第 339 页。

④ 中国第二历史档案馆编:《蒋介石年谱(1887—1926)》,第 651 页。

来,多次要求教官注重士兵的担架看护勤务训练。① 后来在军事行动中,亦常要求各军队之军医人员切实整顿与训练担架队,要如登峰一样熟练,将来在检阅各师时,对此要特别考验。② 抗战时,蒋甚至在军医会议上提道:"大家不要以为卫生队和担架兵与战争无关重要,就随便找些人来凑数……我们前方一般官兵,因无良好的军医和担架队,一方面打仗,一方面要顾虑受伤无人抬救,如此,就减少了官兵作战的勇气。"③蒋对于担架原先的使用方式也不甚满意,原本军队训练一副担架由四人所操作,但蒋认为这样在人力上殊不经济,所以将担架操作由四人减为两人,担架形式亦改为竹编眠轿的样式,以省人力及提高便捷性。④

　　蒋介石在黄埔军校与国民革命军东征北伐时期,对于军医各项问题之初步想法与实践经验的积累,使得后来更能落实军医教育与行政制度的规划。军医制度与体系的建立,虽不至于将功劳全归于蒋一人之身,但以他的提倡及实践而言,也是后来各项军医制度逐步完善的推手。

　　"穷参谋,富军需,跑腿副官,吊儿啷当当军医",这是 20 世纪30 年代部队中常听到的一句口头禅。对于当时情况而言,由于国民革命军完成北伐后不久,在军事行动上又陆续面临了中原大战、

---

① 中国第二历史档案馆编:《蒋介石年谱(1887—1926)》,第 651 页。

② "蒋中正电贺国光要求各军切实训练各团担架卫生队并考核各团军医卫生队",《筹笔——统一时期(八十九)》,台北:"国史馆"藏,蒋中正"总统"文物档案,002/010200/00089/029。

③ 秦孝仪主编:《"总统"蒋公思想言论总集》卷十五"演讲",台北:中国国民党中央委员会党史委员会 1984 年版,第 104—105 页。

④《蒋中正电何应钦部队所用担架改为二人肩负式以节省人力行动便捷》,《交拟稿件——民国三十二年八月至民国三十二年十二月》,台北:"国史馆"藏,蒋中正"总统"文物档案,002/070200/00019/011。

对中国共产党进行五次围剿行动,以及剿抚各地方军事实力派之行动,尚无一段完整且长时间的军事休整期,自然无法较为全面性地整顿军队。当时军队中的军医制度亦仍是不佳,部队中的医护人员大多数是由未受专业训练之人员充任,少数才是由军医学校或一般医学院毕业学生征募而来。如此杯水车薪的情况,加以部队中之军医制度设计不良,即便是专业的医护人员也不愿待在部队中,转业或离开军队至民间开业的现象亦不在少数。① 对此,蒋介石十分不满,加之在对日军事行动上之态势日渐紧张,蒋认为当前主要负责军医行政及教育的主管刘瑞恒无法究其现况加以整顿,遂有撤换刘之意。②

表 2　1937 年所调查之军医现况表

| 军医署直辖医院之医药人员 | | |
|---|---|---|
| 医疗人员 | 北洋军医学校出身 | 10% |
| | 国内外医校出身 | 24% |
| | 非学校出身 | 66% |
| 司药人员 | 北洋军医学校出身 | 14% |
| | 国内外医校出身 | 13% |
| | 非学校出身 | 73% |

---

① 张丽安:《张建与军医学校——兼述抗战时期军医教育》,香港:天地图书有限公司2000年版,第77—78页。

② 1935年初,陆军军医学校爆发一场请愿活动,由全校全体学生集体向蒋介石请愿,要求撤换该校兼领校长刘瑞恒时,蒋当时即有撤换之意,并已下令军政部责成办法,但后来仍不了了之。据悉,因当时宋美龄对留学美国哈佛的刘瑞恒相当赏识,或许蒋是看在宋美龄的份上才打消此意。《陆军军医学校全体学生电蒋中正请撤换刘瑞恒另派军医专家负责主持校务》,《一般资料——民国二十四年(一)》,台北:"国史馆"藏,蒋中正"总统"文物档案,002/080200/00199/140。

**续表**

| 中央直属部队之医药人员 | | |
|---|---|---|
| 医疗人员 | 北洋军医学校出身 | 7％ |
| | 国内外医校出身 | 35％ |
| | 非学校出身 | 58％ |
| 司药人员 | 北洋军医学校出身 | 8％ |
| | 国内外医校出身 | 6％ |
| | 非学校出身 | 86％ |

数据来源:《陈方之呈蒋中正抄送军医教育方针》,《一般数据——呈表汇集(五十五)》,台北:"国史馆"藏,蒋中正"总统"文物档案,002/080200/00482/013。

　　当时全国的军医及司药人员合计共有 4 000 余人。由表 2 的比例观之,可以发现军队中不论是医疗人员还是司药人员,由军医学校或普通医校养成培育者,比例甚低。当时军队中的医疗卫生人员,大多皆充斥着非正规医学教育养成出身,而是依靠军队内医护经验传承并执行卫生勤务的非专业医疗人员。以这样的军事专业学科而言,其执行者如此不专业,当然甚有改革之必要。

　　1936 年 9 月,两广事件和平落幕后,蒋介石南下广东视察,照例召见广东省的高阶军政首长。时任广东军医学校校长的张建亦在被召见之列,这令张建十分感到意外。后来辗转听说是因为蒋的座机行经广州市上空时,看见观音山脚下有一排整齐壮观建物群,经询问后得知是广东军医学校,对其心生好感,故而召见张建。召见时听其描述,得知张为留学德国之医学博士,早期又是陆军军医学校第十五期毕业生,因而面露惊喜之色。经垂询在广东所办之军医学校及德国方面的医学情况后,蒋对张建表示:"你到中央来,我把全国的军医事业交给你办。"并要张建若有任何困难,随时前往找他。会后,张建前往面见当时广东的军政首长余汉谋,向余表示对于蒋的任命不甚感兴趣。且广东军医学校甫成立一年多,想继续在此发展,希望余汉谋能代他向蒋婉拒此任命。余汉谋亦找时任广东省主席的黄慕松商量,最后辗转找到侍从室主任钱大钧。但得到钱的答复是:"不来恐生误会。"1937 年 2 月,张建只好奉蒋之电令,接替刘瑞恒,前往南京中央担任军医学校教育长①一职。② 此职务张建直至 1947 年因军医学校改组成"国防医学院"后才卸任,前后任职长达十年之久。因此抗战时期总理全国军医教育的军医学校,其发展可说与张建息息相关。

同时,蒋介石在此任命后,1937 年 6 月又更进一步地任命张建为军医署署长,掌理全国军医行政业务,并要他将广东的本兼各职同时辞去,以免分心。③ 事实上,张建前往中央任职一事,对于张建的长官余汉谋而言是相当不愿意。一来先前主理广东军政的陈济棠与当时继任的余汉谋皆有意在广东发展军医事业,希望借重张建的专业为其所用。二来当时的广东军医学校是除南京中央的军医学校外,国内由地方政府所成立的第二所军医培育单位,因此余汉谋亦不想让张建离职。故在张建卸下军医署署长一职返回广东后,余还曾发电给蒋,希望能将改隶中央的广东军医学校设为第二军医学校,请张建回任该校校长,并希望张建留在广东整理军医勤务,从缓返京。④

任命张建为管理全国军医教育及行政业务的最高负责人之

---

① 当时全国的军事院校校长一职,皆由蒋介石挂名兼任,但各校实际校务实由教育长负责。
② 张丽安:《张建与军医学校——兼述抗战时期军医教育》,第 87—88 页。
③《蒋中正电何应钦令张建辞卸在粤各职》,《筹笔——统一时期(一七六)》,台北:"国史馆"藏,蒋中正"总统"文物档案,002/010200/00176/054。
④《余汉谋电蒋中正请准将广东军医学校改隶中央为第二军医学校及请缓调张建赴京以整理军医业务》,《一般资料——呈表汇集(五十)》,台北:"国史馆"藏,蒋中正"总统"文物档案,002/080200/00477/073。

前,蒋介石其实对于刘瑞恒已多有不满,认为他不敢就当前发展不佳的军医业务加以整顿,且做事又怕人反对以致到处敷衍,让军医署变成一个官僚之衙门①。先前蒋亦多次要求刘能够拟定完善之军医行政规划,但其仅采用头痛医头脚痛医脚的治标方式,故蒋决心下令整顿。1937 年 6 月 2 日,蒋先下令派任张建为副署长,何应钦在接到此任命后去电请示蒋,表示副署长一职现编制仅一员额,现在副署长陈辉亦在军医署任职多年,是否要将他调职或将副署长一职之员额增设一人。但蒋经过思考后,认为既然要下定决心整顿,就要破除情面,另派非军医署内部出身之干员专任,才有改善之希望。6 月 5 日复电何应钦,将原派任副署长一职之张建,直接升任署长,②取代刘瑞恒,希望借由张建这位非军医署内部体系出身的军医人员来切实整顿军医勤务。至此,张建可说是在抗战爆发前夕,全国军医教育与行政业务之最高负责人。

军医教育方面,1937 年 2 月甫一接任军医学校教育长,蒋介石立即要求张建提出军医整顿计划,要求在业务、技术、人事、精神等各方面须改进与发展,并限期提出能确实执行之步骤方案。③ 张建在上任一个月后,随即对蒋提出他接任教育长后的观感与改革意见,认为有五项要点是当前军医学校必革新之缺失:

第一,须建筑新的军医学校及医院。张建认为军医学校在南

①《蒋中正电何应钦军医署应切实裁并整顿现派张健为副署长负责改革》,《一般资料——民国二十六年(四)》,蒋中正"总统"文物,"国史馆"藏,典藏号:002/080200/00279/007。

②《何应钦电蒋中正已面告刘瑞恒遵拟军医署整顿裁并办法及如以张建任副署长是否将陈辉他调抑或增设副署长等》,《一般资料——呈表汇集(五十六)》,台北:"国史馆"藏,蒋中正"总统"文物档案,002/080200/00483/022。

③《蒋中正电张建限期确定军医整顿计画改进步骤并切实进行》,《一般资料——民国二十六年(四)》,台北:"国史馆"藏,蒋中正"总统"文物档案,002/080200/00279/159。

京市占地不广,在市内虽有南北两个校区,但南校除两层楼房外,仅有两排平房,且周围尽是民房,无可发展之地。北校在陆军医院虽较宽敞,有百余张病床,但是医疗设备简单,一个中央级的军医学校,实无法与广东军医学校和广东陆军总医院相比。[1] 军医学校校舍不敷应用,且无完备之医院供学生实习,对于现代军医教育之本旨,殊有未合。若能从速建筑完整宏大之学校及医院,平时为军医教育机关及伤病官兵治疗之所,战时则移为国防之用,实一举两得。其经费来源拟将旧有校舍变卖及募集慈善捐款,一面拟请一次拨给国币 30 万元。另至本年 7 月份起至第二年 12 月止,每月拨给国币 5 万元,共计总数为 120 万元。其预算分配:

1. 收买建筑地址价款,以原校院地变卖所得价充之。

2. 医院建筑费 50 万元(附传染病院病床,以收容 2 000 人为度)。

3. 设备费 20 万。

4. 学校校本部各研究室图书室,学生寄宿舍建筑费 30 万元。

5. 设备费 20 万。

6. 慈善捐款作为建筑官佐家属留医病院或附设民众医院之用。

第二,增加医校经费,提高学生待遇。查军医学校经费,依照预算为每月 1.7 万余元,而实支数仅 1.1 万余元,区区经费,难望校务发展。请自 7 月份起,京本校每月拨足经费 2.5 万元,广州分校每月拨 2.3 万元,又所有本校学生津贴被服等,拟请依照中央军校同等发给。

---

[1] 张丽安:《张建与军医学校——兼述抗战时期军医教育》,第 95 页。

第三,确定军医教育之一贯方针与整个计划。对于军医学校学生及离校后在部队服务之卫生人员,及其他各校毕业或未经正式医校毕业之医药人员,应轮回抽调训练。故除办普通班外,应办下列各班:

1. 军医补习班:抽调各部队现役军医,未经医科毕业,施以训练及精神上之陶冶。

2. 军医讲习班:抽调军医学校毕业或其他医科大学毕业,服务军队日久者,施以训练,以负整理军队卫生之责。

3. 军医特别班:招收军医学校毕业或其他医科大学毕业,现为上校以上之军医人员入校训练,使成专门军医行政技术人才。

第四,延长军医教育之修学期限。军医学校规定修业期程仅有 4 年,拟修正延长普通军医班为 5 年,补习、讲习、特别等班为1 年。

第五,增加军医学校学生之招收名额。查军医学校组织条例,[1]规定每年招收医科学生 50 名,药科 20 名,实数太少,拟于完备之军医学校及医院建筑完成后,在最近 10 年内,每年每班招足100 名,以适应现代军队之需求。[2]

以上为张建在 1937 年 5 月 20 日对蒋介石所提出的改进军医

---

[1] 在 1935 年 12 月 9 日批准之《军事委员会军医署军医学校组织条例草案》中,关于之招收名额,一般学生部分:医科五十名、药科二十名、司药专修科五名;进修学员部分:军医研究班十名、军医补习班四十名、司药补习班十名。由此可知,当时由军医学校所培训之军医人员甚少数,一直要到张建担任教育长之后,招收名额才日渐增加。《军事委员会军医署军医学校组织条例草案》,南京《军医公报》第五期,1936 年 2 月10 日,第 5 页。

[2]《张建呈蒋中正改进军医学校教育各项办法之文电日报表》,《一般资料——呈表汇集(五十五)》,台北:"国史馆"藏,蒋中正"总统"文物档案,002/080200/00482/104。

学校之各项办法。同一时间，时任国民政府侍从室医官的陈方之，①亦针对军医教育问题向蒋提出若干改革方针。

第一，注意现有军医人员之逐渐训练，再以考试方法招集各派医校之毕业生，加以真正军医之教育，以作来源补充；第二，改进军医学校之课程内容；第三，一律改以国语教授为主旨，则军医能团结一致②；第四，应将军医研究班之章程更改，以训练现役之校官级人员，如将考选改为令选、入学试验免除、毕业年限缩减为一年等；第五，将军医司药专修科改为本科，并准许现役人员入学。③

在军医行政制度方面，1937 年 6 月 5 日蒋介石任命张建为军医署署长时，张建再度就全国军医事业提出一份意见书上呈于蒋，主要针对经费、教育、行政业务系统、卫生材料事业等提出改革意见：

第一，关于军医经费方面，根据 1937 年 3 月份的报告，军医署每月总额经费为 48.1 万余元，而事业费仅 1 万元，行政费内开支属于浪费者，有如下列数项：

---

① 陈方之(1884—1969)，浙江鄞县人，1917 年毕业于日本帝国大学医学院。毕业后在医学院附属医院内工作，1926 年获得帝大医学博士后即返国，历任国民革命军总司令部军医处处长、内政部卫生司司长、国民政府军事委员会委员长侍从室医官、中央卫生试验所所长、南京市鼓楼医院院长兼第一内科主任等职。陈为国内最早研究血吸虫病的流行病学专家，曾就江苏、浙江、安徽、上海等地区调查农渔民感染血吸虫病的情况。1949 年陈留在大陆，后被聘为中央卫生研究院特约研究员，著有《卫生学与卫生行政》一书。《陈方之》，"互动百科"：http://www.baike.com/wiki/%E9%99%88%E6%96%B9%E4%B9%8B，2014/11/20 日点阅。
② 根据笔者的观察，因当时在中国的医学教育理论及系统中，分有德日与英美两派，两派在教学上所使用的语言文字分别为德语与英语，端看主导军医教育者之养成出身而定，也造成日后军医体系中出现了两派的纷争。
③《陈方之呈蒋中正抄送军医教育方针》，《一般资料——呈表汇集(五十五)》，台北："国史馆"藏，蒋中正"总统"文物档案，002/080200/00482/013。

1. 不必要之小组应即裁缩。

2. 军医署所属医院共50所,现各医院收容伤病官兵仅1.1万余人,其中有18所皆未收容者,拟加以清理,缩编为21所,并重新分配驻地,所有编余人员举行甄别,优良者调回军医学校训练。

3. 军医署本身之行政费,亦嫌过多,似应极力裁缩。

4. 现在军医教育经费,殊不足以谋发展教育,似应增加。

5. 卫生材料厂库,系军医事业中亟应使其发展者,现有经费,似嫌太少,应增加若干。

6. 残废军人教养院,按照各国系隶属于军政部,主持人员亦属军人,故其工作效能较见良好,似应将该院连同经费,拨归军政部。

7. 军医署编制,似嫌过大,且有文官职之简任技正等职,似应将编制重行订正。

8. 连年军医业务无大进步,其事业费太少,乃其最大原因,故拟将事业费极度增加,以行政费节缩向下拨充之。

9. 所以增加事业费,其用途之分配:

A. 建筑军医学校及省都陆军医院。

B. 于南昌、汉口、洛阳、长沙、贵阳、重庆、西安等处,建设完备之陆军医院。

C. 拨助各陆军医院充实其内容及设备。

D. 建筑卫生材料厂,购料自制材料。

E. 设立苗圃,培植原料。

F. 派遣军医人员出国考察军医事业,并研究军医专门学术。

G. 此项事业费,确供军医事业建设之需,实报实销,不移作别用。

第二,关于军医教育改进问题,张建认为为培养健全军医人才,将现在设备简单之军医学校及医院,应重新建筑,充实内容,增设各教育班。

第三,关于军医业务及行政系统之改善问题,当有以下四点:

1. 军医署现所属单位有 67 个之多,且分驻全国,监督指挥俱感困难,其行政系统似应改善,其办法在平时(战时则依战时组织变更之)拟划分为 5 个军医区,以军医署第二处及现军委会驻鄂、川、陕、粤行营之军医最高机关为军医主任,指挥监督邻近各省。

2. 军医署现所办之军医训练班,系属军医轮回教育,应即并入军医学校。

3. 近年来军医医务之无成绩原因:

A. 由于人才缺乏

B. 由于设备不充

C. 由于待遇不一(军医署人员十足支薪,各地医务人员则支国难薪),故对于医务整理,应先从人事方面着手,然后逐步择地改建医院,充实设备。

4. 部队上军队卫生业务,亟需努力改善,其整理步骤,拟先从中央整理师着手,然后依次及于其他各部。

第四,关于卫生材料事业之建设,张建认为我国卫生材料,现皆仰给外国,一旦国家对外作战,来源势必断绝,似应从速建设卫生材料自制药械。①

除张建所提之意见外,当时蒋介石身边长期担任军队医疗相

---

① 《张建呈蒋中正整理军医事业意见书》,《一般资料——呈表汇集(五十六)》,台北:“国史馆”藏,蒋中正“总统”文物档案,002/080200/00483/025。

关行政工作的金诵盘①，亦将自身从全面抗战爆发后对于战时卫生行政所闻之七点建议上呈于蒋：

第一，拟请成立并充实部队各级卫生机构。战时卫生机构在师以下未能健全组织，师以上全付阙如，致前方卫生勤务无人指挥，无法监督，不克与后方兵站密切联络。现后方联络不易，各战区处理卫生勤务更应具有独立活动之机能，倘师以下各级卫生机关悉能充实，师以上分别成立，不仅上述困难为之解除，并可集后方之高级卫生人员鲜有现身前方之机会，以及高级将领偶有疾病亦可得有学验较优之医师，为之治疗。

第二，拟请撤销各医院监理员管理员。各医院监理员管理员之增设，徒滋纷扰摩擦，各员均为军政有用之青年，宜今深入民间抗敌或编入部队，立功疆场，则用其所学，收效较宏。监理员管理员撤销以后，各医院经理事项应使独立，至于医院行政之管理与负伤员兵之慰藉政训，责成军医署勤加督导，严明赏罚。但仍需院长

---

① 金诵盘(1894—1958)，学名金日新，江苏省吴江县黎里乡杨墅村人，是民国时期著名的中医，与蒋介石、戴季陶为结义兄弟。父亲金沧柏为清末名医，自幼受父亲影响，1908年考入上海同济大学医科，于1914年毕业后在上海嵩山路开设崇仁医院。经同乡柳亚子的介绍，在上海认识了孙中山，1917年孙中山南下护法时亦追随前往，担任孙的保健医生。此时金与蒋介石、戴季陶两人因治病之故，交情日深，后三人遂结为金兰，其后蒋及其母王太夫人患病时，常请金诵盘为其诊治，两人之子后亦结为异姓兄弟。黄埔军校成立后，金应蒋之邀，前往担任该校之军医处处长兼广州军医补习所教务长，国民革命军北伐时，金被任命为国民革命军总司令部卫生处处长兼总司令部侍从医官，后在上海清党时因与蒋意见不合，返回上海开设私人医院，后来蒋曾邀请他主持筹建陆军医院事宜，但被金婉拒。由于他的习医经历，曾被推举为中华民国医师公会理事长。战后，金辞官为民，返回故乡行医，1949年蒋拟定赴台要员之名单，亦将金诵盘列入其中，但金并未随其赴台。中华人民共和国成立后，曾出任江苏省政府政协委员、爱国卫生委员会顾问等职，1958年因胰脏癌去世，享年64岁。陈凤龙：《蒋中正的拜把金诵盘》，《文史天地》2009年第12期，第17—21页。

切实负责,庶泾渭分明,是非得直,且每月可撙节国币 20 余万元。

第三,拟请令饬军需、军医两署筹商医院经理之独立。各医院经理至为繁复,有营缮、被服、犒赏、饷项零费、归队费之分,有造册、核算、保管、出纳、报销之繁收,收容人数少则数百,多则千余。益以本院员兵名额亦在百余人以上,自易为弊窦之渊薮。然每院只设上尉军需一员,且此项人才缺乏,各医院所用,大抵属于普通会计人员,自难胜任愉快,各院经理实有独立之必要。所有军需一职,改由军需署遴派,或会同军医署合组医院军需训练班,抽调各院军需现职人员,加以短期训练后,由军需署加委以专责成。

第四,拟请令饬各主管机关随时补充适应战时运用条例。战时一切勤务均贵敏捷简单,不失时机,但检讨过去,不仅卫生部分,每因平时所订法规章则所限,多窒碍难行,为彻底校正计,拟请令饬随时增订适应战时运用一切补充条例,呈准施行。

第五,拟请令饬前方收容所替换负伤员兵之服装。在前方视察,每见后送负伤员兵血渍满衣,污秽不堪,易使创伤溃腐,且属有碍观瞻,照例于到达兵站医院,始行更换,今后应责成各卫生处,领交救护车运往前方收容所,予以替换洗涤,后凭旧衣报销,既可改善又便稽查。

第六,拟请令饬军医署积极预防冻疮壤疽。历次战役,每届冬令,士兵患冻疮壤疽者,十不一免,转瞬严冬,鉴于今夏疟痢蔓延,由于事前筹虑未周,防治失时,对于冻疮壤疽,亟应妥筹预防方法,分发各部队照办。

第七,拟请准予加入青年团,并集军医干部人才成立支部。[①]

从以上张建、陈方之、金诵盘等人所提关于军医教育及行政制

---

[①]《金诵盘呈蒋中正建议陆军卫生改进意见》,《一般资料——呈表汇集(七十七)》,台北:"国史馆"藏,蒋中正"总统"文物档案,002/080200/00504/250。

度的改进意见,即可窥知当时军医之处境。中央而言既是如此,更
遑论各地方之军医发展。甚至在抗战期间,陈方之奉蒋介石之命
前往部队及伤兵医院慰问视察时,所观察到伤兵医院中之军医在
治疗伤兵外伤时,以德国军医之处理外伤之准则——"初期的创伤
消毒、创伤切除、创伤缝合"来考察中国军医,结果,就陈所观察之
情况,前方后送之伤兵不论轻重伤,伤口无不化脓。而在后方治疗
之伤兵病情结果大抵亦可分为三类:"第一,轻者因本身抵抗强渐
愈。第二,稍重者多化脓经久不愈。第三,伤及骨或关节者,或滥
施断肢术,使枉成残废或竟伤其生。"①由此可知,虽说陈方之所看
到的情况并非代表全数的军医素质,但以当时而言,仍有此情况发
生且不在少数,显示以当时军队或是伤兵医院中之医疗人员素质
而言,仍有许多并不具备相应医疗资格之人员在充任之。或许从
上述几位之建议事项中可看出,军医人员之养成和需求数量出现
明显的供不应求,需求量远远超过养成之数量,在质量与供应两者
之间,由军医学校系统出身并主导抗战时期完整军医培训教育的
张建,仍旧坚持在质量上把关。至于在军医人员之供需上,只能选
择以现有人员再进修教育的方式来提升现有军医素质。但关于军
队医疗人员不足的问题,蒋介石在战前,就曾与刘瑞恒商量,拟定
出以全国医校学生为对象,授以军事及军医相关训练,以增加军医
之来源的想法。②

　　综上所述,在三人所提之规划与建议中,以经费而言,在军医

---

① 《陈方之呈蒋中正改革军医办法》,《一般资料——呈表汇集(七十)》,台北:"国史馆"
藏,蒋中正"总统"文物档案,002/080200/00497/236。

② 《王世杰刘瑞恒等电蒋中正已商同拟定全国医校学生军医训练办法草案》,《一般资
料——呈表汇集(三十六)》,台北:"国史馆"藏,蒋中正"总统"文物档案,002/080200/
00463/049。

行政方面之经费有许多是不必要之开销。在军医教育方面，则是经费与设备皆呈现不足的情况。

以教育处境而言，在最基本的教学地点与经费问题，中央每年所挹注在军医教育部分上甚少，虽列于中央级的军校，但待遇上却不等同其他中央层级军校。

以编制而言，此时中央或各部队的军医相关行政单位及人员皆有编制过大的现象，导致行政费用耗费巨大，且在指挥监督上有其困难性，因此需作改善。

以身份地位而言，在部队中的医疗人员，大多还是由仅懂简单医技的卫生员或是一些未受过专业训练的人员充当。因此整体来说，素质奇差无比，受此影响，即便是受过专业训练的军医人员，在其地位上可能也无法受到军队其他人员的尊重。

以人才而言，先前军医学校每年所招收之员额太少，完全不足以应付广大部队之需求，且一名专业军医的养成期相当的长，除专业的医学训练外，尚有基本军事养成教育训练，若没有吸引人之条件，如教学环境、就业机会、良好就业环境、待遇等，不可能让优秀的人才前来加入军医的行列，自然无法培育出优秀的军医人才。

以语言而言，陈方之提出以国语来教授课程，即是观察到当时除军医学校外，国内其他医事学校所授课之语言亦有分为德语与英语两种语言之情况。故希望能在团结军医的大前提之下，统一皆用国语。此点建议其实在抗战前的军医学校就曾试验过，学生在课堂时在授课教官的带领下，企图先将医学名词由外文翻译为中文后再加以使用，但此举并未成功。

蒋介石在抗战的中后期，亦曾多次致电当时的军政部部长何应钦,希望他能研究出一套军医改革方案。[1] 蒋认为:"现在军医署之无能无绩,我有不足问闻之慨,军政其他事皆渐有改革,而独军医无人才亦无办法,关于人的问题为最大,望切实注意对于军医调训与人才培植更为急需,务详计之。"[2]换言之,从全面抗战爆发之前乃至于抗战结束,整个军医教育与行政制度,虽有如前述之刘瑞恒、张建等军医专业人员的努力,又有如陈方之、金诵盘等军医相关人士对于军医事业所提出的建言,但就整个军医事业而言,仍尚嫌不足。故蒋才会不断地发出希望改革军医业务之言论,而蒋本身亦站在一个监督者的立场,借由自身过往的实际经验与身旁专业顾问的考察建议,进而不断地要求军医界人士能够设计出达到蒋的要求以及符合当时中国军事战争情势的军医建设蓝图。不过这样的改革趋势,要等到了战后,整并所有战前与战时军医相关机构之"国防医学院"成立,才有逐渐破除先前制度不明、教育不彰、经费不足、派系分明等现象,为蒋及各方军医相关人士担忧已久的军医问题,带来一线曙光。

## 三、冲突:德日与英美两大派系军医之争

"派系"一词,根据美国学者黎安友(Andrew J. Nathan)的解释:"派系都有一个共同特点,即领袖与追随者之间的关系模式是个人对个人,而非个人对全体,从结构上来看派系是由一个或几个

[1]《蒋中正令何应钦研拟军医教育宗旨及方针》,《交拟稿件——民国三十三年一月至民国三十三年九月》,台北:"国史馆"藏,蒋中正"总统"文物档案,002/070200/00020/025。

[2]《蒋中正电令何应钦详计军医调训及人才培植》,《筹笔——抗战时期(二十八)》,台北:"国史馆"藏,蒋中正"总统"文物档案,002/010300/00028/076。

中心点连接而成,在个人互换关系基础上得到补充或协调。"①而中国大陆学者金以林对"派系"一词则认为:"在中文里的派系一词包含着两层的含意,即派与系,⋯⋯但在近代中国派系冲突的现实中,这两个词又是相互混用,在概念上并无实质性的区别。"②

"派系"一词,多用于解释政党政治、军事、人际网络等方面之现象,西方军事医学制度及教育理论在引进中国后,主要因军医人员之养成背景因素,亦形成了派系现象。此处笔者借由此概念,进而讨论中国军医界所存在之派系问题与军医制度设计之关联性。

中国医学的西方化③始于清末,虽有伍连德等受英式医学训练者立开创之功,但真正影响中国医学最深的,还是日本学习德国医学的经验。军医学校体系自清末北洋军医学堂以来,延续至抗战时期,多数主事者皆受训于日本及德国医学教育体系或毕业于军医学校本身之教育体系,早年在军医学堂中,多数之教席亦充斥着日本教官,采德文教科书与德国学制。④ 因此中国之军医发展体系至抗战时期,以德日系统的教学方式为主,笔者姑且将受此医学系统教育的人员称之为"德日派"军医。另一方面,中国当时的医学教育体系,除德日系统外,亦有受英美医学系统教育之医疗人员,

---

① Andrew J. Nathan, *Peking Politics*, *1918—1923*: *Factionalism and the Failure of Constitutionalism* (Berkeley: University of California Press, 1976), p32.

② 金以林:《国民党高层的派系政治:蒋介石"最高领袖"地位是如何确立的》,北京:社会科学文献出版社 2009 年版,第 7 页。

③ 笔者引用之出处,原文本载为"现代化",但笔者认为中国本有其医学发展系统,近代以来因西方医学传入中国,造成两种不同的医学体系在中国进行交流,原先中国既有的国医疗体系,并未因西方医学的传入而消失,只因当时中国的社会风气受西方强大的民族主义影响,认为一切以西方传入之事务为其先进,西方之事务等同于现代化。但笔者认为,中西医之争至今尚未有定论,故此处乃以西方化形容之。

④ 刘士永、郭世清:《林可胜(1897—1969):暗声晦影的"中研院"院士与"国防医学院"院长》,《台湾史研究》2012 年第 19 卷第 4 期,第 161—162 页。

虽说在军医体系中并未多见,但民间之医疗单位中,受英美系统教育者亦不在少数,当时中国的军医教育体系则是到刘瑞恒开始兼任陆军军医学校校长一职后,才开始将英美系统之医学教育方式、教学计划及相关人员引入其中。另在抗战时,因受政府委托而筹组的陆军卫生勤务训练所(以下简称"卫勤所"),在领导人林可胜的号召之下,协和医学院系统的医护人员多受其响应,形成卫勤所的主干,因其出身之协和医学院属美式医学教育系统,亦将此医学教育概念带入卫勤所之中,故称刘瑞恒及林可胜等为代表的为"英美派"军医。

笔者须先说明,不论是德日派或英美派,只是一种对于当时医学教育体系或人员的一种相近归类,并非当时有其实际之派系名称,毕竟有相同背景的人员在许多方面皆较容易形成集团派系,但也如此引发了许多关于派系观念之争议与冲突事件。

表3　军医学校历任领导人学经历一览表

| 名称 | 校长 | 学经历 |
| --- | --- | --- |
| 北洋军医学校 | 徐华清(总办) | 香港大学医科、德国医学博士 |
| 陆军军医学堂 | 徐华清(监督) | |
| 陆军军医学校 | 李学瀛 | 北洋军医学堂第一期 |
| | 全绍清 | 天津北洋医学堂、美国霍普金斯大学、哈佛大学 |
| | 戴棣龄 | 日本长崎医科大学、日本陆军军医学校 |
| | 张用魁 | 北洋军医学堂第一期 |
| | 张修爵 | |
| | 梁文忠 | 北洋军医学堂第一期 |
| | 陈　辉 | 北洋军医学堂第一期、美国哈佛大学 |
| | 鲁景文 | |

续表

| 名称 | 校长 | 学经历 |
| --- | --- | --- |
| 陆军军医学校 | 郝子华 | 陆军军医学校第八期 |
| | 杨懋 | 陆军军医学校 |
| | 严智钟 | 日本东京帝国大学医学部 |
| | 刘瑞恒（兼任） | 美国哈佛大学医学博士 |
| 军医学校 | 刘瑞恒（兼任） | |
| | 张建（教育长） | 陆军军医学校第十五期、德国柏林大学医学及哲学博士 |
| "国防医学院" | 林可胜 | 英国爱丁堡大学医学及科学博士 |

在整并为"国防医学院"之前，历任军医学校的校长之中，刘瑞恒是唯一一位将军医学校教育体制采英美医学教育体系者，也是唯一一位并未自中国军医体系出身的校长。据《"国防医学院"院史》所记载，刘甫一上任，即以整顿改革该校为名，将原先所有的教职员全数撤职，曾遭部分校友及在校师生之群起反对，掀起军医学校创校以来因学制及领导人因素所引发的学潮，[①]也是德日与英美两派系人员因观念差异引发的冲突。过去中国医学界德日与英美两派泾渭分明，领导者是什么派系出身的，其下属亦是同样，这也是中国医学与军医界长久以来的惯例[②]。

即便如此，刘瑞恒依然锐意整顿，决心改进，乃毅然停课二周。而刘当时虽有仗势揽权之嫌，但其改进军医教育之成就，亦功不可没。[③] 此次事件中刘瑞恒甚至在向蒋介石呈报时指称学生行动已

---

① 据笔者查阅相关资料后，发现军医学校并非第一次发生学潮。先前在北洋政府主政时期，陆军军医学校即因战争因素导致学校校长出走，进而引发学生抗议事件。

② 张丽安：《张建与军医学校——兼述抗战时期军医教育》，第179页。

③ "国防医学院"院史编纂委员会编：《"国防医学院"院史》，台北："国防医学院"1995年版，第12页。

越轨,请派宪兵前来维持秩序。① 蒋亦指示刘,对于此次事件,须彻底解决,无论情形为何,皆不可迁就,凡军队与学校以下犯上者必严惩不贷,不可以仅以撤职了事,以维军纪。② 最后,刘处罚了学生代表八人禁闭于陆军官校,教职员部分,未经留用者,仅以发放一个月薪水辞退。但后来此事因薪水延迟发放之故,被辞退之教职员亦联名上呈蒋,要求重视此事。③

当时刘瑞恒之整顿改革措施,其要项大略如下:

第一,重新策订各科期教育计划,逐步实施。

第二,当时因刘本兼职加起来共身兼九职,在校时间不多,故派时任南京中央医院外科主任的沈克非④为教育长,实际主持校务。

第三,撤换所有基础医学各科之教师。

---

① 《蒋中正电朱培德何应钦军医学校应协助刘瑞恒改造校务》,《亲批文件——民国二十四年一月至民国二十四年一月(一)》,台北:"国史馆"藏,蒋中正"总统"文物档案,002/070100/00038/039。

② 《蒋中正电朱培德何应钦军医学校风潮必须澄清凡军队与学校以下犯上者必严惩》,《一般资料——民国二十四年(二)》,台北:"国史馆"藏,蒋中正"总统"文物档案,002/080200/00200/024。

③ 《张鹏义等电蒋中正请饬刘瑞恒发给陆军医校未经留用职员薪水一个月及蒋中正电刘瑞恒即发》,《一般资料——民国二十四年(十二)》,台北:"国史馆"藏,蒋中正"总统"文物档案,002/080200/00210/063。

④ 沈克非(1898—1972),浙江省嵊县人,1916年考入清华大学,1919年毕业,同年由清大保送至美国西余大学(case western reserve university)医学院就读,1924年6月取得医学博士毕业,后留美服务,专攻外科学。1926年6月返国任北平协和医院外科助理住院医师,隔年升该院外科住院总医师。1930年7月,调任南京中央医院外科主任,后升任副院长及兼任军医监部训练处处长及军医设计监理委员会少将专员;1935年9月,受刘瑞恒之邀请,兼任军医学校少将教育长,隔年任中央医院院长;1940年4月,卫生署改隶行政院,奉命为副署长。胡健国主编:《"国史馆"现藏民国人物传记史料汇编》第三十三辑,台北:"国史馆"2009年版,第272—273页。

第四,取消德日语文课程,改授英文。

第五,借助中央卫生实验院有关基础医学各科之人才设备,充实基础医学方面之各项实验室,使学生由黑板教育进入实验室教育。

第六,以中央医院为教学医院,医科五年级学生全部派至该院,住宿该院之医师宿舍,担任实习工作。

第七,以南京市卫生局及江宁县实验卫生院为公共卫生实习场所。①

对于受此次改革影响最大的学生,则无法接受刘瑞恒如此的方式,其主因多数在于教学体制与教学语言的突变,让学生短时间内无法接受。先前军医学校因采德式医学教育模式,主张医学教育环境由教学医院中衍生而出,即德日系统较重视临床医学教育,而英美系统的医学教育模式则认为医学教育是独立的教学与研究单位,并非由教学医院的概念衍生而出的产物,因此学生在实习的部分以现有之医院教学合作即可,如此可省下大量经费,这与德国所采的习作(学习与实作)一体模式有所差异。19世纪以降,德国的科学与医学开始有系统地发展,尤其强调数据收集和观察,也因此,德国医学的实证研究让其领先于当时的其他国家的医学发展,甚至到了19世纪80年代后,医学界的通用语言采用的是德语。② 这样的医学发展特性,应用于以外科医疗为主的军事医学上,更是符合其需求性。往后日本在明治维新时,医学方面亦师法德国,故在归类上将日德两者合归于一类。

在人事问题上,当时学生曾推派代表上书蒋介石,希望蒋能直

---

① "国防医学院"院史编纂委员会编:《"国防医学院"院史》,第13—14页。

② [美]Richard A. Gabriel & Karen S. Metz 著,王松俊等译:《军事医学史》,第184页。

接干预此事。如学生代表诸相尧等提出看法，首先认为校长和教育长为全校之重心，理应朝夕在校专心领导，但刘兼校长因政务繁杂，未能常驻学校，所派之沈克非教育长亦因故到校时少，①故校中之业务处于无政府状态。其次，学生认为刘所派之课程教官，皆由卫生署及中央医院教职员所兼任，非军医体系出身之医疗人员，在军医学识与经验上明显不足，且课程安排混乱，对于相关之军医医学课程，如军阵调剂、军阵制剂、化学兵器、裁判化学等科目，原系必修课程，但因继任之授课教官这方面的学识不足，故这些必修课程全数搁置不教。教官仅教授其专长科目，不按照学校所排定之课程大纲进行授课。

在军医学校附属医院撤销问题上，当时学校的处置方式为："令学生等前往中央医院实习，一班数十人拥挤一室，虽教者口讲指画，而生等无实习诊疗之机会，无虞纸上谈兵，有类乡人观剧。又校内之解剖、病理、细菌、化学等实习室，原以容积设备规模过小，均系分组轮往实习，今不问事实，同时拥挤围观，而教者复不加详解，有如表演魔术，今观者如置身五里雾中，真有莫名其妙之感。"

在教学实习上，医科五年级生虽毕业期近，主要科目尚多未教完，今奉派前往南昌行营军医处训练，不但所学未臻成熟，使得功亏一篑，而该处为军医行政机关，实无此项教育设备，加以行营行将迁移，尤未能安心求学，其所以不惜断送生等学业者，有无有其他作用，不敢臆断，而此种不顾学生学业之动作似非为师表者应有之措施也。

---

① 沈克非当时因自身在中央医院之职务因素，有业务过失之诉讼官司，故法院时常传讯，以致到校时少。

我国自创设军事学校以来，如陆大、中央军校、各专科兵校及军需、兽医等校，所授教材多译自德、日两国，关于军队卫生勤务军官与军医所学者名词相同，可收分工合作之效，故外国文一科，向以德、日为主，现一律改用英、美书籍，旧有名词既非后此新进者所习知，而新译名词又非各军官所夙晓，将来出校任事，必致扞格难适，在学校当局，不过入主出奴一念之差，而军事卫生前途实受贫穷之窘况。况且："生等俱皆高中毕业，英文程度差，可看书。"学校当局将自身不擅长之德、日文去之，惟恐不尽，真不知其是何用心。①

过几日后，学生亦再次推派罗泽霖为代表上书蒋介石，此次的上书内容除与前述诸相尧等上书内容有部分相同之处外，另又有几项新提出之事项：如第一，学生修业年限由五年改为四年；第二，刘瑞恒认为军医学校之药科应为大学理科之一部分，与医科无关，军队司药人员只要能包药已足够，故有将药科归并到杭州医专之计划；第三，学生认为刘当时是蒋命以军事委员会军医设计监理委员会之主任委员身份来设计改进陆军军医学校，未见蒋或政府令其兼领该校校长；第四，学生认为刘当时身份虽集军队卫生、行政及教育领导者于一身，但不知军队卫生之利弊，如在刘前一任之校长严智钟，因为刘之同乡而为刘之引用，但严任校长期间，设备即假经费困难之名，因陋就简，人员部分讲师多于教官，以离间教职员之意志，而保私人之地位，到校时少而且短，一切是由副官胡乱支配，专以节省金钱，巩固地位为目的。学生认为："刘委员既不监理于事先，又不纠正于事后，及严校长受令申斥告辞，而又自令自

---

①《陆军军医学校学生诸相尧等呈蒋中正恳另简贤能主持校务》，《一般资料——民国二十四年（三）》，台北："国史馆"藏，蒋中正"总统"文物档案，002/080200/00201/128。

兼,以掩护严校长巨数之亏空,不能交代,居心行事,何与于国家大计。"再以行政效率而论,剿"匪"伤病兵不过 2.4 万人,医院单位几及百个,而任务仍不能完全达到,耗费之巨,较十九年(1930 年)中原大战不知超出若干;第五,刘兼领校长之所谓专才,要不外中央医院之大夫与卫生署之职员,学生认为:"此等专才严校长已多请为讲师,生等稔之熟矣,西装革履,帅气十足,思想行动,莫不憧憬于欧美之资本主义。"但教课则左支右吾,敷衍了事,中文不通,教材亦编不好,译名不悉,讲解又不清楚,遇有疑难不能解答,则满口英语以塞视听,古人云:以身教者,从以言教者讼。战场苦境也,军医繁剧也,使生等耳濡目染,亦步亦趋,将来诚不知职责之为何。①

事实上,刘瑞恒对此事的处理,虽引发相当大的争议,其中甚至还包含了不同派系之观念与人员冲突情形,如授课语言、授课教师、教学计划等,皆是引发冲突的主因。在授课语言上,刘于 1934年接任校长后改换语言,至 1937 年张建接任后,才又下令改回德语教材,要求军医学校学生重新学习德语。

蒋介石对此事的立场,最早在该校学生集体上书请愿,说明刘瑞恒到校后无故停课,且擅自取消附属医院时,蒋尚未表态,仅命军政部前往调查后再拟定相关处理方式。② 但过几日因收到刘之报告后,对于刘所描述学生不轨之事,心有不满,态度才倾向于刘,

---

① 《罗泽霖等呈蒋中正陆军军医学校刘瑞恒等荒废校务、停办附设医院等情,恳请派员查察予以匡济》,《一般资料——民国二十四年(四)》,台北:"国史馆"藏,蒋中正"总统"文物档案,002/080200/00202/121。

② 《陆军军医学校全体学生电蒋中正请撤换刘瑞恒另派军医专家负责主持校务》,《一般资料——民国二十四年(一)》,台北:"国史馆"藏,蒋中正"总统"文物档案,002/080200/00199/140。

并要求何应钦协助刘处理此事。① 这或许也与蒋的军人性格有关，认为不论何故，只要是以下犯上这样的行为在军队中就是不被容许的，故进而支持刘之处理方式。

在全面抗战爆发之前，国内之军医业务与卫生业务之发展多与刘瑞恒有关，可从他一人身兼多职看出。② 对于引进西方医疗事业于中国，刘亦为当时之领航者，且因医学养成背景因素，亦是推行英美医学教育制度在中国之早期领导者，蒋介石倚重刘在国内外之人际网络以发展国内之卫生医疗事业，但对于刘所职掌之军医业务，蒋甚是不满意，才有日后委任张建之后续。

蒋介石作为当时中国最高的军事领导人，又有留日之经验，在许多军事教育的设计与规划方面，不可能不知欧美之间不同国家的军事发展概念亦有差异之道理，故从刘瑞恒到张建，所代表的不仅是领导人之间的更迭，在审慎的思量之下，背后的意涵亦有蒋对于派系理念之间的认同。如蒋在决定以张建为全国军医事业发展领导人之前，曾召见过张建，席间亦详加询问关于张建之出身背景及德国方面之医学发展情形，③作为蒋在决策时的考虑。

在抗战期间及战后"国防医学院"整并时，由林可胜、卢致德、张先林、周美玉等原协和医学院人员所组成的陆军卫生勤务训练所，与张建、于少卿等人所主持的军医学校，亦是英美派与德日派

---

① 《蒋中正电刘瑞恒军医学校风潮必须彻底解决严惩不良分子，不可仅以革退了事》，《一般资料——民国二十四年（二）》，台北："国史馆"藏，蒋中正"总统"文物档案，002/080200/00200/025。

② 据笔者统计，当时刘瑞恒所担任之本兼各职有卫生署署长、中央医院院长、中央卫生实验院院长、禁烟委员会委员长、中英庚款董事会董事、黄河水灾救济委员会常务委员、全国经济委员会委员、军委会军医监理委员会主任委员、军医署署长、军医学校兼领校长等职。

③ 张丽安：《张建与军医学校——兼述抗战时期军医教育》，第87页。

相互冲突之一例。

抗战时期对于战时基础的医护人员需求甚大且急，当时军医学校以正规医学教育方式所培育之军队医疗人员数量，每年仅百员不到，虽军医学校后来有增设名额且亦开设短期的军医人员训练班，但人数仍供不应求。故林可胜等人在湖南长沙开办战时卫生人员训练所，希望借由大量招收一般民众，施以短期训练，使其具备战地救护、疾病预防、简易治疗等护理常识及技术以协助军中护理工作。① 此卫生人员训练单位后定名为陆军卫生勤务训练所，纳入政府编制之下。是故，陆军卫勤所的成立宗旨：希望借由林可胜等人在战前组织中国红十字会救护总队的经验，为军队提供在短时间内施以训练后即可立刻投入战场以补充军队中之大量不足的基础卫生医护人员，与原本的军医教育体制并无相关，但在蒋介石与相关军事领导人见其成效后，经由政府与军方的授意与支持，不断地扩充其编制与规模，并由最初隶属管理一般卫生行政业务之内政部卫生署转而成为军政部之隶属单位，即可知其受重视之程度。训练内容原先仅授以简易战地救护知识及协助军中基础护理等工作，再加之负责调训军中没有正式军医资历的各级官员兵，授以军阵医学及卫生勤务等之相关课程。尔后，考虑到陆军卫勤所学员之日后出路，仅接受短期训练素质不可能有所提升，且战争结束后，即不需如此大量的基础医护人员，这些人员之学识若以正式医学人员的标准视之，只是一批训练不足的人员，故决定成立军医班及高级护理教育班，施以分期、分科以及相关军事勤务训练，②

---

① 张朋园访问，罗久蓉纪录：《周美玉先生访问纪录》，台北："中央研究院"近代史研究所1993年版，第70页。

② 张朋园访问，罗久蓉纪录：《周美玉先生访问纪录》，第70—72页。

为日后学员之出路而规划。但陆军卫勤所这样的训练方式,即与培育正统军医无异,且同属于军政部之管辖下,成为自抗战中期开始,除原先的军医学校外,另一个培育正统军医之养成单位。陆军卫勤所实行的英美医学教育方式与军医学校的德日医学教育方式为两种截然不同的教育体系,就目前可知的档案资料得知,两个单位之间并无太多的交集,双方仍是各自发展,但在一个国家之下两种不同的教育体制,实际应用上各自所属的人员即形成了不同的派系隔阂。

陆军卫勤所林可胜等协和医学院出身之英美派人员,在林的带领之下进入军医界,多数人员由民间医疗人员的身份直接转为拥有军人身份的军医,与当时主持军医学校的张建等德日派人员分庭抗礼,竭力排斥军医学校的毕业生。[①] 因此,形成中国军医界因学习背景不同而立场泾渭分明的现象。[②]

两派之冲突主因,或以原先军医体系中之军医人员,多以德日教育体系为主而发展,但受英美体系教育之人员,多为民间之一般医疗人员。在全面抗战爆发前,在政府或军队中,英美派之代表人员大抵仅以刘瑞恒为主,但到了抗战时期,因须大量发展战时医疗人员之因素,林可胜等人进而踏入了军医体系,由从一般医疗人员转变为拥有军人身份之军医人员,甚至后来因许多因素导致英美派之人员获得政府及军队之重视,而与德日派之人员产生嫌隙,导

---

① 刘士永、郭世清:《林可胜(1897—1969):暗声晦影的“中研院”院士与“国防医学院”院长》,《台湾史研究》2012 年第 19 卷第 4 期,第 168 页。

② 此现象也造就了单位领导人学成背景系派不同,所任用之人也有所区别,例如协和医学院、湘雅医学院、华西大学医学院、上海医学院走的是英美派系路线,而北平大学、上海同济大学、广东中山大学则是属于德日派系路线。张丽安:《张建与军医学校——兼述抗战时期军医教育》,第 416 页。

致两派人员间后续许多冲突发生。另一方面，在两派对于军医及医学的观念中，德国的军医学校将医学专业置于国家主义之下，英美系医学虽然也有军医训练，但仍认为医学具有普世救赎之根本价值，亦即"希波克拉底誓词"①中平等对待病患的价值。② 因此，从根本上不同的医学观念，也造成了两派系在发展过程中之差异性，两派系依照各自的理念在当时的抗日战争中寻求发展，究其结果，国家主义至上的德日派系，较受蒋介石及当时的军事领导人青睐，获得正统军医养成教育的行政系统的发展资源，但以普世救赎价值为理念，大量培育军队所需的基础医护人员，并与民间医疗系统结合的英美派人员，亦从另一种渠道，取得在军事医学方面的发展与成效。

## 四、融合：战后军医机构之整并与改组

抗战结束后，战时两大军医发展机构军医学校与陆军卫生勤务训练所，同时于1946年复员于上海，回归到非战时状态，有关人员开始思考军医未来之走向。鉴于战时军医机构之发展，很大程度上是为了应付当下的情况，故在设计上，并未有全面且通盘之考虑，主要以补充不足之人员为主。1946年4月17日，时任军政部部长的陈诚向蒋介石提出了一项建议，内容为：

1. 查军医业务缺憾甚多，主要原因实由军医人员之训练缺乏正确目标，拟仿美国制度，将各军医教育机关与各主要业务示范练习机关，集中成一中心机构，定名为军政部军医训练处，系

---

① "希波克拉底誓词"即为医师誓词。
② 刘士永、郭世清：《林可胜（1897—1969）：暗声晦影的"中研院"院士与"国防医学院"院长》，《台湾史研究》2012年第19卷第4期，第172页。

将原有教育机关及其他业务机关酌加编并,集中一处而成,引用现代教材,刷新教育方法(个人训练单位训练),以提高军医素质,充实军医定额。

2. 前奉核定军医教育机关迁设武汉,但武汉无房屋可资利用,查上海江湾日军各病院尚易修整,同时优秀师资及合格学生在上海较易招致,拟请将军医训练处设置上海江湾,并请将该区日军第一、二、三、四、五、七、八、十一、十二病院及军马防疫所原有建筑物,指拨该处使用。①

陈诚之建议,即是希望将战前与战时所有之军医教育机关、业务示范机关等,集中成为单一之中心机构,以达到军医素质与成效之提高。尔后,1946年军医署所提出之业务报告指出,先前就曾建议创立一所国防医学中心。② 1946年初,蒋介石同意军医署所提出之方案,于是先于该年2月,让两所战时最大之军医教育机构先行复员至上海,③4月,蒋介石根据陈诚所提之建议,饬令陈诚组织军医训练处筹备委员会,拟将全国军医训练机构除迪化军医训练组外,一律改组,实施技术及行政之综合性军医教育,其训练方式将分为三方面进行:“第一,招考学生、培植军医干部;第二,调训部队学资不足之人员以提高素质;第三,全国各大学医学院专科之毕

---

① 《陈诚呈蒋中正请将原有军医教育与业务机关仿美国制度编并成为军政部军医训练处并设置于上海江湾等文电日报表》,《一般资料——呈表汇整(一〇六)》,台北:“国史馆”藏,蒋中正“总统”文物档案,002/080200/00533/247。

② 教育部医学教育委员会在1945年的一次会议中,即表示同意军医署所提出之方案。

③ 战前或战时所成立之军医相关教育单位,除军医学校与陆军卫生勤务训练所之外,尚有天津海军军医学校、四川陆军军医学校、湖北陆军军医学校、广西陆军军医学校等,这些学校都于战时或战后陆续停办。

业生均须入院受训,以备国家需要时之应用。"①11月,陈诚核准通过初名为"国防医学中心"之成立方案,其中心教育内容系分为军事医疗专门教育部分及业务训练部分,另包含一些示范单位与研究单位等。1947年1月,军医学校与陆军卫生勤务训练所均复员完成,开始展开合并之准备工作。② 6月1日,"国防医学院"(National Defense Medical Center,NDMC)正式于上海江湾成立,校址即为上海市立医院与日据时期之军医院,③占地150万平方米。至此,自清末以来的军医教育发展,始由各个不同时期的各自发展融合为一,真正达到统合全国力量来发展军医教育事业。

"国防医学院"之成立,其整并单位、校名、院长人选等皆有其过程,以下分别述之。

## (一) 整并单位

"国防医学院"乃由战前与战时数个已成立之军医教育单位整并改组后融合而成,主要是军医学校与陆军卫生勤务训练所两大单位。军医学校在战时成立之西安和昆明两个分校先行合并。军医训练团的部分,总团与战时成立的湖南邵阳和西安两个分团,也先后并入军医学校,再与陆军卫生勤务训练所一起整并。④

整并改组后的"国防医学院",目标在于建立一所完整培育医

①《民国三十五年至三十六年间之施政:第七篇常备军及预备干部训练(剪报)》,《民国三十五年至三十六年间之施政》,台北:"国史馆"藏,陈诚副"总统"文物档案,008/010406/00017/008。

② 上述内容源自1946年军医署之业务报告,同时也刊载于"国防医学院"一号公报,"国防医学院"院史编纂委员会编《"国防医学院"院史》,第161—201页。

③ 蔡笃坚主笔,梁妃仪协同撰稿:《一个医师的时代见证:施纯仁回忆录》,台北:记忆工程股份有限公司2009年版,第167页。

④ 张丽安:《张建与军医学校——兼述抗战时期军医教育》,第415页。

学人才之军医重镇,其体制采"六级八类"体制,六级指的是六种教育程度,分别为:进修程度、大学程度、专科程度、初中程度、高小程度、初小程度;八类则代表八种科别的人才,分别是:医师、牙医师、护士、药师、卫生工程、卫生装备、卫生检验、卫生行政。另因军医业务所需之佐理员、技术军士、卫生士兵亦在此作教育。成立之初,该院编制共有官佐1 414人、士兵1 780人、学员5 000人,总计8 194人。[1] 当时的"国防医学院"已有医学院、牙科学院、护理学院、药学院4个学院,已具大学教育之规模,故最初才有称为医学中心的想法。[2]

**表4　"国防医学院"组织系统表**

数据来源:《"国防医学院"第二号公报》,上海市档案馆藏,上海市档案馆档案,Y6-1-96。

## (二) 校名

关于整并改组后之校名问题,最初林可胜主张以"国防医学中

---

[1]《"国防医学院"概况》,"中央研究院"近代史研究所藏,林可胜档案,14012001。
[2] 蔡笃坚主笔,梁妃仪协同撰稿:《一个医师的时代见证:施纯仁回忆录》,第167页。

心"命名,故在军医署所提出之申请方案上,亦采用此名称。

林可胜以"中心"二字为名,主要意思是在中心之下可以包含许多学校,意即当时这个医学中心是整并多个不同层级的军医教育养成单位。但"中心"一词系外国名词,中文里没有这种用法,最后才在军医会议上投票决定改称"国防医学院"[1]。

### (三) 院长人选

"国防医学院"整并改组过程中,最具有争议性的实为院长人选问题,因为这牵扯到当时的国内医学派系问题以及政治性问题。当时院长人选呼声最高的两位分别是张建与林可胜,这两位军医总监在整并前就分别担任两大军医教育单位的领导人,各自代表的又是不同的医学派系——张建所代表的是战时军医学校之德日派系,林可胜所代表的是战时卫勤所协和体系之英美派系,院长一职由谁担任,所代表的除了个人外,尚有整个派系的人事问题以及医学背景体系的问题,故在当时院长人选有相当的角力竞争。

张建因早年筹建广东军医学校之关系,广东地区的一批将军支持张建。林可胜因当时为军医署署长,且得到时任参谋总长的陈诚的大力支持。[2] 据周美玉回忆:"有一次陈诚先生来演讲,大意是说:'你们谁要打倒林可胜先生,先得打倒我,打不倒我,就打不倒林先生,我们觉得林先生是一个人才,他不但在医学方面有扎实的根底,并且非常爱国,在他的号召之下,必能请到优秀的教

---

[1] 张朋园访问,罗久蓉纪录:《周美玉先生访问记录》,第77页。
[2] 陈诚先前罹患胃疾时,曾蒙林可胜帮忙诊治,故对林有好感。

学人员及工作人员,共同发挥军医制度。'"①陈诚最后也以职务为由,权派军医署署长林可胜兼任院长。②

　　另外在整并过程中,尚有发生一小插曲。在林可胜确认为院长之后,原本的规划要将中央军医学校原有之药科和专科部停办,此举引发学生的不满,甚至于最后导致药学系主任郑寿未到任,专科部和药科学生采取罢课行动。1947年5月,在上海成立的"全国药科学生联合会",就是要反对政府将要实施的两项关于药科的政策:"一为教育部拟将全国药科改为专科,即收初中毕业生学习五年;二为国防部拟裁撤军医学校药科。"在一连串的请愿、罢课、召开记者招待会后,引发高层的注意,最后才同意保留药科。此问题除政府当局之决策外,林可胜之意见也是具有相当的关键影响,他认为:"美国药又好又便宜,买来用就行,中国自己根本不必办制药工业,不必培养制药人才,配方工作,护士就可以做了。"③林可胜的这种想法,也与他的学识养成背景及当时的环境有所关联。④

表5　"国防医学院"重要教职员一览表

| 职　称 | 姓名 | 学历 |
|---|---|---|
| 军医总监院长 | 林可胜 | 英国爱丁堡大学医学博士 |
| 军医总监副院长 | 张　建 | 军医学校医科十五期、德国柏林大学医学博士 |

① 张朋园访问,罗久蓉纪录:《周美玉先生访问记录》,第77页。

②《陈诚呈蒋中正已权派林可胜兼任"国防医学院"院长等文电日报表》,《一般资料——呈表汇集(一一一)》,台北:"国史馆"藏,蒋中正"总统"文物档案,002/080200/00538/061。

③ 张丽安:《张建与军医学校——兼述抗战时期军医教育》,第420—422页。

④ 战后中国在受战乱之下,对于医药及卫生器材之需求十分庞大,而英美两国经过战争洗礼,经济急需复苏,中国市场正好为此提供一个十分良好的机会。尤其是美国,中国在抗战后期受美国的影响很大,故当时政府或许有受美国之压力。

续表

| 职　称 | 姓名 | 学　历 |
|---|---|---|
| 军医总监副院长 | 卢致德 | 协和医学院、英国皇家陆军军医学院 |
| 院本部办公室军医监主任 | 彭达谋 | 美国耶尔大学医学博士 |
| 院本部视察室军医监主任 | 王永安 | 军医学校医科第十期 |
| 院本部医务室军医监主任 | 刘　培 | 同济大学医学院 |
| 训导处少将处长 | 张丰胄 | 复旦大学 |
| 行政部司药监主任 | 张鹏翀 | 军医学校药科四期 |
| 行政处少将第一组组长 | 王学明 | 上海立达学院 |
| 行政部简二阶第二组组长 | 万　昕 | 美国爱和华大学学士、美国幕渡大学理硕士 |
| 行政部军医监第三组组长 | 刘经邦 | 湘雅医学院学士 |
| 卫生实验院军医监主任 | 许雨阶 | 美国爱丁堡大学医学博士 |
| 卫生装备所军简二阶所长 | 胡会林 | 德国斯都卡航空学校 |
| 教务部军医监主任 | 柳安昌 | 美国纽约大学医学博士 |
| 教务部第一课军医监课长 | 萧　冰 | 军医学校医科十三期 |
| 教务部第二课军医监课长 | 欧阳慧聪 | 德国慰慈堡大学医学博士 |
| 教务部第三课军医监课长 | 徐步安 | 军医学校医科十六期 |
| 教务部第四课简二阶课长 | 陈申武 | 美国斯威耐汽车工程学校 |
| 医科科长、军医监科长 | 李宣果 | 德国柏林大学医学博士 |
| 生物形态学系生物学组主任 | 林绍文 | 燕京大学理学士 |
| 生物学组主任教官 | 郁康华 | 美国芝加哥大学理学硕士 |
| 生物形态学系发育生物学组主任教官 | 巫旗华 | 河北省立医学院 |
| 生物物理学系主任 | 王世浚 | |
| 生物物理学系药理学组主任教官 | 邢文鑅 | 德国佛朗克福医学院医学博士 |

| 职　称 | 姓名 | 学　历 |
|---|---|---|
| 生物物理学系无机化学组主任教官 | 万　昕 | 美国爱和华大学学士、美国幕渡大学理硕士 |
| 生物化学系药物化学组主任教官 | 王赞卿 | 美国渥海屋大学 |
| 病理学系病理化学组主任教官 | 孔锡鲲 | 德国福莱堡大学医学博士 |
| 病理学系寄生虫学组主任教官 | 许再阶 | 美国爱丁堡大学医学博士 |
| 病理学系细菌学组主任教官 | 叶宗藩 | 中山大学医学院医学士 |
| 内科学系主任 | 刘经邦 | 湘雅医学院 |
| 内科学系呼吸系传染病学组主任教官 | 陶桓乐 | 同济大学医学院 |
| 内科学系热带病学组主任教官 | 徐鹤皋 | 北平大学医学院 |
| 内科学系新陈代谢及内分泌学组主任教官 | 周寿恺 | 美国纽约大学医学博士 |
| 内科学系小儿科学组主任教官 | 陶　溁 | 同济大学医学院 |
| 外科学系普通外科学组主任 | 张先林 | 美国纽约大学医学博士 |
| 外科学系矫形外科学组主任教官 | 俞时中 | 上海医学院 |
| 外科学系妇产科学组主任教官 | 熊荣超 | 协和医学院 |
| 放射学组主任教官 | 荣独山 | 美国纽约大学医学博士 |
| 法医教官 | 陈履告 | 军医学校医科廿三期 |
| 医学史教官 | 王吉民 | |

| 职　称 | 姓名 | 学　历 |
|---|---|---|
| 医师理论教官 | 钱岳年 | 军医学校廿八期 |
| 牙科科长 | 萧卓然 | 华西协和大学牙医学士 |
| 口腔外科主任 | 萧卓然 | 华西协和大学牙医学士 |
| 护理科科长 | 周美玉 | 美国麻省理工学院卫生教育学系 |
| 卫生勤务科科长 | 李穆生 | 美国军医学校医学博士 |
| 卫生勤务科公共卫生学组主任教官 | 李宣果 | 德国福朗府大学医学博士 |
| 学生总队部总队长 | 徐省三 | 军医学校医科廿四期 |
| 学生总队部副总队长 | 江　斌 | 军医学校专科部医科二期 |

数据源:《"国防医学院"教职员通讯簿》,上海市档案馆藏,上海市档案馆档案,Y6 - 1 - 97。

　　整并后的"国防医学院"勤务虽有良好的发展前景,但 1948 年起,因内战国民党军逐渐失利之故,局势日益动荡,在同年的 11 月,"国防医学院"即行奉令筹备迁徙计划。当时广东地区局势尚属安稳,故"国防医学院"拟定分两处迁徙,院本部迁至台北,为基础教育之重心;另一部分迁徙至广州,作为后期教育之枢纽,便于学生分发实习。台湾方面由主任教官陈裕廉负责行动,以台北市水源地台湾省训练团原址作为院舍,由上海港口司令部派"安达"轮将员生及器材分三批运台。第一批于 1949 年 2 月 16 日抵台,第二批于 3 月 16 日抵台,至 5 月 7 日最后一批人员抵达台北水源地营舍止,共计官兵员生及眷属 2 351 人,教材及公私物品 4 000 余吨全数迁移完成。① 上海院区遗留之事务则派行政部副主任罗泽霖留沪处理,院区未随同迁移之财产,全数移交联勤第二总医院及六

①《"国防医学院"概况》,"中央研究院"近代史研究所藏,林可胜档案,14012001。

二医院接管,于 6 月结束后全数人员撤至台北。

　　广州方面则由教务处第二课课长欧阳慧璁、第三课课长徐步安、行政组上校组员邬翔等人负责,暂以广州总医院为临时驻地。但随着时局愈加不稳,原定学生后期教育在广州之计划遂行终止,人员因当时情况混乱,有些人员先后离去,最后一批人员亦在多方请托之下赴台,于 7 月 16 日抵台报到归建。① 迁台后的"国防医学院"与当时台湾的医学重镇台大医学院一起,在 Y 字形的发展架构下,两者将不同的医学经验共同在台湾融合发展,为其后台湾的医疗与公共卫生作出重大贡献。

---

① "国防医学院"院史编纂委员会编:《"国防医学院"院史》,第 212—213 页。

# 第十章　总结论

江沛、迟晓静在论文《国内抗战时期社会史研究的回顾与展望:1995—2006》中如此说道:

> 伴随着抗日战争史学界研究范式的转变,社会史的研究视角日益受到重视,对社会史相关理论及研究方法的探讨,不仅赋予了众多相关数据新的生命,大大开阔了抗日战争史的研究视野,也使战时社会史颇受注目。十年来,有关抗日战争时期社会史的研究,在新作不断、创新繁荣的同时,也推动着已往研究成果较为突出的战时政治史、外交史、军事史、经济史等领域的推陈出新,促使抗日战争史的研究视角发生了重大转变,极大地开阔了研究的视野,丰富了研究的内容,有力地提升了抗日战争史研究的学术水平。①

无疑抗战医学史的研究,也理所当然地在这个趋势下油然而生。21世纪以来的抗战史研究,不论是对客观事实的认识还是对新数据的发掘和利用,都取得了长足的进步。随着更多档案与口述历

---

① 江沛、迟晓静:《国内抗战时期社会史研究的回顾与展望:1995—2006》,《抗日战争研究》2008年第68卷第2期,第212—249页。

史的发掘，抗战史家坚持以史实为依据，运用科学分析的方法，除了厘清历史真相也提出深具启发的史观和解释。抗战时期的医学与医疗研究虽然起步尚晚，但也承此影响而能集结本书的主要材料与观点。就此观之，医学史研究不该只是抗战史下的一个子题，而可以视为抗战史全貌下的片段与历史投射。只有如此，本书中所提到的诸多情节，方能与其他各书的叙事相互嵌合，而书中各章的论点也才得有所呼应。

　　时间连续是历史研究的特质之一，抗战时期医学的发展与运用当然也不可能与战前的经验截然二分。于是，曾经是数千年来中国人民仰赖的中医治疗，尽管遭逢 20 世纪 30 年代废中医论的重大挫折，依然在炮火之中以亲近人民生活、取药便利低廉的特色，在抗战艰困的环境中存活下来，且贡献良多。第一章有关中医救护队与西医知识传输的说明，聚焦于七七事变前夕的中医发展困境，以及其从业人员如何在时势中求生，甚至运用中医药的优势参与救死扶伤之暂时救护工作。全篇先透过对抗日战争时期制药业情况的鸟瞰，再谈到整个国产制药、代用药和国药概念的复杂性，次论相关中草药的种植、研究等等。总体而言，作者认为战争促成了国药种植与研究的开展，但随着战争结束，这样的尝试也因着各种主客观条件而终止了。战争的压力，使得制药人员和研究者注意到外国如美、日都不断研究中药，若可于大后方川康荒区设法种植药物，既可增加垦殖，又可利于经济，补医药之不足，增加研究材料，传统中药一跃而上科学制药的舞台。而究其性质，其研究不是立基于传统中医理论，而是开创一种植物学、化学研究中药的可能；"国产药物"和"国药"两个既融和又冲突的概念，在中西医论争相对激烈的 30 年代后展开，仍给了传统中医史研究一个很不一样的视野。

　　过去的许多研究都关注于 30 年代的中西医论战或是废中医之原委,其观点常因为史料的选择而形同水火。而两者间有关如何科学化中医,或至少是运用科学研究中医,往往莫衷一是难有结论。但面对敌人的铁蹄、残酷的炮火带来现实且立即的危险,导致双方放下歧见共赴国难。作者发现国医救护团在抗日战争全面爆发后渐在各地发展起来。随着战事波及范围扩大,各地的救护团队更加蓬勃发展。总体而言,尽管抗战前的国医救护队只能算是起了一个头而已,但"国医救护"的契机,已给了中医不少创新之期待。战争也让原本对峙的中西医两造因而放下本草典籍的整理与争辩,正面看待战时用药的急迫性:"提倡国产药品,正为挽救经济之漏卮:不但能救民众于贫病交迫之中,复能发掘国家固有之宝藏。"按照作者所见,这样的论点有趣的是,国产药或简称国药的产品其实利用了西药与中药的模糊空间,既让中药以国产药为名持续发挥作用,也让力主以西医科学化研究及运用中药者不失立场。在此气氛中,中医药执业者也能强调科学研究,倡言科学方法适合探讨生理病症。但对于中西医两端尚未能调和或互相解释者,则可以以现今科学对此尚有待努力等说法,让这类矛盾不纯然只归咎于中医药的不科学或迷信。另在国产药一词暧昧不明的定义下,生产与研究代用西药的军医单位,尽管其药材出自传统中药或方子,彼谓替代西药仍可被视为"西药",而非中医定义下的中药,避免了使用中药需通中医的逻辑陷阱。这段历程对现代中医之发展具有极大的启发。大量中药开始被透过植物学的再检视,化学的实验分析,进而被提炼、创造成各种新成药,即便它仅是"代用",却也证实了一定的"有效",对中草药本身的研究或对中医治疗者而言,无疑是项突破与创新。虽然,这个历程亟需国家级单位或经费的协助,而军医系统内的药科与药学研究在 1945 年时被短暂停了下来,令人扼腕,但整个研究方法已持续开展。此时忽视中医理论与民间用药经验的搜集,在后来的中医史研究中,皆已被逐渐克服、逐一实践;而药圃本身就是根据地理特性种植的当地药材,这个基础使得中国大陆中医在五六十年代的中药科学研究得以持续并创新,而走出一条和"代用药"不一样的"国产药物"思路。

从表面上来看,抗战时期的国际医药援华活动,理所当然应该是西方医学与药物的在华使用。但事实上因为国际医药援华路线的差异,以及内部参与者意识形态及国际联结的不同,国际援华医疗队(西班牙医生)与美国医药助华会的两股力量,对于接纳中国传统医药知识及结合民间救护力量,就有相当不同的差异。1937年7月全面抗战爆发,到1939年时日军已侵占中国大片领土。从西班牙内战战场上撤离却又无法在欧美国家一展抱负的医护人员,将关怀的焦点投向正受日本法西斯主义侵略的中国。这支以参与西班牙内战左派阵线为主的医护人员组成的国际援华医疗队共20多人。1939—1945年,这批欧洲医务工作者主要由参加西班牙内战"国际纵队"成员组成,来华支持中国人民的抗日战争。他们于1939年秋,到达地处大后方的贵阳市郊图云关中国红十字会总会救护总队。初到之时,负责该地陆军卫生勤务训练所的林可胜等人,并未以其背景予以排斥,而将其编入救护总队加以训练以便派赴前线服务。在贵阳图云关建立总队的"国际援华医疗队"共26人,他们曾在湖南等地抗战前线救治伤病员,有的人还进入延安解放区,直接参加解放军的活动直到内战时期。然而他们的加入抗战与参与解放区卫生医疗工作,引起了国民政府的怀疑乃至于内部派系之冲突。但除去政治面向不论,这批加入更为贫困且卫生资源更差的国际援华医疗队的队员们,比起留在国统区大后方的其他救护总队来说,以晋察冀根据地之白求恩、柯棣华、傅莱等人的经历来看,似乎更仰赖传统民间用药与代用西药,以展开救治伤员,培养医疗人才,研制简易医疗器械和药品的工作。

自从 1937 年日本全面侵华伊始,战争带来的军民伤亡、医疗设施破坏与药物生产或进口的阻塞,使得军队和民众受害严重。为了保存抗战的实力并维持大后方的实际需要,国民政府尽力把沿海各省的现代医疗资源,包括各级医学校向大后方移转。然而这样的移转犹如杯水车薪;全面抗战爆发之前,中国社会的医疗资源本就不足,西方在华设立之医学校仍难以满足庞大的中国人口的实际需求。就此来看,维系进口医药资源的充足与畅通,显然更能解燃眉之急。然而财政困窘和西南对外交通不便,自然是海外输入资源最大的障碍。局促于如此的困境当中,海外华侨发起之美国医药援华运动,以及移转西班牙内战支持医生来华的义举,显然对于抗战中的中国军民具有多方面的鼓舞作用。然而正由于两者的援华动机与其意识形态有关,而中国国内政治气氛亦呈显诡谲之势,以至于两者物资人员来华各有渠道,在华服务驻地也恰有国统区与解放区之别。

国际医药援华的事迹因为种种原因长期不被列入抗战史研究专题中,但白袍洋人救助中国军民的小故事,依然在许多学术研究与耆老口述中流传。国际医药援华活动对于中国的影响是全面性的,不仅仅是果也是因。从援华的两个主流:美国医药助华会和西班牙医生的出现,乃至于这两支队伍引进中国过程中,中国红十字会与国民政府内部军医派系的扞格,以及国际政治里左右派在欧美各国的冲突可见,医药援助对于炮火下的中国而言,已不纯然是医药物资或医疗人员的提供而已,还可能跟国内政局与内部势力的消长有关,也是重新分配战后医疗资源及后续公共卫生模式的先声。就许多方面来看,尽管当时的人民与现在的学者,大多相信国际医药援华事业不仅填补了中国医疗资源缺乏的问题，甚至还有助于中国医学与卫生服务的持续西化与进步。然而从前述军事营养学与抗生素发展而言，支持中国军民艰苦抗战的民族主义气氛，却也让国际医药援华事业不能只视为中国向西方求援与学习，挑战西方医学权威以及与之争锋的气节，依然是这场战争中令人动容的一章。

过去对于抗战时期国际医药援华活动的研究甚少，除史料难寻之外，外国医生来华的活动隐晦不彰，以及在华医药资源分配机构的政出多门更是重要原因。就军事营养学的个案可知，同样肩负抗战任务的中国军队，却因为能参与美军的远征计划，而获得营养品配给的青睐，尔后更是陆军营养学研究计划之焦点所在，但在川湘前线的抗日军队却依然处在粮食不足、营养恶劣的条件下，所谓军事营养的改善计划对他们来说无异画饼充饥。而 1943 年以后被视为美国万灵丹的青霉素自制计划，也一样反映出类似的困境。尽管有汤飞凡、童村等优秀的华人药学家，中国仍旧因为物质条件不足，仅能以实验室生产的方式试制青霉素。而从美军一开始听任中国科学家四处寻找青霉菌样株，但后来因为试作成功才从印度提供菌株比对的过程中，可以发现青霉素自制计划的发展过程，正也是一则自立自强、自助人助、激励人心的故事。据此，国际医药援华不该只是"洋人来华助战"的叙事，也应该有着坚毅不屈、与之并肩的民族傲气回荡其间。

讨论战争与医学的关系，军医制度与训练无疑是最直接的核心课题。中国现代军医教育约莫起于 1902 年，袁世凯在天津小站练兵时设立的北洋军医学堂。第九章以抗战时期的中国军医为讨论对象，探讨军医在战争中所扮演的角色与作用。由于全面抗战爆发之前，中国军医体制除在教育上面临德系向美系之转变外，在整个后勤体系中，新旧军医如何整编、新设陆军卫生勤务所及中央军医学校的关系,并未因日寇入侵而矛盾稍缓。当然,军医之发展,与国家及军队领导人有莫大之关联,透过战时国家最高军政领导人蒋介石的指示与建议规划,作者尤其显现战时军医发展之重大转折。或许当时中国的军医教育事业也因为在这样的环境之中发展,使他们在抗战时期面对如此不良的生存环境,依然得以逆境生存。甚至在大后方相对艰困的环境中持续发展,也成为许多文职医师的栖身之所。

从北伐时期开始,蒋介石即开始思考改善军队医疗及卫生整洁,并逐步规划维系军队中医疗与卫生的军医制度发展,以作为保持军队战斗力之要素。但除了军医不足与不良,现实上直到抗战结束,因为医药稀缺造成价格昂贵,军队购置不足,往往虽有军医之诊疗,但无治疗之药物,以至于军队内之卫生组织形同虚设。药品问题实属大环境不良所致,蒋介石遂转从军医教育提高素质与军医制度完善建立做起。蒋介石因在黄埔军校与国民革命军东征北伐时期,对于军医各项问题之初步想法与实践经验的积累,使得之后更能落实军医教育与行政制度的规划。军医制度与体系的建立,虽不至于将功劳全归于蒋一人之身,但以他的提倡及实践而言,却也是造就后来各项军医制度逐步完善的推手。

1937 年蒋介石任命张建为军医署署长,掌理全国军医行政业务,积极投入现代军医之培育。至此,张建可说是在全面抗战爆发前夕,全国军医教育与行政业务之最高负责人。同时,担任国民政府侍从室医官的陈方之,亦针对军医教育问题向蒋提出若干改革方针。只是改革缓不济急,到抗战期间,伤兵医院中之军医在治疗伤兵外伤时,仍有许多不合规范的做法。可见得抗战当时军队或是伤兵医院中之医疗人员,仍有许多并不具备相应医疗资格之人员应急充任。简言之,整个抗战期间,军医人员之养成与需求数量出现明显的供不应求。为此,蒋介石在抗战的中后期,曾多次致电当时的军政部部长何应钦,希望他能研究出一套军医改革方案。从全面抗战爆发之前乃至于抗战结束,整个军医教育与行政制度,虽有如前述之张建等军医专业人员的努力,又有如陈方之等军医相关人士对于军医事业所提出的建言,但从整个军医事业而言仍嫌不足,故蒋才会不断地发出希望改革军医业务之言论。不过这样的改革呼声,在面对国民政府内部派系争夺、人事倾轧时终究无法成真,得等到战后,整并所有战前与战时军医相关机构之"国防医学院"成立,才为蒋介石的军医理想带来一线曙光。

抗战时期作为战时基础的医护人员需求甚大且急,当时军医学校以正规医学教育方式所培育之军队医疗人员数量,每年仅百员不到。故林可胜等人在湖南长沙开办战时卫生人员训练所,大量招收一般民众,施以短期训练,使其具备战地救护、疾病预防、简易治疗等护理常识及技术以协助军中护理工作。此卫生人员训练单位后定名为陆军卫生勤务训练所,纳入政府编制。是故,陆军卫勤所的成立宗旨,是希望借由林可胜等人在战前组织中国红十字会救护总队的经验,为军队提供在短时间内施以训练后即可立刻投入战场以补充军队中之大量不足的基础卫生医护人员,与原本的军医教育体制并无相关,但在蒋介石与相关军事领导人见其成效后,经由政府与军方的授意与支持,不断地扩充其编制与规模,并由最初隶属管理一般卫生行政业务之内政部卫生署转而成为军政部之隶属单位。该所成立军医班及高级护理教育班后,训练方式与培育正统军医无异,且同属于军政部之管辖,成为从抗战中期开始,除原先的军医学校外,另一个培育正统军医之养成单位。只是,陆军卫勤所实行英美医学教育方式与军医学校的德日医学教育方式显为两种截然不同的教育体系,以至于两个单位之间并无太多的交集,双方仍是各自发展,但在一个国家之下两种不同的教育体制,实际应用上及各自所属的人员即形成了不同的派系隔阂。

通过回顾抗战时期的医学与卫生相关发展历史可知,不论是中医或西医、华人或洋人,军医与否,都为这场关乎民族存亡的战争留下了大批可供研究的重要材料。对此,当前医学史学界虽然已经开始关注并参考运用,但至今研究成果仍为数不多,且尚有不少情报档案未被爬梳利用。抗日战争是中华民族一段悲壮的经历,更是丰富的历史遗产与精神资源。眼下对抗日战争史的研究正炽,特别需要培育和挖掘更多的抗战史研究课题。面对抗战史其他领域丰硕的成果,战争与医学的课题尽管起步稍晚,但足堪开发的潜力无穷。本书以上的论述与史实铺陈,可能仅仅属于未来抗战医学史的九牛一毛。然千里之行始于足下,为抗战史留下医学的足迹是作者著述的初心,替中国的战争医学史研究铺下踏脚石,则是作者群的期待。

# 参考文献

## 一、档案史料

"蒋中正电贺国光要求各军切实训练各团担架队并考核各团军医卫生队",《筹笔——统一时期(八十九)》,台北:"国史馆"藏,蒋中正"总统"文物档案,002/010200/00089/029。

《"国防医学院"教职员通讯簿》,上海市档案馆藏,上海市档案馆档案,Y6-1-97。

《"国防医学院"概况》,"中央研究院"近代史研究所藏,林可胜档案,14012001。

《王世杰刘瑞恒等电蒋中正已商同拟定全国医校学生军医训练办法草案》,《一般资料——呈表汇集(三十六)》,台北:"国史馆"藏,蒋中正"总统"文物档案,002/080200/00463/049。

《民国三十五年至三十六年间之施政:第七篇常备军及预备干部训练(剪报)》,《民国三十五年至三十六年间之施政》,台北:"国史馆"藏,陈诚副"总统"文物档案,008/010406/00017/008。

《何应钦电蒋中正已面告刘瑞恒遵拟军医署整顿裁并办法及如以张建任副署长是否将陈辉他调抑或增设副署长等》,《一般资料——呈表汇集(五十六)》,台北:"国史馆"藏,蒋中正"总统"文物档案,002/080200/00483/022。

《余汉谋电蒋中正请准将广东军医学校改隶中央为第二军医学校及请缓调张建赴京以整理军医业务》,《一般资料——呈表汇集(五十)》,台北:"国史馆"藏,蒋中正"总统"文物档案,002/080200/00477/073。

《金诵盘呈蒋中正建议陆军卫生改进意见》,《一般资料——呈表汇集(七十七)》,台北:"国史馆"藏,蒋中正"总统"文物档案,002/080200/00504/250。

《张建呈蒋中正改进军医学校教育各项办法之文电日报表》,《一般资料——呈表汇集(五十五)》,台北:"国史馆"藏,蒋中正"总统"文物档案,002/080200/00482/104。

《张建呈蒋中正整理军医事业意见书》,《一般资料——呈表汇集(五十六)》,台北:"国史馆"藏,蒋中正"总统"文物档案,002/080200/00483/025。

《张鹏义等电蒋中正请刘瑞恒发给陆军医校未经留用职员薪水一个月及蒋中正电刘瑞恒即发》,《一般资料——民国二十四年(十二)》,台北:"国史馆"藏,蒋中正"总统"文物档案,002/080200/00210/063。

《陈方之呈蒋中正抄送军医教育方针》,《一般资料——呈表汇集(五十五)》,台北:"国史馆"藏,蒋中正"总统"文物档案,002/080200/00482/013。

《陈方之呈蒋中正改革军医办法》,《一般资料——呈表汇集(七十)》,台北:"国史馆"藏,蒋中正"总统"文物档案,002/080200/00497/236。

《陈布雷呈蒋中正总理国防十年计画书》,《国防(二)》,台北:"国史馆"藏,蒋中正"总统"文物档案,002/080114/00008/007。

《陈诚呈蒋中正已权派林可胜兼任"国防医学院"院长等文电日报表》,《一般资料——呈表汇集(一一一)》,台北:"国史馆"藏,蒋中正"总统"文物档案,002/080200/00538/ 061。

《陈诚呈蒋中正请将原有军医教育与业务机关仿美国制度编并成为军政部军医训练处并设置于上海江湾等文电日报表》,《一般资料——呈表汇整(一〇六)》,台北:"国史馆"藏,蒋中正"总统"文物档案,002/080200/00533/247。

《陆军军医学校全体学生电蒋中正请撤换刘瑞恒另派军医专家负责主持校务》,《一般资料——民国二十四年(一)》,台北:"国史馆"藏,蒋中正"总统"

文物档案,002/080200/00199/140。

　　《陆军军医学校学生诸相尧等呈蒋中正恳另简贤能主持校务》,《一般资料——民国二十四年(三)》,台北:"国史馆"藏,蒋中正"总统"文物档案,002/080200/00201/128。

　　《蒋中正令何应钦研拟军医教育宗旨及方针》,《交拟稿件——民国三十三年一月至民国三十三年九月》,台北:"国史馆"藏,蒋中正"总统"文物档案,002/070200/00020/025。

　　《蒋中正骨伤诊治》,台北:"国史馆"藏,国民政府档案,001016142023/004a/005a。

　　《蒋中正电令何应钦详计军医调训及人才培植》,《筹笔——抗战时期(二十八)》,台北:"国史馆"藏,蒋中正"总统"文物档案,002/010300/00028/076。

　　《蒋中正电朱培德何应钦军医学校风潮必须澄清凡军队与学校以下犯上者必严惩》,《一般资料——民国二十四年(二)》,台北:"国史馆"藏,蒋中正"总统"文物档案,002/080200/00200/024。

　　《蒋中正电朱培德何应钦军医学校应协助刘瑞恒改造校务》,《亲批文件——民国二十四年一月至民国二十四年一月(一)》,台北:"国史馆"藏,蒋中正"总统"文物档案,002/070100/00038/039。

　　《蒋中正电何应钦令张建辞卸在粤各职》,《筹笔——统一时期(一七六)》,台北:"国史馆"藏,蒋中正"总统"文物档案,002/010200/00176/054。

　　《蒋中正电何应钦军医署应切实裁并整顿现派张健为副署长负责改革》,《一般资料——民国二十六年(四)》,蒋中正"总统"文物,"国史馆"藏,002/080200/00279/007。

　　《蒋中正电何应钦部队所用担架改为二人肩负式以节省人力行动便捷》,《交拟稿件——民国三十二年八月至民国三十二年十二月十二月》,台北:"国史馆"藏,蒋中正"总统"文物档案,002/070200/00019/011。

　　《蒋中正电张建限期确定军医整顿计划改进步骤并切实进行》,《一般资料——民国二十六年(四)》,台北:"国史馆"藏,蒋中正"总统"文物档案,002/080200/00279/159。

《蒋中正电刘瑞恒军医学校风潮必须澈底解决严惩不良分子,不可仅以革退了事》,《一般资料——民国二十四年(二)》,台北:"国史馆"藏,蒋中正"总统"文物档案,002/080200/00200/025。

《蒋中正电刘瑞恒据各方报告署派军医皆多不良望详查严究》,《一般资料——民国二十五年(五)》,台北:"国史馆"藏,蒋中正"总统"文物档案,002/080200/00267/089。

《罗泽霖等呈蒋中正陆军军医学校刘瑞恒等荒废校务、停办附设医院等情,恳请派员查察予以匡济》,《一般资料——民国二十四年(四)》,台北:"国史馆"藏,蒋中正"总统"文物档案,002/080200/00202/121。

刘寿林、万仁元等编:《民国职官年表》,北京:中华书局 2006 年版。

"中华民国政府官职数据库"。

《军政部大事记(民国三十三年以前)之军医部分》,《军政部大事记(四)》,台北:"国史馆"藏,陈诚副"总统"文物档案,008/010706/00027/001 整理而成。

## 二、民国报刊

陈志潜:《医师总动员从何说起!》,天津《大公报》1933 年 3 月 28 日。

不著撰者:《中医之伤科》,上海《长寿》1928 年第 2 期。

不著撰者:《中医之光》,《广东医药旬刊》1943 年第 2 卷第 3—4 期。

不著撰者:《中医外科训练班开始》,上海《中国医学》1937 年第 1 卷第 2 期。

不著撰者:《中医后方医院不久将成立》,重庆《国医月刊》1939 年第 1 卷第 3 期。

不著撰者:《中医师担任后方征属及患病官兵医疗服务办法(三十三年三月九日军政部训令公布施行)》,重庆《法令周报》1944 年第 1 卷第 20 期。

不著撰者:《中医诊疗所成绩斐然》,重庆《国医月刊》1939 年第 1 卷第 2 期。

不著撰者:《中国医学院添设救护班》,《光华医药杂志》1935 年第 3 卷第

2 期。

不著撰者:《中国医药社举办救护班》,《中国医药研究月报》1937 年第 1 卷第 3 期。

不著撰者:《中国医药教育社、卫生署陪都中医院中医高级研究班立案档案汇录》,重庆《中国医药月刊》1944 年第 1 卷第 5 期。

不著撰者:《中国制药厂伟大贡献》,《西南实业通讯》1941 年第 3 卷第 1 期。

不著撰者:《中国制药厂陪都营业处开幕》,《西南实业通讯》1942 年第 5 卷第 5 期。

不著撰者:《中药防毒必效方汇录》,《中国医药杂志》1937 年第 4 卷第 9 期。

不著撰者:《太仓青年中医加入救护训练班》,《光华医药杂志》1936 年第 4 卷第 2 期。

不著撰者:《北平两国医学院慰劳绥东将士并组织军事救护队》,《光华医药杂志》1936 年第 4 卷第 2 期。

不著撰者:《北平国医学院救护训练班毕业》,《光华医药杂志》1937 年第 4 卷第 4 期。

不著撰者:《四海化学工业社制造国产药品》,《西南实业通讯》1941 年第 3 卷第 1 期。

不著撰者:《外科中医训练大纲》,《吴江国医学报》1936 年第 2 期。

不著撰者:《本校附设救护队简章》,《广东中医药学校校刊》1931 年第 6 期。

不著撰者:《本校战地救护术之动机与实现》,《苏州国医杂志》1935 年第 7 期。

不著撰者:《关于改良军队营养:营养消息》,《士兵月刊》1943 年第 12 期。

不著撰者:《军中救死有仙丹:中医药之神妙》,《医药之声》1938 年第 4 期。

不著撰者:《军医学校—药品制造研究所》,《药学季刊》1943 年第 4 期。

不著撰者:《军医学校药科概况》,《药友》1937 年第 2 卷第 1 期。

不著撰者:《军政部奖励国药兽医有效良方暂行规则(廿八年十二月卅日呈奉军事委员会备案案军政部公布)》,《云南省政府公报》1940 年第 12 卷 13 期。

不著撰者:《刘瑞恒集资设制药厂》,桂林《中国工业》1942 年第 8 期。

不著撰者:《华北国医学院毕业生赴绥组织临时救护医院》,《光华医药杂志》1937 年第 4 卷第 4 期。

不著撰者:《华西化学制药厂制造西药成品》,《西南实业通讯》1942 年第 6 卷第 3 期。

不著撰者:《西南医药界创设制药厂》,《复兴医药杂志》1941 年第 1 卷第 2 期。

不著撰者:《西药商筹组联合制药厂》,桂林《中国工业》1942 年第 9 期。

不著撰者:《医药界创办华西制药厂》,《陕行汇刊》1939 年第 3 卷第 3 期。

不著撰者:《医药情报——苏省中医外科将分批集省训练》,《国医素》1937 年第 2 期。

不著撰者:《医药教育消息:苏省府举办外科中医训练》,《吉祥医药》1937 年第 8 期。

不著撰者:《医药新闻:卢沟桥事件发生后湖南国医界纷起声援组织救护团北上工作》,《吉祥医药》第 10 期,1937 年 8 月 16 日。

不著撰者:《医药新闻:监委刘觉民在洛阳筹备行都国医院改良草药以应抗战之需要》,《吉祥医药》1938 年 3 月 17 日。

不著撰者:《宏济医院将成立》,重庆《国医月刊》1939 年第 1 卷第 3 期。

不著撰者:《抗战中中央国医馆设中医院救伤》,《医药之声》1938 年第 4 期。

不著撰者:《抗战期间医药上之新发现》,《科学与技术》1943 年创刊号。

不著撰者:《抗属中医义诊部成绩颇佳》,重庆《中国医药月刊》1944 年第 1 卷第 2 期。

不著撰者:《贡献伤科良方获奖》,重庆《国医月刊》1939 年第 1 卷第 2 期。

不著撰者:《贡献伤科良方获奖翔实切用具征热忱救国》,重庆《中国医药月刊》1944 年第 1 卷第 1 期。

不著撰者:《供给战时药物,湘筹设制药厂》,《复兴医药杂志》1941 年第 1 卷第 2 期。

不著撰者:《国立制药厂》,重庆《中华医学杂志》1944 年第 29 卷第 3 期。

不著撰者:《国医救护队》,《医药周刊》1938 年第 3 期。

不著撰者:《国医救护队扩大编组》,重庆《国医月刊》1939 年第 1 卷第 2 期。

不著撰者:《国医救护队改编直属第一中队》,重庆《中国医药月刊》1944 年第 1 卷第 1 期。

不著撰者:《国医救护队救护热心》,重庆《国医月刊》1939 年第 1 卷第 2 期。

不著撰者:《国医馆等筹组中华制药厂》,《四川经济月刊》1938 年第 9 卷第 5 期。

不著撰者:《国难与国医》,《医学周刊集》1932 年第 6 卷第 3 期。

不著撰者:《国药业》,《经济研究》1940 年第 2 卷第 4 期。

不著撰者:《国粹医药特刊》1937 年伤科接骨专号。

不著撰者:《官商合办:促进药品生产(军政部拟具办法)》,重庆《药报》1943 年第 1 卷第 2 期。

不著撰者:《担架之行进》,《中医世界》1936 年第 11 卷第 3 期。

不著撰者:《杭市国医界发起捐资援助》,《光华医药杂志》1936 年第 4 卷第 2 期。

不著撰者:《杭国医界筹组军事救护团》,《中医科学》1936 年第 1 卷第 6 期。

不著撰者:《杭国医界救护班成立十二月十四日正式开课》,《中医科学》1937 年第 1 卷第 7 期。

不著撰者:《杭州国医救护班举行第一期学员毕业礼盛况》,《中医科学》1937 年第 1 卷第 8 期。

不著撰者:《杭州中国医学社举办国医救护班第二期学员毕业》,《中医科学》1937 年第 2 卷第 1 期。

不著撰者:《河南国医改进研究会〈卫生导报〉出版》,《吉祥医药》1937 年第 8 期。

不著撰者:《河南省政府卫生处注册:洛阳行都国医公会救护总队部》,《中西医报》1946 年复刊第 5 期。

不著撰者:《近三年来的医学新发现:新法接骨手术》,《三六九画报》1943 年第 22 卷第 16 期。

不著撰者:《战后上海药材行业》,《商情报告》1938 年特 40 期。

不著撰者:《战时医疗药品暂行标准表:普通药品一百另四种》,《实验卫生季刊》1943 年第 1 卷第 1 期。

不著撰者:《指令:令湖北省国医分馆据呈湖北国医救护班呈送筹委会章程准予备案文》,南京《国医公报》1936 年第 4 卷第 1 期。

不著撰者:《美国士兵的营养》,《西北经理通讯》1945 年第 28 期。

不著撰者:《重庆市制药业一斑》,《财政评论》1942 年第 7 卷第 6 期。

不著撰者:《重庆设立中西制药厂》,《国际劳工通讯》1938 年第 5 卷第 6 期。

不著撰者:《重庆国医学术研究会成立志盛》,《中医科学》1937 年第 1 卷第 9 期。

不著撰者:《重庆国医院四月一日开幕》,《光华医药杂志》1937 年第 4 卷第 6 期。

不著撰者:《重庆国粹医馆伤科诊断治疗逐日登记(初周治验)一览表》,《国粹医药特刊》1937 年伤科接骨专号。

不著撰者:《重庆国粹医馆伤科诊断治疗逐日登记(第四周变生险病治验)一览表》,《国粹医药特刊》1937 年伤科接骨专号。

不著撰者:《重庆陆军医院开幕》,《药学季刊》1944 年第 7—8 期。

不著撰者:《消息:军医学校陆军营养研究所工作近况》,《科学》1944 年第 27 卷第 3 期。

不著撰者:《消息一束》,《药学季刊》1945 年第 9—10 期。

不著撰者:《神圣抗战后:中医革命运动采科学方法从事改善,已在重庆设立制药厂》,《医药之声》1938 年第 5 期。

不著撰者:《神州国医学会联合各医团筹办中医救护训练班》,《中医世界》1937 年第 12 卷第 5 期。

不著撰者:《苏州女国医王志纯县党部令办救护班》,《中医科学》1937 年第 1 卷第 8 期。

不著撰者:《苏省府公布训练各县外科中医大纲》,《卫生教育》1936 年第 1 卷第 3 期。

不著撰者:《请充实陪都中医院令速设置病室以利市民案》,重庆《中国医药月刊》1944 年第 1 卷第 3 期。

不著撰者:《渝市中医师服务热心》,重庆《中国医药月刊》1944 年第 1 卷第 1 期。

不著撰者:《陪都中医院开诊》,重庆《中国医药月刊》1944 年第 1 卷第 1 期。

不著撰者:《陪都国医外科讲习所招生》,重庆《中国医药月刊》1944 年第 1 卷第 1 期。

不著撰者:《陪都中医研究讲训之情形》,重庆《中国医药月刊》1944 年第 1 卷第 4 期。

不著撰者:《渝中医公会欢送智识青年从军热烈》,重庆《中国医药月刊》1944 年第 1 卷第 6 期。

不著撰者:《渝实业界筹组药产贸易公司》,《经济动员》1938 年第 6 期。

不著撰者:《湖南国医专科学校战时演习实地摄影》,《吉祥医药》1937 年 8 月 16 日第 10 期。

不著撰者:《湖南国医专科学校消息汇志》,《国医砥柱》1937 年第 1 卷第 7 期。

不著撰者:《湖南国医专校新增军训救护课程业经开始授课》,《光华医药杂志》1936 年第 3 卷第 5 期。

不著撰者：《焦易堂等发起组织中医救护院汉口分院》，《吉祥医药》1938年第 19 期。

不著撰者：《颜福庆在港大医学院讲抗战中的中国医学》，《西南医学杂志》1941 年第 1 卷第 3 期。

不著撰者：《消息：军医学校陆军营养研究所工作近况》，《科学》1944 年第27 卷第 3 期。

不著撰者：《中国的医学教育》，《中华医学杂志》1933 年第 19 卷第 2 期。

中央国医馆秘书处：《中央国医馆筹备大会行开会式速记录》，南京《国医公报》第 1 卷第 2 期，1932 年 11 月。

中华医学会编：《战时学生营养状况之研究：重庆中学生膳食之调查》，《中华医学杂志》1948 年第 34 卷第 10 期。

为民：《增产医药》，长沙《战时经济》1937 年第 2 卷第 3 期。

孔梦周：《战时的医药问题》，《四友月刊》1940 年第 5 期。

王兆璋：《改进后方部队营养两个具体办法之商榷》，《陆军经理杂志》1942年第 4 卷第 5 期。

王名藩：《战争时期国医跑到那里去？》，《国医砥柱月刊》1937 年第 5 期。

王钦：《国医急救创伤方》，《复兴医药杂志》1942 年第 2 卷第 3—4 期。

王鸿儒：《王鸿儒枪伤骨碎治愈自述经过记》，《国粹医药特刊》1937 年伤科接骨专号。

王鸿儒：《我受伤治愈后给我全国新闻界各同志一封公开的信》，《国粹医药》1939 年第 1 卷第 1 期。

计济霖：《国难声中关于我国医政之感言》，《医药评论》1932 年第 82 期。

汉魂：《抗战期中的军医问题：救死疗伤需要军医日多中医救护成效卓著不可歧视》，《吉祥医药》1938 年 1 月 16 日。

白鑫：《军队营养问题（附表）》，《怒潮》1946 年第 5 期。

邓炳煌：《西药制法及其代用品之研究（续）》，重庆《国医月刊》1939 年第 1卷第 3 期。

邓炳煌：《国医邓炳煌贡献伤科良方获奖》，《国粹医药》1939 年第 1 卷第

1 期。

亚仟:《非常时期的卫生常识:毒瓦斯弹之辨识及防救法》,《吉祥医药》1938 年防空防毒特刊。

刘绍光、张耀德、全慈光、谭世杰:《西南抗战药材之研究》,《全国农林试验研究报告辑要》1941 年第 1 卷第 3 期。

向铭心:《炸伤筋骨治法方药之研究》,重庆《国医月刊》1939 年第 1 卷第 2 期。

吕世琦:《中医外科的特点读后感》,《中医药情报》1948 年第 9 与 10 期。

吕丽屏:《国难期间国医药界应如何准备》,《光华医药杂志》1936 年第 3 卷第 12 期。

孙幼峰:《接骨丹》,《医药改进月刊》1943 年第 3 卷第 2 期。

孙崧樵:《全面抗战与国医药》,《医药之声》1938 年第 4 期。

庄兆祥:《抗战三年来关于二三医药问题之检讨》,《东方杂志》1940 年第 37 卷第 14 期。

庄旭人:《中药亟宜补充防疫知识之商榷》,《国药新声》1940 年第 11 期。

朱企洛:《国字第五十九号提案:医药界对于国难急应采取之工作》,《医事汇刊》1931 年第 9 期。

朱克闻:《战争与战事外科》,《幸福杂志》1936 年第 2 卷第 8 期。

许子香:《中医药与军事疗伤方剂》,《医药卫生月刊》1933 年第 9 期。

严宽:《增进士兵营养之重要性及其对策》,《陆军经理杂志》1944 年第 6 卷第 3 期。

严苍山:《国难中之国医公会》,《现代国医》1932 年第 2 卷第 6 期。

伯超:《改进世界医药问题:(一四)由割扁桃腺谈到内外科的连系问题》,《平民医药周报》第 66 期,1946 年 5 月 19 日。

伯超:《谈外科》,《平民医药周报》第 21 期,1944 年 4 月 2 日。

何颖扶:《国医应有之使命》,《国粹医药》1939 年第 1 卷第 1 期。

余不平生:《中国医学与军医》,《广济医刊》1929 年第 6 卷第 6 期。

坚匏:《全国医药界准备救护工作之必要》,《社会医报》1933 年第 183 期。

张子英:《发刊语》,《复兴医药杂志》1941 年第 1 期。

张术仁:《为什么要出版国粹医药特刊》,《国粹医药特刊》1937 年伤科接骨专号。

张居生:《中国自制盘尼西林》,《联合画报》1947 年第 197—198 期。

张昌绍:《战时药物问题》,《实验卫生季刊》1943 年第 1 卷第 1 期。

张鹏翀:《军医学校药品制造研究所(附表)》,《军医杂志》1942 年第 2 卷第 3、4 期。

张鹏翀:《军医学校药品制造研究所概况》,《药学季刊》1942 年第 1 期。

张赞臣:《中医外科的特点》,《中医药情报》1947 年第 8 期。

张赞臣:《国医的责任》,《医界春秋》第 13 期,1927 年 7 月。

李汝鹏:《实用外科学(续)》,《新中华医药月刊》1947 年第 2 卷第 8 期。

李希颜:《中药亟宜研究改进之我见》,《医药针规》1945 年第 1 卷第 3 期。

李廷安:《公共卫生与国难》,《医药评论》1933 年第 107 期。

李廷安:《以特种饼干补充国军营养之建议》,《陆军经理杂志》1942 年第 4 卷第 5 期。

李阆君:《我之骨科治疗谈》,重庆《国医月刊》1939 年第 1 卷第 2 期。

李阆君:《骨断骨伤治愈验案》,重庆《国医月刊》1939 年第 1 卷第 2 期。

李阆君:《接骨续筋万全丹》,重庆《国医月刊》1939 年第 1 卷第 2 期。

李受三:《外科科学化为整理国防复兴民族工作之一》,《湖南医专期刊》1936 年第 2 期。

李涛:《编后》,《医文摘要》1948 年第 2 卷第 6—7 期。

沈仲圭:《中医经验处方集:附前振务委员会中央国医馆设立中医救护医院选制成药一览表》,《广东医药旬刊》1943 年第 2 卷第 9—10 期。

沈仲圭:《旅渝治验鳞爪》,重庆《国医月刊》1939 年第 1 卷第 3 期。

沈同:《军队营养与民族健康》,《自然》1945 年第 22 卷。

沈俭:《青霉素》,《家庭治疗杂志》1945 年第 29 期。

沈衡甫:《国医之止血剂》,《大众科学月刊》1938 年第 1 卷第 2 期。

周凤镜:《目前与今后我国国民营养问题之研讨》,《粮食问题》1944 年第 1

卷第 2 期。

　　周复生:《从非常时期说到提倡国医伤科之必要》,《大侠魂》1938 年第 7 卷第 15 期。

　　周复生:《救护队员准予缓役》,重庆《国医月刊》1939 年第 1 卷第 2 期。

　　固磐:《国难中全国医药界之应有努力》,《社会医报》1932 年第 162 期。

　　泽民:《中国医药疾病与民族的盛衰》,《吉祥医药》1938 年第 20 期。

　　经利彬:《英国战时营养》,《科学》1945 年第 28 期。

　　罗登义:《战时我国营养科学之动向》,《新中华》1945 年第 3 卷第 1 期。

　　芹波:《军医学校药科简史》,《药学季刊》1943 年第 2 期。

　　金宝善:《改进我国军队营养研究的集述》,《陆军经理杂志》1942 年第 4 卷第 5 期。

　　金宝荪:《中医外科之我见》,《进修月刊》1947 年第 1 期。

　　金鑫:《关于士兵营养不够的一些外在原因》,《陆军经理杂志》1943 年第 5 卷第 3 期。

　　陈立予:《抗战建国中医学生应有之觉悟》,《医育》1940 年第 4 卷第 1 期。

　　陈良:《改善士兵营养问题(附表)》,《陆军经理杂志》1942 年第 4 卷第 5 期。

　　陈果夫:《今后之中国医学教育》,《教与学》1939 年第 3 卷第 11 期。

　　陈美瑜:《杂粮的营养》,《陆军经理杂志》1946 年第 4 卷第 5 期。

　　陈美瑜:《谷类的营养》,《陆军经理杂志》1946 年第 4 卷第 5 期。

　　陈美瑜:《豆的营养》,《陆军经理杂志》1946 年第 4 卷第 5 期。

　　行政院编:《战时营养特辑:改良民众营养概说(行政院研究报告)》,《中央周刊》1942 年第 4 卷第 29 期。

　　陈郁:《改进中医之我见》,重庆《中国医药月刊》1944 年第 1 卷第 1 期。

　　陈新谦:《军医学校药品制造研究所报告:四、关于五倍子制品之制法与其他》,《药学季刊》1943 年第 2 期。

　　侯祥川:《因营养不良引起之水肿》,《中华医学杂志》1945 年第 31 卷第 1—2 期。

姚梦石:《接骨法》,《幸福杂志》1934 年第 5 期。

独行:《社论:怎样振兴今日之中医教育》,《中国医药》1939 年第 1 卷第 2 期。

美枢:《五年来军医学校的药圃》,《药学季刊》1943 年第 4 期。

胡文蔚:《抗战与医药》,《中和医刊》1938 年第 1 卷第 9 期。

若愚:《加紧训练外科中医》,《吉祥医药》1938 年第 21 期。

英国新闻处:《盘尼西林制造业的前途》,《战斗中国》1945 年第 1 卷第 10—11 期。

范正任:《华北国医学院组织之中医救护队,赴绥远前线救护伤兵》,上海《中华》1937 年第 50 期。

觉非少年:《我国医界亟应组织之战地救护队》,《广东光汉医药月刊》1932 年第 14—15 期。

赵卜训:《非常时期中之军阵外科》,《医事公论》1936 年第 4 卷第 3 期。

赵仲云:《在成长中之西南药化工业(湘粤桂黔四省药化工厂巡礼记)》,《药学季刊》1943 年第 2 期。

赵汝调:《战后一年来新亚药厂在制药业中进步之近况》,《实业季报》1939 年第 5 卷第 1 期。

钟志和、万友竹:《国难声中医药界同志应有的觉悟》,《广济医刊》1932 年第 9 卷第 1 期。

骆清泉:《谈谈中医正骨科》,《医铎》1948 年第 1 期。

倪士英:《复兴民族先须改进中医始》,《国医砥柱月刊》1937 年第 4 期。

唐阳春:《抗战严重时期国医应有的研究》,《国粹医药》1939 年第 1 卷第 1 期。

唐震:《改进中医刍议》,重庆《中国医药月刊》1944 年第 1 卷第 3 期。

徐心亘:《国医界应积极探讨防毒与救护》,《吴兴医药》1937 年第 5 期。

徐剑青:《抗战第五年告医药界同志书》,《西南医学杂志》1942 年第 2 卷第 3 期。

徐恺:《普及救护知识的训练》,《中医科学》1937 年第 1 卷第 8 期。

徐特:《战时后方一个最严重的问题——营养》,《军医杂志》1946 年第 6 卷第 4 期。

翁之龙:《中国的新医学》,《社会医药报》1935 年第 2 卷第 5 期。

聂克勤:《空袭受伤急救治法之研究》,重庆《国医月刊》1939 年第 1 卷第 2 期。

袁均廷:《论坛:从防空防毒谈到国医界的任务》,《吉祥医药》1938 年防空防毒特刊。

顾渭臣:《正骨研究:正骨红伤发微(续前)》,《北京医药月刊》1939 年第 8 期。

康健:《最新发明伤科救命丹说明书》,《国药新声》1944 年第 57—59 期合刊。

彬:《国医节献词》,《吉祥医药》1938 年第 21 期。

敖哲明:《中医在此时期应当急做的是为何》,重庆《中国医药月刊》1944 年第 1 卷第 1 期。

晨钟:《上海市医师公会征募国难医药捐宣言》,《广济医刊》1933 年第 10 卷第 3 期。

梁溪医隐:《外科新论(续):创伤溃疡篇》,《国医导报》1941 年第 3 卷第 5 期。

章钦言:《改良中医宜先改良中药的蠡见》,《国药新声》1939 年第 6 期。

章越民:《秘术公开:(二)跌打损伤接骨方》,《针灸杂志》1936 年第 4 卷第 2 期。

郭受天:《国难中全国医药界之应有努力》,《南京市国医公会杂志》1931 年第 2 期。

黄焯南、李铣如:《呈文:呈为呈请事窃职馆开第三次职员及董事联席会议议决遵照组织章程第八条设立治疗所救护队》,《新会国医月刊》1932 年第 1 期。

寒梅:《验方拾零:五香丸、接骨法》,《国医卫生半月刊》1941 年第 1 卷第 10 期。

斯炽:《战云笼罩下中国医药的重要性(续)》,《医药改进月刊》1941 年第 1 卷第 3 期。

斯炽:《药学人才对于军阵之重要任务》,《医药改进月刊》1941 年第 1 卷第 2 期。

焦拯民:《中医外科方之新解》,《现代医药杂志》1946 年第 1 卷第 9、10 期。

登云:《国难期间中医应有之准备及工作》,《医学杂志》1937 年第 94 期。

编者:《国医救护队》,《医药周刊》1938 年第 3 期。

编者:《潮安国医救护队》,《医药周刊》1939 年第 17 号。

编者识:《新亚化学制药厂小史》,《中华国货产销协会每周汇报》1937 年第 3 卷第 12 期。

覃殖民:《伤科秘传草药治验之研究》,《广西省立梧州区医药研究所汇刊》1935 年第 2 期。

谢全安:《清热解毒膏》,重庆《国医月刊》1939 年第 1 卷第 2 期。

韩德勤、顾锡九、王公玓:《准军政部咨送奖励国药兽医有效良方暂行规则抄发原件转饬遵照》,《江苏省政府公报》1940 年第 10 卷第 32 期。

董德懋:《关于非常时期之国医救护医院》,《明日医药》1937 年第 2 卷第 5 期。

虞尚仁:《外科疗法研究:由残废将士谈到西医的外科疗法》,《新中医刊》1939 年第 2 卷第 3 期。

虞翔麟:《组织中医救护队告全国国医界》,《光华医药杂志》1937 年第 4 卷第 4 期。

路登云:《中医外科之疗法及手术》,《现代中医》1936 年第 3 卷第 2 期。

路登云:《伤科疗法鸟瞰》,《现代中医》1935 年第 2 卷第 7 期。

路登云:《各科论文:绷带学概论》,《现代中医》1936 年第 3 卷第 2 期。

路登云:《国难期间中医应有之准备及工作》,《中央医学杂志》1937 年第 1 卷第 1 期。

雷:《本校添招药科速成班生》,《广西健社医学月刊》1937 年第 3 卷第

5 期。

廖浚泉：《中国外科学论》，《现代中医》1936 年第 3 卷第 2 期。

谭炳杰：《谈谈药材与四川之垦殖》，《新新新闻每旬增刊》1939 年第 2 卷第 18 期。

谭炳杰：《论药材与四川之出口贸易及国防建设》，《新新新闻每旬增刊》1940 年第 2 卷第 25 期。

谭炳杰：《川产芎䓖之研究》，《农报》1943 年第 8 卷第 19—24 期合刊。

潘勉之：《太平洋战火光中之国防医药》，《广东医药旬刊》1941 年第 1 卷第 5 期。

蒋文芳：《国难中之国医药界》，《现代国医》1931 年第 2 卷第 1 期。

蒋文芳：《国难与国医》，《现代国医》1931 年第 2 卷第 2 期。

镇江医师公会：《第四次全国医师代表大会议案：师字第廿六号议案：议题：拟请各地医师公会组织救护队以应事变服务地方案》，《医事汇刊》1936 年第 8 卷第 1 期。

颜德馨：《中医外科学（二）》，上海《中国医学》1941 年第 1 卷第 3 期。

薛云梯：《大战前夕新医药界应负之责任及其医药之准备》，《中国红十字会月刊》1937 年第 26 期。

## 三、中文专著

［美］Richard A. Gabriel & Karen S. Metz 著，王松俊等译：《军事医学史》，北京：军事医学科学出版社 2011 年版。

［美］惕尔尼（Nicholas L. Tilney）著，廖月娟译：《外科大历史：手术、西方医学教育以及医疗照护制度的演进》，台北：天下文化 2016 年版。

"国防医学院"院史编纂委员会编：《"国防医学院"院史》，台北："国防医学院"1995 年版。

《"国防医学院"一号公报》，"国防医学院"院史编纂委员会编：《"国防医学院"院史》。

《建设新四川之要务》，《"总统"蒋公思想言论总集》卷 14。

《暑假期间对于救国最有效的工作是什么》,秦孝仪主编:《"总统"蒋公思想言论总集》卷14,台北:中国国民党中央委员会党史委员会1984年版。

《地方行政人员应努力之途径与方法》,《"总统"蒋公思想言论总集》卷14。

《战时军医应有之修养和努力》,《"总统"蒋公思想言论总集》卷15。

《治军要务和办事要领(上)》,《"总统"蒋公思想言论总集》卷15。

《川政建设要旨》,《"总统"蒋公思想言论总集》卷16。

《民国二十八年三月四日对第三次全国教育会议讲》,《"总统"蒋公思想言论总集》卷16。

《青年团夏令营之宗旨与目的》,《"总统"蒋公思想言论总集》卷16。

《党政人员自修研究与工作要项》,《"总统"蒋公思想言论总集》卷16。

《推行地方自治的基本要务》,《"总统"蒋公思想言论总集》卷16。

《训练的目的与训练实施纲要》,《"总统"蒋公思想言论总集》卷16。

《驻川部队长官目前之急务(下)》,《"总统"蒋公思想言论总集》卷17。

《科学的道理及其精神》,《"总统"蒋公思想言论总集》卷18。

《党员对于国民精神总动员之责任》,《"总统"蒋公思想言论总集》卷18。

《对陪都专科以上学校校长教职员之指示》,《"总统"蒋公思想言论总集》卷19。

《对于整军各案之训示》,《"总统"蒋公思想言论总集》卷20。

《对黄山整军会议审查修正各案之训示》,《"总统"蒋公思想言论总集》卷20。

《贵州同胞今后努力之方针与要务》,《"总统"蒋公思想言论总集》卷20。

《第四次南岳军事会议训词(二)》,《"总统"蒋公思想言论总集》卷20。

《新生活运动之重要及其实行之要领》,《"总统"蒋公思想言论总集》卷20。

《警察的要务与实施方法》,《"总统"蒋公思想言论总集》卷20。

《今后警察的新任务》,《"总统"蒋公思想言论总集》卷21。

《勉青年为国父信徒》,《"总统"蒋公思想言论总集》卷21。

《对于最近社会经济军事情势之分析》,《"总统"蒋公思想言论总集》卷 22。

《政工人员负责尽职之要道》,《"总统"蒋公思想言论总集》卷 22。

《革新兵役之根本精神与必循的途径(上)》,《"总统"蒋公思想言论总集》卷 22。

《陕甘宁边区第一个中西医联合诊疗所:大众卫生合作社》,张效霞、王振国:《效法与嬗变:近代中医创新掠影》,济南:山东科学技术出版社 2017 年版。

张效霞:《陕甘宁边区第一个中西医联合诊疗所:大众卫生合作社》,张效霞、王振国:《效法与嬗变:近代中医创新掠影》。

丁福保:《国医补习科讲义》,上海:医学书局 1935 年版。

《蒋介石日记(1948)》,1948 年 7 月 18 日(杂录),台北:民国历史文化学社有限公司 2023 年版。

《蒋介石日记》,1919 年 8 月 15 日,台北:抗战历史文献研究室 2015 年版。

《蒋介石日记》,1925 年 11 月 23 日。

《蒋介石日记》,1936 年 4 月 4 日,"预定"条。

《蒋介石日记》,1937 年 2 月 22 日。

《蒋介石日记》,1938 年 10 月 24 日。

《蒋介石日记》,1939 年 4 月 5 日。

《蒋介石日记》,1939 年 10 月 12 日。

《蒋介石日记》,1940 年 5 月 3 日。

《蒋介石日记》,1941 年 1 月 1 日。

《蒋介石日记》,1942 年 10 月 5 日。

《蒋介石日记》,1943 年 10 月 23 日。

《蒋介石日记》,1944 年 1 月 9 日。

《蒋介石日记》,1945 年 10 月 22 日。

《蒋介石日记》,1948 年 2 月 16 日。

《蒋介石日记》,1949 年 8 月 2 日。

上海市医药公司等编著:《上海近代西药行业史》,上海:上海社会科学院出版社 1988 年版。

马金生:《发现医病纠纷:民国医讼凸显的社会文化史研究》,北京:社会科学文献出版社 2016 年版。

不著撰者:《陕甘宁边区政府关于开展一九四九年防疫卫生工作的指示(产字第一五号)》,甘肃省社会科学院历史研究室编:《陕甘宁革命根据地史料选辑》第三辑,兰州:甘肃人民出版社 1983 年版。

不著撰者:《陕甘宁边区一九四六年到一九四八年建设计画方案》,《陕甘宁革命根据地史料选辑》第三辑。

不著撰者:《边区建设的新阶段——陕甘宁边区政府主席林伯渠在第三届边区参议会第一次大会上的政府工作报告》,《陕甘宁革命根据地史料选辑》第三辑。

马寒冰:《陕甘宁边区军事系统卫生工作概况》,甘肃省社会科学院历史研究室编:《陕甘宁革命根据地史料选辑》第四辑,兰州:甘肃人民出版社 1985 年版。

劲荣:《国医代表大会开幕》,《陕甘宁革命根据地史料选辑》第四辑。

不著撰者:《国医研究会二次代表会议讨论国医科学化》,《陕甘宁革命根据地史料选辑》第四辑。

不著撰者:《边区医药学会研究地方性疾病》,《陕甘宁革命根据地史料选辑》第四辑。

不著撰者:《边区政府委员会议讨论卫生工作》,《陕甘宁革命根据地史料选辑》第四辑。

不著撰者:《国医代表大会闭幕国医研究会正式成立》,《陕甘宁革命根据地史料选辑》第四辑。

不著撰者:《从速开展边区卫生工作》,《陕甘宁革命根据地史料选辑》第四辑。

傅连暲:《群众卫生工作的一些初步材料》,甘肃省社会科学院历史研究室编:《陕甘宁革命根据地史料选辑》第五辑,兰州:甘肃人民出版社 1986 年版。

裴慈云:《中西医合作的几个问题》,《陕甘宁革命根据地史料选辑》第五辑。

徐特立:《卫生展览会的重要意义》,《陕甘宁革命根据地史料选辑》第五辑,第404—405页。

不著撰者:《继续开展卫生医药运动》,《陕甘宁革命根据地史料选辑》第五辑。

不著撰者:《怎样推进乡村卫生工作》,《陕甘宁革命根据地史料选辑》第五辑。

不著撰者:《陇东培养地方医卫工作干部》,《陕甘宁革命根据地史料选辑》第五辑。

不著撰者:《延安各区疫病流行边府紧急动员防疫》,《陕甘宁革命根据地史料选辑》第五辑。

不著撰者:《西北局办公厅召开兽医座谈会》,《陕甘宁革命根据地史料选辑》第五辑。

不著撰者:《西北局召集各机关开会决定推进群众医药卫生》,《陕甘宁革命根据地史料选辑》第五辑。

不著撰者:《西北局宣传部、教育厅、边区文协关于召开边区文教会议的决定》,《陕甘宁革命根据地史料选辑》第五辑。

不著撰者:《边区防疫委员会集会总结医疗队下乡工作》,《陕甘宁革命根据地史料选辑》第五辑。

不著撰者:《关于开展群众卫生医药工作的决议》,《陕甘宁革命根据地史料选辑》第五辑。

不著撰者:《此次文教大会的意义何在?》,《陕甘宁革命根据地史料选辑》第五辑。

不著撰者:《开展反对巫神的斗争》,《陕甘宁革命根据地史料选辑》第五辑。

不著撰者:《开展全边区卫生运动的三个基本问题》,《陕甘宁革命根据地史料选辑》第五辑。

不著撰者:《文教会上中西兽医座谈积极合作为群众服务》,《陕甘宁革命根据地史料选辑》第五辑。

不著撰者:《文教会上刘景范同志总结报告普遍发展卫生医药》,《陕甘宁革命根据地史料选辑》第五辑。

马伦、孙希同:《回忆冀中军区第七军分区"五一"反"扫荡"斗争中的医疗收容工作》,北京军区后勤党史资料征集办公室编:《晋察冀军区抗战时期后勤工作史料选编》,北京:军事学院出版社 1985 年版。

游胜华:《向杜伯华同志学习(1941.7.22)》,《晋察冀军区抗战时期后勤工作史料选编》。

游胜华:《百战驰骋扶伤恤、勠力同心军民间——忆抗战时期晋察冀军区卫生工作片段》,《晋察冀军区抗战时期后勤工作史料选编》。

燕仲林、高洪江:《忆阜平新华药房》,《晋察冀军区抗战时期后勤工作史料选编》。

段勋令:《冀中军区药材工作回顾》,《晋察冀军区抗战时期后勤工作史料选编》。

胡宁:《晋察冀军区抗日战争中药材工作部分回忆》,《晋察冀军区抗战时期后勤工作史料选编》。

杜伯华:《科学地大量运用中药》,《晋察冀军区抗战时期后勤工作史料选编》。

刘民英:《冀中军区第十军分区卫生工作最初两年的情况》,《晋察冀军区抗战时期后勤工作史料选编》。

刑竹林、程间:《一九四三年秋反"扫荡"中的白求恩国际和平医院》,《晋察冀军区抗战时期后勤工作史料选编》。

叶青山:《晋察冀军区卫生工作组建经过》,《晋察冀军区抗战时期后勤工作史料选编》。

北京军区后勤部党史资料征集办公室编:《护士节与我们的护士(1941.5.15)》,《晋察冀军区抗战时期后勤工作史料选编》。

尹明亮:《晋察冀军区第三军分区卫生工作建立与发展概况》,《晋察冀军区抗战时期后勤工作史料选编》。

不著撰者:《晋察冀边区自然科学界协会第一次代表大会纪录》,《晋察冀军区抗战时期后勤工作史料选编》。

不著撰者:《晋察冀边区行政委员会关于开展民众卫生医疗工作的指示(民字第二十九号)》,《晋察冀军区抗战时期后勤工作史料选编》。

不著撰者:《聂荣臻司令员在军区卫生会议上的讲话(结论)》,《晋察冀军区抗战时期后勤工作史料选编》。

不著撰者:《附表一:伯华制药厂生产药材的品种》,《晋察冀军区抗战时期后勤工作史料选编》。

不著撰者:《关于开展卫生运动的指示》,《晋察冀军区抗战时期后勤工作史料选编》。

不著撰者:《关于自制代用药品问题的训令》,《晋察冀军区抗战时期后勤工作史料选编》。

不著撰者:《龙华四区医药研究会治好病人二千五(摘要)》,《晋察冀军区抗战时期后勤工作史料选编》。

不著撰者:《今后我们卫生工作应努力的方向——游部长(代理)在卫生会议上的报告》,《晋察冀军区抗战时期后勤工作史料选编》。

不著撰者:《开展群众卫生工作》,《晋察冀军区抗战时期后勤工作史料选编》。

不著撰者:《平山成立医生抗日救国会(摘要)》,《晋察冀军区抗战时期后勤工作史料选编》。

不著撰者:《中央军委关于卫生部门工作的原则指示(1941.06)》,中央档案馆编:《中共中央档案选集(1941—1942)》,北京:中共中央党校出版社1991年版。

不著撰者:《中央宣传部关于各抗日根据地群众鼓动工作的指示》,中央档案馆编:《中共中央档案选集(1941—1942)》。

周美华编:《蒋中正"总统"档案:事略稿本》(2),1927年11月30日,台北:"国史馆"2003年版。

吴淑凤编:《蒋中正"总统"档案:事略稿本》(6),1929年7月4日,台北:

"国史馆"2003 年版。

周琇环主编:《蒋中正"总统"档案:事略稿本》(9),1931 年 1 月 1 日,台北:"国史馆"2011 年版。

高素兰编:《蒋中正"总统"档案:事略稿本》(10),1931 年 3 月 18 日,台北:"国史馆"2004 年版。

高素兰编:《蒋中正"总统"档案:事略稿本》(11),1931 年 5 月 13 日,台北:"国史馆"2007 年版。

周美华编:《蒋中正"总统"档案:事略稿本》(12),1931 年 11 月 17 日,台北:"国史馆"2004 年版。

周美华编:《蒋中正"总统"档案:事略稿本》(13),1932 年 3 月 13 日,台北:"国史馆"2004 年版。

吴淑凤编:《蒋中正"总统"档案:事略稿本》(14),1932 年 5 月 9 日,台北:"国史馆"2006 年版。

王正华编:《蒋中正"总统"档案:事略稿本》(17),1932 年 12 月 14 日,台北:"国史馆"2005 年版。

高明芳编:《蒋中正"总统"档案:事略稿本》(18),1933 年 2 月 14 日,台北:"国史馆" 2005 年版。

高素兰编:《蒋中正"总统"档案:事略稿本》(22),1933 年 8 月 15 日,台北:"国史馆"2005 年版。

周美华编:《蒋中正"总统"档案:事略稿本》(23),1933 年 10 月 10 日,台北:"国史馆"2005 年版。

周美华编:《蒋中正"总统"档案:事略稿本》(24),1934 年 2 月 2 日,台北:"国史馆"2005 年版。

高素兰编:《蒋中正"总统"档案:事略稿本》(26),1934 年 5 月 15 日,台北:"国史馆"2006 年版。

高素兰编:《蒋中正"总统"档案:事略稿本》(27),1934 年 9 月 17 日,台北:"国史馆"2007 年版。

周美华编:《蒋中正"总统"档案:事略稿本》(28),1934 年 11 月 24 日,台北:"国史馆"2007年版。

萧李居编:《蒋中正"总统"档案:事略稿本》(42),台北:"国史馆"2010年版。

梁星亮、杨洪、姚文琦主编:《陕甘宁边区史纲》,西安:陕西出版集团、陕西人民出版社2012年版。

郭绍兴:《回忆抗战时期党在中国红十字会救护总队部的工作》《红会救护总队》,《贵阳文史资料》第22辑,1987年。

黄正林:《陕甘宁边区社会经济史(1937—1945)》,北京:人民出版社2006年版。

黄金麟:《历史、身体、国家:近代中国的身体形成,1895—1937》,台北:联经出版事业公司2001年版。

黄金麟:《战争、身体、现代性:近代台湾的军事治理与身体,1895—2005》,台北:联经出版事业公司2009年版。

傅斯年:《所谓国医》,《傅斯年全集》第6册,台北:联经出版事业公司1980年版。

温波:《重建合法性:南昌市新生活运动研究(1934—1935)》,北京:学苑出版社2006年版。

游鉴明:《运动场内外:近代华东地区的女子体育(1895—1937)》,台北:"中央研究院"近代史研究所2009年版。

编者不详:《文教工作的新方向》,延安:冀鲁豫书店1945年版。

鲁迅:《自序》,《呐喊》,台北:风云时代2004年版。

董志仁著,阮其煜校订:《国医军阵伤科学概要》,上海:校经山房书局1936年版。

赖文、李永宸:《岭南瘟疫史》,广州:广东人民出版社2004年版。

雷云峰:《陕甘宁边区史·抗日战争时期》,西安:西安地图出版社1993年版。

雷云峰主编:《陕甘宁边区大事记述》,西安:三秦出版社1990年版。

雷祥麟:《常山:一个新抗疟药的诞生》,李建民编:《由医疗看中国史》,台北:联经出版事业公司 2008 年版。

熊秉真:《林可胜传》,《国史拟传》第六辑,台北"国史馆"1991 年版。

熊秉真访问:《杨文达先生访问纪录》,台北:"中央研究院"近代史研究所 1991 年版。

裴毅然:《红色生活史:革命岁月那些事(1921—1949)》,台北:独立作家 2015 年版。

蔡笃坚主笔,梁妃仪协同撰稿:《一个医师的时代见证:施纯仁回忆录》,台北:记忆工程股份有限公司 2009 年版。

钱信忠:《开展学习白大夫运动》(1942),陈孝文主编:《中国人民解放军后勤史资料选编·抗日战争时期》第二册,北京:金盾出版社 1992 年版。

陈孝文主编:《中国人民解放军后勤史资料选编·抗日战争时期》第六册,北京:金盾出版社 1992 年版。

徐凌云、高荣林主编:《董德懋内科经验集》,北京:人民卫生出版社 2004 年版。

祝平一:《健康与社会:华人卫生新史》,台北:联经出版事业公司 2013 年版。

钟文典:《抗战防疫进行时:国联防疫分团在广西(1938—1940)》,桂林:广西师范大学出版社 2014 年版。

钟兆云、王盛泽:《毛泽东最信任的医生傅连暲》,北京:中国青年出版社 2006 年版。

陕西肤施青年文化沟国防卫生编辑委员会编:《国防卫生》,延安:第十八集团军军医处 1941 年版。

巴思华著,陈庶译:《我所见的八路军战斗中的军医工作》,陕西肤施青年文化沟国防卫生编辑委员会编:《国防卫生》。

范燕秋:《新医学在台湾的实践(1899—1906)——从后藤新平〈国家卫生原理〉谈起》,李尚仁主编:《帝国与现代医学》,台北:"中央研究院"历史语言研究所,台北:联经出版事业公司 2008 年版。

赵峰樵等编:《中央国医馆医务人员训练班讲义》1 册,重庆:中央国医馆

1945 年版。

郑曼清、林品石：《中华医药学史》，台北：台湾商务印书馆 2000 年版。

胡适：《为新生活运动进一解》，《四十自述》，海口：海南出版社 1997 年版。

胡健国主编：《"国史馆"现藏民国人物传记史料汇编》第三十三辑，台北："国史馆"2009 年版。

范行准：《中国预防医学思想史》，北京：人民卫生出版社 1955 年版。

沈仲圭：《我是怎样学习中医的》，北京：中国中医药出版社 2017 年版。

沈仲圭编著，周复生参订：《中医经验处方集》，《沈仲圭医书合集》，北京：中国中医药出版社 2017 年版。

杨善尧：《抗战时期的中国军医》，台北："国史馆"2015 年版。

沈伯超编：《医药进步》，西安：医药进步编辑社 1942 年版。

沙柱援：《伤科症治论略》，《中国医学院毕业纪念刊》，第七届，1936 年。

周仕伟主编：《四川何氏骨科流派史实研究》，北京：中国中医药出版社 2018 年版。

周佳荣：《天下名士有部落——常州人物与文化群体》，香港：三联书店 2013 年版。

国民革命第十八集团军留守兵团卫生部编：《司药必携》上册，出版地不详：国民革命军第十八集团军留守兵团卫生部 1943 年版。

国难会议编：《国难会议纪录》，南京：国难会议 1932 年版。

房成祥、黄兆安主编：《陕甘宁边区革命史》，西安：陕西师范大学出版社 1991 年版。

林吟：《在血与火中穿行——抗战救护纪实》，贵阳：贵州人民出版社 2015 年版。

武衡：《延安时代科技史》，北京：中国学术出版社 1988 年版。

罗迈：《开展大规模的群众文教运动（一九四四年十一月十五日）》，中央档案馆编：《陕甘宁边区抗日民主根据地》文献卷下，北京：中共党史资料出版社 1990 年版。

不著撰者：《中国共产党陕甘宁边区第二次代表大会关于开展卫生保健

工作的决议(一九三九年十二月)》,中央档案馆编:《陕甘宁边区抗日民主根据地》文献卷下。

不著撰者:《中共中央宣传部关于提高陕甘宁边区国民教育给边区党委及边区政府的信(1940年8月28日)》,中央档案馆编:《陕甘宁边区抗日民主根据地》文献卷下。

李鼎铭:《关于文教工作的方向(一九四四年十二月六日)》,中央档案馆编:《陕甘宁边区抗日民主根据地》文献卷下。

艾思奇:《抗战以来陕甘宁边区文化运动的成绩和缺点(一九四〇年一月六日)—(二)》,中央档案馆编:《陕甘宁边区抗日民主根据地》文献卷下。

金以林:《国民党高层的派系政治:蒋介石"最高领袖"地位是如何确立的》,北京:社会科学文献出版社2009年版。

陆念祖主编:《陆氏伤科外用药精粹》,北京:中国中医药出版社2015年版。

陈柏青编:《战时卫生与体育》,重庆:独立出版社1939年版。

陈寄禅:《追溯五十年来促进我卫生设施之关键事迹》,台北:正中书局1981年版。

陈韬:《记林可胜先生二三事》,何邦立主编:《林可胜:民国医学史上第一人》,台北:梁序穆暨许织云教授基金会2017年版。

施中一:《旧农村的新气象》,苏州:苏州中华基督教青年会1933年版。

巫仁恕:《劫后"天堂":抗战沦陷后的苏州城市生活》,台北:"国立台湾大学"出版中心2017年版。

张大庆:《中国近代疾病社会史》,济南:山东教育出版社2006年版。

张仲民:《出版与文化政治:晚清的"卫生"书籍研究》,上海:上海书店出版社2009年版。

张丽安:《张建与军医学校:兼述抗战时期军医教育》,香港:天地图书2000年版。

张朋园访问,罗久蓉纪录:《周美玉先生访问纪录》,台北:"中央研究院"近代史研究所1993年版。

张宪文、杨天石总主编:《美国国家档案馆馆藏中国抗战历史影像全集》卷十七"医疗救治",北京:化学工业出版社、军事科学出版社2016年版。

张建俅:《中国红十字会初期发展之研究》,台北:中华书局2007年版。

张玲:《战争、社会与医疗:抗战时期四川公共卫生建设研究》,北京:中国社会科学出版社2015年版。

张泰山:《民国时期的传染病与社会:以传染病防治与公共卫生建设为中心》,北京:社会科学文献出版社2008年版。

张鸿生:《中国医学之精髓》,湖南:著者发行,1942年。

余新忠:《防疫·卫生行政·身体控制——晚清清洁观念与行为的演变》,黄兴涛主编:《新史学》第三卷"文化史研究的再出发",北京:中华书局2009年版。

吴中和主编:《中国人民解放军后勤史简编本》,北京:金盾出版社1993年版。

吴汉仙:《增订中西医界之警铎》,长沙:湖南中西一家医院1943年版。

吴绍荃:《到农村去》,上海:生活书店1947年版。

严如平、宗志文主编,黄美真、张云撰写:《中华民国史资料丛稿——民国人物传(第九卷)》,北京:中华书局1997年版。

余无言:《实用混合外科学总论》,张如青主编:《近代国医名家珍藏传薪讲稿·外科类》,上海:上海科学技术出版社2013年版。

余景和:《截臂》《前阴》,《诊余集》,沈洪瑞、梁秀清主编:《中国历代医话大观》下册,太原:山西科学技术出版社1996年版。

西北局调查研究室:《陕甘宁边区经济情况简述(节选)(1948)》,陕西省总工会工运史研究室编:《陕甘宁边区工人运动史料选编》上册,北京:工人出版社1988年版。

刘士永:《公共卫生与健康——从学习、融合到自主》,王汎森、赵永茂、刘翠溶、周济、章英华、陈芳明、林惺岳、汉宝德、吕芳上等编:《中华民国发展史·社会发展(下)》,台北:联经出版事业公司2011年版。

刘洋:《近代山西医学史:中医体制化历程》,太原:山西人民出版社2018

年版。

刘荣伦、顾玉潜：《中国卫生行政史略》，广州：广东科技出版社 2007 年版。

朱建平、张伯礼、王国强：《百年中医史》，上海：上海科学技术出版社 2016 年版。

朱建平主编：《近代中医界重大创新之研究》，北京：中医古籍出版社 2009 年版。

龙伟：《民国医事纠纷研究（1927—1949）》，北京：人民出版社 2011 年版。

刘士永、王文基主编：《东亚医疗史：殖民、性别与现代性》，台北：联经出版事业公司 2017 年版。

刘士永：《战时中国的传道医疗：抗战时期美国医药援华局试探》，黄文江、张云开、陈智衡编：《变局下的西潮：基督教与中国的现代性》，香港：建道神学院 2015 年版。

邓铁涛、程之范主编：《中国医学通史·近代卷》，北京：人民卫生出版社 1999 年版。

邓铁涛：《中国防疫史》，南宁：广西科学技术出版社 2006 年版。

皮国立：《"气"与"细菌"的近代中国医疗史——外感热病的知识转型与日常生活》，台北：中国医药研究所 2012 年版。

皮国立：《抗战前蒋介石的日常医疗经验与卫生观》，吕芳上主编：《蒋介石的日常生活》，台北：政大人文中心 2013 年版。

皮国立：《国族、国医与疾病——近代中国视野下"病人"的医疗与身体》，台北：五南出版社 2016 年版。

皮国立：《近代中医的身体与思想转型——唐宗海与中西医汇通时代》，北京：三联书店 2008 年版。

司徒惠康总纂，叶永文、刘士永、郭世清撰修：《"国防医学院"院史：耆老口述》，台北：五南出版社 2014 年版。

司徒惠康总纂，叶永文、刘士永、郭世清撰修：《"国防医学院"院史正编》，台北：五南出版社 2014 年版。

王凤翎编辑：《中央陆军军官学校史稿：西元 1924 年—1934 年》第一册，

台北:龙文出版社 1990 年版。

王凤翎编辑:《中央陆军军官学校史稿:西元 1924 年—1934 年》第五册,台北:龙文出版社 1990 年版。

王世杰著,林美莉校订:《王世杰日记》上册,台北:"中央研究院"近代史研究所 2012 年版。

王建安等主编:《百年名院,百年品质——从广济医院到浙医二院》,杭州:中国美术学院出版社 2010 年版。

王慎轩编:《中医新论汇编》第 12 编"外科",上海:上海书店 1991 年版。

王鼎钧:《怒目少年——王鼎钧回忆录四部曲之二》,台北:尔雅 2005 年版。

王耀明:《群众拥护的合作社》,延安市供销合作社联合社编:《南区合作社史料选》,西安:陕西人民出版社 1992 年版。

不著撰者:《蟠龙合作社结合救灾生产,联系国营经济组织农村供销》,延安市供销合作社联合社编:《南区合作社史料选》。

不著撰者:《延安市卫生合作社开幕》,延安市供销合作社联合社编:《南区合作社史料选》。

不著撰者:《延安市西区成立卫生合作社》,延安市供销合作社联合社编:《南区合作社史料选》。

不著撰者:《救人的合作社》,延安市供销合作社联合社编:《南区合作社史料选》。

冉雪峰:《冉雪峰医著全集·医经》,北京:京华出版社 2003 年版。

卢希谦、李忠全:《陕甘宁边区医药卫生史稿》,西安:陕西人民出版社 1994 年版。

叶永文:《台湾中医发展史:医政关系》,台北:五南出版社 2013 年版。

叶永文:《中华民国军医教育发展史》,台北:五南出版社 2013 年版。

中央国医馆编:《中医救护章则摘要》,重庆:中央国医馆 1938 年版。

中共中央统战部、陕西省委统战部、延安市委统战部编著:《延安与中国统一战线》,北京:华文出版社 2004 年版。

中共延安市委统战部组编:《延安时期统一战线研究》,北京:华文出版社2010年版。

中西医药研究社编辑部编:《中医教育讨论集》,上海:中西医药研究社出版委员会1939年版。

中国第二历史档案馆编:《蒋介石年谱(1887—1926)》,北京:九州出版社2012年版。

孔伯华名家研究室整理:《传染病八种证治晰疑》,北京:化学工业出版社2010年版。

文庠:《移植与超越:民国中医医政》,北京:中国中医药出版社2007年版。

王书城:《中国卫生事业发展》,北京:中医古籍出版社2006年版。

不著撰者:《第十八集团军野战后勤部杨立三部长在药品材料厂工作会议上的总结》,1941年8月28日,何正清、杨立夫编:《刘邓大军卫生史料选编》,成都:成都科技大学出版社1991年版。

不著撰者:《晋察冀边区行政委员会成立三周年告全边区同胞书》,河北省社会科学院历史研究所等编:《晋察冀抗日根据地史料选编》下册,石家庄:河北人民出版社1983年版。

不著撰者:《中共中央北方分局关于合作与贸易的决定(1942.04.5)》,河北省社会科学院历史研究所等编:《晋察冀抗日根据地史料选编》下册。

不著撰者:《招聘医生(1934.2.18)》,叶昌福、叶绪惠编:《川陕苏区报刊资料选编》,成都:四川省社会科学院出版社1987年版。

凌昌全、朱德增、顾伟主编:《军事中医学》,上海:第二军医大学出版社2014年版。

戴斌武:《中国红十字会救护总队与抗战救护研究》,合肥:合肥工业大学出版社2012年版。

戴斌武:《抗战时期中国红十字会救护总队研究》,天津:天津古籍出版社2012年版。

张仲民:《晚清中国身体的商业建构——以爱罗补脑汁为中心》,《新史学》第5卷《清史研究的新境》,北京:中华书局2011年版。

四、期刊论文、会议论文及学位论文

白卫平、林南：《汤飞凡教授诞辰 90 周年纪念》，《中国科技史料》1987 年第 6 期。

皮国立：《"国药"或"代用西药"？战时国产药物的制造与研究》，《中医药杂志》2019 年第 30 卷第 2 期。

皮国立：《思考日记的另一角度：公卫史研究》，"蒋介石日记与民国史研究的回顾"，台北："国史馆"，2016.4.16—2016.4.18，未刊。

皮国立：《"非常时期"（1937—1945）中医涉入战争与国难的相关论述》，台北：现代中国的战争、政治与外交工作坊，2016.6.18—2016.6.19 ，未刊。

皮国立：《上海中医药的发展（1950—1965）——以〈人民日报〉为中心的考察》，《汉学研究通讯》2016 年第 35 卷第 4 期。

皮国立：《民国疫病与社会应对——1918 年大流感在京、津与沪、绍之区域对比研究》，《新史学》2016 年第 27 卷第 4 期。

皮国立：《共和国初期（1950—1965）上海中医药的发展——以〈人民日报〉为中心的考察》，《汉学研究通讯》2016 年第 35 卷第 4 期。

皮国立：《医疗与近代社会——试析鲁迅的反中医情结》，《中国社会历史评论》2012 年第 13 卷。

皮国立：《抗日战争前后蒋介石对化学战的准备与应对》，《"国史馆"馆刊》2015 年第 43 期。

皮国立：《近代中国的生化战知识转译与传播（1918—1937）》，《上海学术月刊》2015 年第 47 卷第 2 期。

皮国立：《中西医学话语与近代商业论述——以〈申报〉上的"痧药水"为例》，《上海学术月刊》2013 年第 45 卷第 1 期。

皮国立：《所谓"国医"的内涵——略论中国医学之近代转型与再造》，《中山大学学报（社会科学版）》2009 年第 49 卷第 1 期。

皮国立：《战争的启示：中国医学外伤学科的知识转型（1937—1949）》，《"国史馆"》馆刊 2020 年第 63 期。

刘士永、郭世清:《林可胜(1897—1969):暗声晦影的"中研院"院士与"国防医学院"院长》,《台湾史研究》2012 年第 19 卷第 4 期。

刘隆民:《贵阳图云关"国际援华医疗队"的医生们》,《文史天地》2015 年第 8 期。

何邦立:《林可胜与红十字会风潮》,《中华科技史学会学刊》2016 年 12 月第 21 期。

李尚仁:《健康的道德经济——德贞论中国人的生活习惯和卫生》,《"中央研究院"历史语言研究所集刊》2005 年第 76 本第 3 份。

李建民:《中医近世外科"反常"手术之谜——中医为什么没有"手术"传统》,《大韩韩医学原典学会志》2013 年第 26 卷第 4 期。

李建民:《华佗隐藏的手术——外科的中国医学史》,台北:东大图书公司 2011 年版。

季鸿昆:《从吴宪到郑集——我国近代营养学和生物化学的发展》,《扬州大学烹饪学报》2011 年第 2 期。

金大勋:《回忆抗战时期的中央卫生实验院》,《营养学报》2006 年第 28 卷第 2 期。

陈凤龙:《蒋中正的拜把金诵盘》,《文史天地》2009 年第 12 期。

陈红民:《抗战时期国共两党动员能力之比较》,《二十一世纪》1996 年 2 月第 39 期。

陈韬:《近五十年来几位不平凡军医先进简述》,《传记文学》1982 年第 40 卷第 2 期。

段瑞聪:《抗日战争时期的新生活运动》,《近代中国》1999 年 6 月第 131 期。

胡成:《"不卫生"的华人形象:中外间的不同讲述——以上海公共卫生为中心的观察(1860—1911)》,《"中央研究院"近代史研究所集刊》2007 年第 56 期。

范燕秋:《新医学在台湾的实践——从后藤新平〈国家卫生原理〉谈起》,《新史学》1998 年第 9 卷第 3 期。

商豫：《李鼎铭：深受毛泽东赞扬的开明人士》，《世纪风采》2015 年第
9 期。

崔玉军：《抗战时期到访延安的美国人及其"延安叙事"》，《齐鲁学刊》2017
年第 5 期。

黄金麟：《丑怪的装扮：新生活运动的政略分析》，《台湾社会研究季刊》
1998 年 6 月第 30 期。

黄茂、曾瑞炎：《论抗战时期医学高校的迁川》，《抗日战争研究》2005 年第
55 卷第 1 期。

温金童、李飞龙：《抗战时期陕甘宁边区的卫生防疫》，《抗日战争研究》
2005 年第 3 期。

温金童：《试析抗战时期陕甘宁边区的中西医合作》，《抗日战争研究》2010
年第 4 期。

雷祥麟：《负责任的医生与有信仰的病人——中西医论争与医病关系在
民国时期的转变》，《新史学》2003 年第 14 卷第 1 期。

雷祥麟：《习惯成四维：新生活运动与肺结核防治中的伦理、家庭与身体》，
《"中央研究院"近代史研究所集刊》2011 年 12 月第 74 期。

雷祥麟：《卫生为何不是保卫生命：民国时期另类的卫生、自我和疾病》，
《台湾社会研究季刊》2004 年第 54 期。

熊同检：《沟通中西医药学的杰出代表阮其煜及其〈本草经新注〉》，《中国
药学杂志》1985 年第 6 期。

魏嘉弘：《国民政府与中医国医化》，中坜："中央大学"历史所硕士论文，
1998 年。

皮国立：《抗日战争前中医救护队与中西医外伤、救护知识的汇通（1931—
1937）》，第三届"百变民国：1930 年代之中国"青年学者论坛论文，台北：政大
人文中心，2018 年 3 月 2—3 日。

许宏彬：《台湾的鸦片想像》，硕士学位论文，清华大学历史所 2002 年。

施彦：《林可胜与民国现代医学的发展（1924—1949）》，博士学位论文，新
加坡国立大学中文系 2013 年。

## 五、网络资料

《陈方之》，"互动百科"：http://www. baike. com/wiki/%E9%99%88%E6%96%B9%E4%B9%8B，2014/11/20 日点阅。

《广东陆军军医学堂》，"互动百科"：http://www. baike. com/wiki/%E5%B9%BF%E4%B8%9C%E9%99%86%E5%86%9B%E5%86%9B%E5%8C%BB%E5%AD%A6%E5%A0%82，2014/11/20 点阅。

刘敬纂修《金门县志·方技·列传九》，"中研院"数据库，http://mws. hslib. sinica. edu. tw/taisyu/ResultsDownload. aspx，检索时间 2019. 01. 11。

https://academic. oup. com/shm/pages/medicine_and_war_introduction，2020/6/1.

## 六、西文参考资料

"China Relief Drive Ended", *New York Times*, 16 Jun. 1938.

"China Sufferers to get ＄100,000 Red Cross Aid", *The Washington Post*, 30 Sept. 1937.

"Chinese Casualties Estimated at 800,000", *New York Times*, 17 Nov. 1937.

"Chinese Restaurants Here Give for Chinese Relief", *The Sun*, 17Oct. 1937.

"Chinese Will Win, Missionaries Say", *New York Times*, 1 Sept. 1938.

"Davis Pleads Here for Chinese Fund", *New York Times*, 17 May 1938.

"Dr. Cohn Writes of Dr. Lim", *ABMAC Bulletin*, Vol. 3, No. 11 (1942).

"For Relief in War Zone", *The Sun*, 5 Sept. 1937.

"Health Organization of the League of Nations," *The British Medical Journal*, Vol. 1, No. 3200 (Apr. 29, 1922).

"Memorandum on the training activities of the EMSTS in connection with the CEF in India and Yunnan and its relation to the general program and work of the EMSTS", July12, 1943, folder "Emergency Service Medical Training Schools, 1940 – 1942", box 8, Series Ⅱ, ABMAC, RBML, Columbia University.

"Minutes of the Meeting of the Executive Committee of the ABMAC, Inc. , April1 3, 1943", folder "ABMAC-UCR", box 38, Series Ⅳ: Alfred Kohlberg File, ABMAC, RBML, Columbia University.

"Needs and Disbursement Committee Report", October 21, 1941, folder "Committee on Needs and Disbursements: Dr. Co Tui, Ch. 1941 – 42", box 7, Series Ⅱ, ABMAC, RBML, Columbia University.

"Princess Aids China Relief", *Los Angeles Times*, 20 Oct. 1937.

"Red Cross Equips Chinese Hospitals", *New York Times*, 3 Oct. 1937.

"Red Cross Here to Aid Chinese", *The Atlanta Constitution*, 12 Sept. 1937.

"Red Cross Orders Drugs to Aid China's Wounded", *The Washington Post*, 2 Oct. 1937.

"Red Cross to Accept Relief Funds", *Christian Science Monitor*, 3 Sept. 1937.

"Red Cross to Meet in D. C. Next Year; Urges China Help", *The Washington Post*, 6 May 1938.

"Summary of Expenditure and Appropriations from April 1st, 1942, to March 31st, 1943: American Bureau for Medical Aid to China, Inc. ", folder "ABMAC-UCR", box 38, Series Ⅳ: Alfred Kohlberg File, ABMAC, RBML, Columbia University.

"The Work of the Rockefeller Foundation," *Science*, Vol. 54, No. 1388 (Aug. 5, 1921).

A. L. Hoops and J. W. Scharff eds. , *Transactions of the Fifth Bieniall Congress held at Singapore*, *vol. 1* (London: John Bale, Sons and

Danielsson LTD. ,1924).

ABMAC Records, b. 22 – fo. "National Red Cross Society of China":
Evert Barger and Philip Wright, "Summary of Reports on a Survey of Red
Cross Work in the Northwest", Jul. 1941.

ABMAC, "Medicine on a Mission: A History of American Bureau for
Medical Aid to China, Inc. 1937 – 1954", Collection: RF, RG: 2 – 1954,
Series 200, pp. 12 – 18 (section Ⅰ) and pp. 1 – 3 (section Ⅱ) in Rockefeller
Archive Center.

ABMAC's "leading Chinese doctor" is presumably Frank Co Tui. UCR
Records, b. 53 – fo. 10: Letter, LS to DWE, 6 July 1942.

Adele Beyle Cohn to Bachman, March 23, 1943, folder "Mr. Kohlberg,
Alfred (1)", box 38, Series Ⅳ: Alfred Kohlberg File, ABMAC, RBML,
Columbia University.

Alfred Kohlberg to the Directors of ABMAC, November 22, 1943, folder
"National Red Cross Society of China, General", box 22, Series Ⅱ,
ABMAC, RBML, Columbia University.

An Elissa Lucas, *Chinese Medical Modernization: Comparative Policy
Continuities, 1930s – 1980s* (New York: Praeger, 1982).

Andrew J. Nathan, *Peking Politics, 1918 – 1923: Factionalism and the
Failure of Constitutionalism* (Berkeley: University of California Press,
1976).

Angela Ki Che Leung and Charlotte Furth (eds.), *Health and Hygiene
in Modern Chinese East Asia: Policies and Publics in the Long Twentieth
Century* (Durham: Duke University Press, 2011).

Brenda Gayle Plummer, "The Changing Face of Diplomatic History: A
Literature Review," *The History Teacher*, Vol. 38, No. 3 (2005).

Bridie Andrews and Mary Brown Bullock, *Medical Transitions in
Twenties Century China* (Bloomington & Indianapolis: Indiana University

Press，2014）.

Bridie Andrews，*The Making of Modern Chinese Medicine*，*1850 - 1960* （Vancouver：UBC Press，2014）.

Bu，L. and E. Fee，"John B. Grant international statesman of public health，"*American Journal of Public Health*，Vol. 98，No. 4 （2008）.

Claude E. Forkner，"General Outline of Aid Especially Medical Aid Available to China from American Sources"，June 29，1943，folder "Mr. Kohlberg，Alfred （1）"，box 38，Series Ⅳ：Alfred Kohlberg File，ABMAC，RBML，Columbia University.

David Arnold，*Colonizing the Body：State Medicine and Epidemic Disease in Nineteenth-Century India* （Berkeley：University of California Press，1993）.

Davies，*Friends Ambulance Unit：The Story of the F. A. U. in the Second World War 1939 - 1946* （London：George Allen and Unwin Limited，1947）.

Donald D. Van Slyke，"Report of the Committee Appointed to Consider Relations Between UCR and ABMAC"，March 14，1944，folder "United China Relief，Inc. "，box 25，Series Ⅱ，ABMAC，RBML，Columbia University.

Donald D. Van Slyke，"Second Annual Report：United China Relief，Inc. "，1942，folder "USC Annual Reports：1941 - 1947"，box 74，Series Ⅻ：United Service to China：Subject File，ABMAC，RBML，Columbia University.

Dr. W. Freudmann，*Erhebet Euch！ Ein Arzt Erlebt China* （Verlag，Linz-Urfahr：Neue Zeit，1947）.

Dwight Edwards，"Report on the Emergency Medical Service Training Schools and the Medical Relief Corps"，February 13，1943，folder "EMSTS：Army Medical Filed Service School，1942 - 1946"，box 8，Series Ⅱ，

ABMAC, RBML, Columbia University.

Dwight Edwards, "Report on the Emergency Medical Service Training Schools and the Medical Relief Corps", February 3, 1943, folder "Emergency Service Medical Training Schools, 1940 - 1942", box 8, Series Ⅱ, ABMAC, RBML, Columbia University.

E. P Abraha metal., "Further Observations on Penicillin," *The Lancet*, Vol. 238, No. 6155(August 16, 1941).

Forkner to Van Slyke, May15, 1944, folder 62, box 9; T. Y. Tai to RKS Lim, October 1, 1945, folder "Army Medical Administration: Directorate of Medical Service", box 2, CMB Inc., R F, RAC; Minutes of the Meeting of the Committee on Army Medical Administration and Chinese Red Cross in China, November 26,1945, folder 2093, box 309, series 601, RG 2 (GC), RF, RAC; Lim to Van Slyke, May 13, 1945, folder "Army Medical Administration: Robert Lim Reports 11 - 16", box 2, Series Ⅱ, ABMAC, RBML, Columbia University.

Foster Rhea Dulles, *The American Red Cross, a History* (New York: Harper & Brothers Publishers, 1950).

Frank R. Freemon, *Gangrene and Glory: Medical Care during the American Civil War* (New Jersey: Fairleigh Dickinson University Press, 1999).

Franklin D. Roosevelt, " Executive Order 9205 Establishing the President's War Relief Control Board," July 25, 1942. Online by Gerhard Peters and John T. Woolley, The American Presidency Project, http:// www. presidency. ucsb. edu/ws/? pid=16287,Accessed 20 Jun 2013.

Fritz Jensen, *China Siegt* (Wien: Stern,1949).

G. Canby Robinson, "Letter to the Editor", *The Sun*, 24 Sept. 1937.

G. E. Sichon, "Les médecins des deux guerres: Espagne 1936 - 1939," *Matériaux pour l'histoire de notre temps*, No. 19(1990).

George E. Armstrong, Robert Kho-seng Lim/Lin KeSheng, *Doctor, Soldier, Patriot, in Health care and national development in Taiwan 1950 - 2000 : how medical leaders in Taiwan, with the aid of American Medical Advisors, built a modern, health-oriented society in post-war Taiwan* (New York: ABMAC, 2008).

Harold J. Seymour, *Design for Giving : The Story of the National War Fund, Inc. 1943 - 1947* (New York: Harper & Brothers, 1947).

Howard Chiang (ed.), *Historical epistemology and the making of modern Chinese medicine* (Manchester: Manchester University Press, 2015).

Hugh Thomas, *The Spanish Civil War* (London: Penguin, 2003).

Intimate Communities, *Wartime Healthcare and the Birth of Modern China, 1937 - 1945* (Berkeley: University of California Press, 2018).

Ira Rutkow, *Bleeding Blue and Gray : Civil War Surgery and the Evolution of American Medicine* (New York: Random House, 2005).

Iris Borowy, "Thinking big League of Nations' efforts towards are formed national health system in China," in *Uneasy Encounters : The Politics of Medicine and Health in China 1900 - 1937* (Franfurt am Main, Germany: Peter Lang, 2009).

Iris Borowy, *Coming to Terms with World Health The League of Nations Health Organisation 1921 - 1946* (Frankfurt A. M. : Peter Lang Publishers, 2009).

James H. Stone compiled and edited, *Crisis Fleeting : Original Reports on Military Medicine in India and Burma in the Second World War* (Washington, D. C. the Surgeon General Department of the Army, 1969).

Jean Ewen, *China Nurse, 1932 - 1939* (Toronto: McClelland & Stewart, 1981).

Jia-Chen Fu, "Scientising Relief: Nutritional Activism from Shanghai to the Southwest, 1937 - 1945," *European Journal of East Asian Studies*, Vol.

11, No. (2012).

John D. Plating, *The Hump : America's Strategy for Keeping China in World War II* (Austin TX. : Texas A &.M University Press,2011).

John E. Simpson, *Letters from China : Quaker Relief Work in Bandit Country, 1944 - 1946* (Cambridge, UK: Ross-Evans, 2001).

John Fitzgerald, *Awakening China : Politics, Culture, and Class In the National Revolution* (Stanford: Stanford University Press, 1996).

John R. Watt, *A Friend indeed : ABMAC and the Republic of China, 1937 - 1987* (New York: ABMAC, 1992).

John R. Watt(ed. ), *Health Care and National Development in Taiwan 1950 -2000* (New York: American Bureau for Medical Advancement in China, 2008).

John R. Watt, *Saving lives in wartime China : how medical reformers built modern healthcare systems amid war and epidemics, 1928 - 1945* (Leiden, Boston: Leiden Brill Publishing Company, 2013).

John S. Haller Jr. , *Battlefield medicine : a history of the military ambulance from the Napoleonic Wars through World War I* (Carbondale: Southern Illinois University Press, 2011).

Joseph Needham, "Science in South-West China: I. The Physico-Chemical Sciences," *Nature*, Vol. 152, No. 3844(July 3, 1943).

Joseph Needham, "Science in South-West China: II. The Biological and Social Sciences," *Nature*, Vol. 152, No. 3845 (July 10,1943).

Keith R. Schoppa, *In a sea of bitter ness : refugees during the Sino-Japanese War* (Cambridge, Mass. : Harvard University Press, 2011).

Kenneth E. Shewmaker, *Americans and Chinese Communists, 1927 - 1945 : A Persuading Encounter* (Cornell: Cornell University Press, 1971).

L. Manderson, "Wireless wars in the eastern arena: Epidemiological surveillance, disease prevention, and the work of the Eastern Bureau of the

League of Nations Organisation, 1925 – 1942," Paul Weindling ed. , *International Health Organizations And Movements*, *1918 – 1939* (Cambridge, UK: Cambridge University Press,1995).

Landrum R. Bolling and Craig Smith, *Private Foreign Aid: U. S. Philanthropy for Relief and Development* (Boulder, Colo. : Westview Press,1982).

Lim to Van Slyke and Co Tui, November 10, 1942, folder "Emergency Medical Service Training School: Directorate of AMS, Robert Lim", box 9, Series Ⅱ , ABMAC, RBML, Columbia University.

Lim to Van Slyke, February 23, 1943, folder "Army Medical Administration: Robert Lim Reports11 – 16", box 2; H. L. Chang to Helen Kennedy Stevens, June 25, 1943, folder "Emergency Service Medical Training Schools 1940 – 1942", box 8, Series Ⅱ ; Alfred Kohlberg to Dwight W. Edwards, August 24, 1943, folder "Kohlberg A. 38, Series Ⅳ: Alfred Kohlberg Fi, Interview," box les, ABMAC, RBML, Columbia University.

Liping Bu, Darwin H. Stapleton, Ka-Che Yip (eds. ), *Science*, *Public Health and the State in Modern Asia* (London and New York: Routledge, 2012).

Litsios, Socrates, "Selskar Gunn and China: The Rockefeller Foundation's 'other'approach to public health,"*Bulletin of the History of Medicine*, Vol. 97, No. 2 (2005).

M. C. Balfour to E. C. Lobenstine, January 30, 1943, folder 891, box 123, CMB Inc. , RF, RAC; Phillips F. Greene to Richard Allen, February 3, 1942, folder "EMSTS: Army Medical Filed Service School, 1942 – 1946", box 8, Series Ⅱ , ABMAC, RBML, Columbia University.

Mabel Boardman, "Mabel T. Boardman of the American Red Cross on Medical Aid in Modern War," *Journal of the Association of Medical Students*, March 1938.

Margaret Stanley, "China: Then and Now," *The American Journal of Nursing*, Vol. 72, No. 12 (1972).

Margaret Stanley, "Two Experiences of an American Public Health Nurse in China A Quarter of a Century Apart", *American Journal of Public Health*, Vol. 63, Issue 2(1973).

Mark Harrison, *The medical war : British military medicine in the First World War* (Oxford: Oxford University Press,2010).

Marta E. Hanson, "Saving Lives in Wartime China: How Medical Reformers Built Modern Healthcare Systems amid War and Epidemics, 1928 – 1945, by John R. Watt," *The China Journal*, No. 77 (2017).

Marta Rey García, *Stars for Spain : La Guerra Civil Española En Los Estados Unidos* (Madrid: Ediciósdo Castro, 1997).

Mary Bullock, *An American Transplant : The Rocker feller Foundation and Peking Union Medical College* (Berkeley, Los Angeles and London: University of California Press, 1980).

Max Huber, *The Red Cross : Principels and Problems* ( Geneva, Swtizerland: A. Kunding Press,1950).

Michael Shiyung Liu, "Epidemic control and wars in Republican China (1935 – 1955)," *Extrême-Orient*, *Extrême-Occident*, No. 37 (2014).

Morrell Heald and Lawrence S. Kaplan, *Culture and Diplomacy : The American Experience* (Westport, Conn. : Greenwood Press, 1977).

NACP, ARC, Central File, 1935 – 1946 (Group 3), b. 1395 – fo. 985. 3, "1942 Directory Red Cross Operations in China".

Neville M. Goodman, *International Health Organizations and Their Work* (Philadelphia, Pa. : The Blankiston Company, 1952).

Nicole Elizabeth Barnes, *Protecting the National Body : Gender and Public Health in Southwest China during the War with Japan*, *1937 –1945*, Ph. D. diss. , University of California, irvine, 2012.

Norman White, *Report on the Prevalence of Epidemic Disease and Port Health Organization and Procedure in the Far East* (Geneva: League of Nation, 1923).

Norman White, The Seventh Pan-American Sanitary Conference, Havana, November 1924, LONA, R 941/12B/39834/39834 X.

NY-CU, ABMAC Records, b. 11, "Medicine on a Mission, A History of the American Bureau for Medical Aid to China, Inc. , 1937 – 1954"(Here after: ABMAC Records,"Medicine on a Mission").

NY-CU, ABMAC Records, b. 22: Co Tui, "An Analysis".

NY-CU, ABMAC Records, b. 5: Certificate of Incorporation.

Patricia Nei ls, *China Images in the Life and Times of Henry Luce* (Savage, Mary land: Rowman &. Littlefield Publishers, 1990).

Paul Reinsch to Wallace Buttrick, Dec. 1, 1915, box 1, series1, RG 4, Rockefeller Foundation Archives ( Rockefeller Archive Center, North Tarrytown, N. Y. ).

Philip K. Wilson, "Book Review: John Harley Warner and Janet A. Tighe, eds. Major Problems in the History of American Medicine and Public Health," *Medical History*, Vol. 46, No. 4 (2002).

Phillips F. Greene to Richard Allen, February 3, 1942, folder "EMSTS: Army Medical Filed Service School, 1942 – 1946", box 8, Series Ⅱ , ABMAC, RBML, Columbia University.

PP-APS, Opie Papers, b. 1 – fo. ABMAC Conference Materials ♯ 2: Board of Directors Mtg, 26 Jan. 1942.

R. Keith Schoppa, *In a sea of bitterness : refugees during the Sino-Japanese War* (Cambridge, Mass. : Harvard University Press,2011).

Richard A. Gabriel, *Between Flesh and Steel : A History of Military Medicine from the Middle Ages to the War in Afghanistan* (Washington, D. C. : Potomac Books, c2013).

Robert Peckham, *Epidemics in modern Asia* (Cambridge, United Kingdom: Cambridge University Press, 2016).

Roderick Stewart and Sharon Stewart, *Phoenix: The Life of Norman Bethune* (Montreal: Mc Gill-Queens University Press, 2012).

Roger Cooter, *Surgery and society in peace and war: orthopaedics and the organization of modern medicine*, *1880 - 1948* (Houndmills, Basingstoke, Hampshire, Macmillan in association with the Centre for the History of Science, Technology, and Medicine, University of Manchester, 1993).

Rosenberg, "Missions to the World: Philanthropy Abroad", Emily S. Rosenberg, *Spreading the American Dream: American Economic and Cultural Expansion*, *1890 - 1945* (New York: Hill & Wang, 1982).

Ruth Rogaski, *Hygienic modernity: meanings of health and disease in treaty-ort China* (Berkeley and London: University of California Press, 2004).

Ruth V. Hemenway, M. D., *A Memoir of Revolutionary China*, *1942 - 1941* (Amherst: University of Massachusetts Press, 1977).

S. M. Gunn [October 28 - 30, 1930], quoted in F. A. Ninkovich, "The Rockefeller Foundation, China, and Cultural Change," *Journal of American History*, No. 70 (1984).

S. M. Gunn, "Report on visit to China," p. 85. See also J. C. Thomson, Jr., *While China Faced West: American Reformers in Nationalist China*, *1928 - 1937* (Cambridge, MA: Harvard University Press, 1969).

Samuel K. Coleman, "Riken from 1945 to 1948: The Reorganization of Japan's Physical and Chemical Research Institute under the American Occupation," *Technology and Culture*, Vol. 31, No. 2(1990).

Sean Hsiang-Lin Lei, "Microscope and Sovereignty: Constituting Notifiable Infectious Disease and Containing the Manchurian Plague," in Angela Ki Che Leung and Charlotte Furth (eds.), *Health and Hygiene in Modern Chinese East Asia: Policies and Publics in the Long Twentieth*

*Century* (Durham: Duke University Press, 2011).

Sean Hsiang-lin Lei, *Neither Donkey nor Horse: Medicine in the Struggle over China's Modernity* (Chicago and London: The University of Chicago Press, 2014).

Sidney Shapiro, *Ma Haide: The Saga of American Doctor George Hatem in China* (Beijing: Foreign Languages Press, 2004).

Silvia Berger, *Bakterien in Krieg und Frieden: Eine Geschichte der medizinischen Bakteriologie in Deutschland*, *1890 - 1933*, *Vol. 16* (Göttingen: Wallstein Verlag, 2013).

Sweet to Lim, October 15, 1944, folder "Army Medical Administration: Robert Lim Reports1 - 10", box 2, Series II, ABMAC, RBML, Columbia University.

T. Christopher Jespersen, *American Images of China*, *1931 - 1949* (Standford, Ca.: Standford University Press, 1996).

Ted Allan and Sydney Gordon, *The Scalpel, the Sword: The Story of Dr. Norman Bethune* (New York: Monthly Review Press, 1973).

The National Archives, Kew, MAF 97/774 "China Defense Supplies, Inc., liaison agency between the Chinese Government and American authorities on lease-lend programme", 1941 May - 1943 Jan.

*The Rockefeller Foundation Annual Report 1913 - 14* (New York: The Rockefeller Foundation, 1915).

Theodore M. Brown, Elizabeth Fee, "Ludwik Rajchman (1881 - 1965): World leader in social medicine and Director of the League of Nations Health Organizatialion," *American Journal of Public Health*, Vol. 104, No. 9 (2014).

UCR Records, b. 32 - fo. 5: "Report on Requests for Second Stage Allotments Under UCR", Sep. 1941.

UCR Records, b. 32 - fo. 9: "Information Requested from China

Agencies".

UCR Records, b. 32 - fo. 5: Letter, Forkner to CAC Board of Directors, 13 Nov 1941; PPAPS, Opie Papers, fo. China 9.

UCR Records, b. 53 - fo. 10: Letter, LS to DWE, 21 Aug 1942.

UCR Records, b. 53 - fo. 10: Letter, LS to DWE, 6 July 1942.

Volker H. Schmidt, "How Unique is East Asian Modernity?" *Asian Journal of Social Science*, Vol. 39, No. 3(2011), pp. 304 - 331.

Wan Xin, "Health and nutrition of Chinese army," *Chinese Journal of Nutrition*, Vol. 2, No. 1 (1947), pp. 40 - 41.

Warwick Anderson, "Asia as Method in Science and Technology Studies," *EASTS*, No. 6 (2012).

Wayne Soon, "Blood, Soy Milk, and Vitality: The Wartime Origins of Blood Banking in China, 1943 - 45," *Bulletin of the History of Medicine*, Vol. 90, No. 3 (2016).

Wayne Soon, "Nicole Elizabeth Barnes. Intimate Communities: Wartime Health care and the Birth of Modern China, 1937 - 1945, xviii+310 pp. Ⅲ," *Bulletin of the History of Medicine*, Vol. 93, No. 4 (2019).

William Hu to Co Tui, November 6, 1942, folder "National Red Cross Society of China: Hu, William", box 22, Series Ⅱ, ABMAC, RBML, Columbia University.

Yip Ka-Che, *Health and National Reconstruction in Nationalist China: The Development of Modern Health Services, 1928 - 1937* (Ann Arbor: Association for Asian Studies, University of Michigan, 1995).

# 索　引

.